최강의 식물식

FIBER FUELED
최강의 식물식

소화기내과 의사가 28일 만에 몸을 되살린
고섬유질 마이크로바이옴 식단

———

윌 벌서위츠 지음
정미화 옮김 · **이의철**(직업환경의학 전문의) 감수

č
청림Life

이 책을 준비하는 동안 아버지가 돌아가셨다. 급작스럽고 전혀 예상치 못한 일이었다. 당장이라도 이 책을 드리고 싶은 마음이다. 전자원고를 보내 드렸다면 간단했을 일이었지만, 편집해서 장정을 하고 앞표지에 아들의 이름이 인쇄된 정식 출간본의 첫 번째 독자가 아버지였으면 했다. 지난 몇 개월 동안 아버지는 당신이 나를 얼마나 자랑스러워하는지 거듭 말씀하셨다. 돌아가신 조부모님도 우리 가문의 이름으로 내가 하고 있는 일을 뿌듯해하셨을 거라고도 하셨다.

아버지가 해 주신 그 모든 말씀이 나에게 얼마나 큰 의미가 있는지 이루 다 말로 표현할 수 없다. 아버지가 이 세상에 계시지 않는다는 사실에 가슴이 먹먹하다. 아버지 덕분에 지금의 내가 되었다. 아버지와 함께 했던 그 특별한 시간들에 대해 영원히 감사하며 살아갈 것이다.

아버지, 사랑합니다. 항상 아버지 생각을 하며 살겠습니다.
이 책을 당신께 바칩니다.

건강의 제1원칙, 식물 다양성

　이 책은 장내 미생물Gut Microbiota에 대한 책이다. 우리 장 안에 유익한 미생물이 많아야 그 미생물의 서식처인 우리의 몸도 건강해진다는 내용이 담겨 있다. 이미 장내 미생물 관련 책들이 많이 나와 있고, 수많은 광고에서 '장 건강을 위해 유산균 보충제를 먹어야 한다'는 주장이 널리 퍼져 있다 보니, 장내 미생물 이야기는 더 이상 새롭지 않다. 애써 책을 볼 필요 없이 그냥 유산균 캡슐 하나 삼키면 될 일이니 말이다. 하지만《최강의 식물식Fiber Fueled》은 여느 책과 다르다. 장내 미생물을 건강하게 만들 수 있는 실질적인 방법에 대한 대안을 명확하게 제시하고 있기 때문이다.

　또한 저자 윌 벌서위츠Will Bulsiewicz는 장내 미생물의 중요성을 언급하면서도, 유산균 보충제의 효과가 매우 과장되어 있다는 사실을 숨기지 않는다는 점에서 더욱 신뢰감을 준다. TV에 출연해서 장내 미생물의 중요성을 설파하는 의사들치고 유산균 보충제 장사를 하지 않는 사람이 없다.

과연 이런 의사들의 주장을 신뢰할 수 있을까? 이런 전문가들은 식단을 의식적으로 바꾼다고 해서 장내 미생물 구성이 건강하게 바뀌는지는 명확하지 않다는 애매한 주장을 한다. 그리고 이런 주장의 결론은 한결같았다. 고생스럽게 식단을 바꾸기보다는 간단하게 고용량 유산균제를 복용하라는 것이다. 하지만 저자는 최신 연구 결과들을 바탕으로 먹는 음식이 바뀌면 장내 미생물은 확실하게 달라진다는 사실을 명확하게 제시한다. 그것도 단 28일 만에 달라질 수 있다!

28일 만에 장내 미생물을 건강하게 바꿀 수 있는 방법은 무엇일까? 바로 '식물 다양성plant-based diversity'이다. 동물성 식품을 배제하고, 1주일에 30가지 이상의 식물식으로 채우기만 하면 장내 미생물이 다양해지고, 유익균이 유해균을 압도해 소화기계질환, 염증 및 자가면역 관련 질환, 대사성질환, 호르몬 관련 질환 등이 예방되고 개선될 수 있다는 사실을 최신 마이크로바이옴(microbiome, 미생물군유전체) 연구 결과들을 통해 확인할 수 있다.

인간이 가진 복합탄수화물을 처리하는 효소는 17가지에 불과하지만, 장내 미생물은 무려 6만 가지 이상 가지고 있다. 우리가 어떤 음식을 먹고 소화가 되지 않거나 불편한 증상을 겪는다면, 우리 몸에 문제가 있어서가 아니라 장내 미생물이 제 역할을 하지 못했을 가능성이 높다. 음식물 소화에 있어서 우리 몸은 장내 미생물에 의존하고 있는 것이나 마찬가지이기 때문이다. 하지만 지금까지의 영양학은 장내 미생물을 고려하지 않고, 인간의 제한된 소화효소만으로 소화 과정을 이해하려 했다. 심지어 장내 미생물의 먹이가 되는 식물성 식품의 섬유질을 매우 쓸모없는, 더 나아가 다른 영양소의 흡수를 방해하는 항영양소anti-nutrient로 취급해왔다. 이런 태도는 섬유질을 제거하고 다른 영양소들을 농축하는 방식의 식품가공을 부추겼고, 그 결과 현재의 다양한 가공식품, '정크푸드'가 탄생하게 됐다. 현재의 건강 위기를 극복하기 위해서는 섬유질과 장내 미생물의 중요성을 고려한 새로운 영양학적 태도가 필요하다. 그런 차원에서 볼 때,《최강의 식물식》은 영양소를 중심으로 음식과 건강의 상관관계를 설명할 때마다 느꼈던 공백을 메워줄 퍼즐 조각과 같다. 이 퍼즐 조각을 통해 인간과 자연, 미생물, 음식 사이의 복잡한 상호작용을 비로소 온전히 이해할 수 있게 된다.

한편 저자가 제안하는 28일간의 식단은 기본적으로 미국의 식문화를 바탕으로 하고 있어서, 매끼마다 이 식단을 따르기가 쉽지는 않다. 하지만 생소한 식재료라고 해도 구하기 쉬운 유사한 종류의 식물들로 대체한다면, 큰 무리 없이 시도할 수 있을 것이다. 식단에 올리브오일 등 식물성 기름이 적잖이 사용되고 있는데, 아무리 섬유질이 풍부하더라도 지방이 많이 추가된 식단은 비만과 인슐린 저항성을 유발할 수 있다. 따라서 주어진 식단에서 점차 기름을 줄여나간다면 이 책에서 소개하는 섬유질이 풍부한 28일간의 식단은 제목 그대로 '최강의 식물식'이 될 것이다.

이의철,《조금씩 천천히 자연식물식》저자
직업환경의학 전문의, 생활습관의학 전문의
유성선병원 직업환경의학센터 센터장, 대한생활습관의학교육원 부원장

28일 만에 몸을 되살린 최강의 식물식 식단

    레슬리는 지치고 짜증이 난 상태로 진료실에 들어섰다. 그녀는 겨우 서른여섯 살이었지만 스스로가 여든 살의 노인 같았다. 여드름 치료를 위해 항생제 미노사이클린Minocycline을 복용하면서 20대 후반부터 살이 찌기 시작했고 지금은 과체중이 되어버렸다. 매일 피로, 권태, 불면, 의욕 부족에 시달렸고 피부는 거칠어지고 머리카락은 가늘어졌다. 계속 설사를 했고 여러 가지 질환을 겪고 있었다. 과민성대장증후군, 제2형 당뇨병, 고지혈증, 자가면역성 갑상선염, 불안, 우울증 등등.

    레슬리는 여러 명의 내과 전문의를 찾았고 카이로프랙틱 시술사Chiropractor, 호르몬 전문가, 현금만 받는 비싼 기능의학사에게 진찰을 받았지만 상반된 권고만 들었다. 현재 네 가지 약을 복용하고 있으며 열 가지 보충제를 먹는 상태였다. "내가 꿈꿨던 삶이 아니에요." 그녀는 첫 진찰에서 말했다. "지금 늙었다고 느끼기에 난 너무 젊다고요."

그녀가 느끼는 좌절감은 무엇을 먹어야 할지 모르는 데서 비롯된다. 단순해야 할 문제가 너무나 복잡해진 것이다. 20대 후반에는 체중을 줄이기 위해 팔레오 다이어트(Paleo Diet, 원시시대 인류의 식습관이나 식단을 따르는 다이어트. 주로 단백질과 섬유질이 풍부하고 가공하지 않은 식품을 섭취함-옮긴이)를 했다가 얼마 되지 않아 홀30 다이어트(Whole30, 곡물, 콩류, 유제품, 설탕, 알코올 섭취를 제한하고 가공하지 않은 자연식품을 30일 동안 섭취하는 다이어트-옮긴이)로 바꿨다. 살이 빠지면 잠시 기분이 나아졌다가도 체중이 늘고 피로가 다시 밀려오면 절박한 마음으로 새로운 다이어트를 찾았다. 때로는 식단에서 피트산염(Phytate, 곡물, 콩류, 견과류 등 식물의 씨앗에 많이 들어 있는 천연 항산화 물질-옮긴이)과 렉틴(Lectin, 탄수화물 결합 단백질의 일종-감수자)을 제외시키기도 했다. 10년 가까이 글루텐을 섭취하지 않았고, 진료실에서 봤을 당시에는 곡물, 콩류, 유제품, 가지류 채소를 식단에서 완전히 배제한 상태였다. 주로 루콜라, 아보카도, 목초 사육 육류, 사골 국물을 먹었다. 가끔 콩류나 통밀빵을 먹었지만, 배에 가스가 차고 복부팽만이 나타났다. 그녀가 신봉하는 다이어트 전문가들은 이런 증상을 염증의 증거라고 경고한다.

레슬리는 마치 절규하듯 말했다. "전문가들이 하라는 대로 했지만, 몸 상태는 전보다 더 나빠지고 체중은 오르락내리락하면서 요요현상만 생겨요. 정말 미칠 노릇이에요." 꾸준히 식단을 제한해도 단기간만 개선될 뿐 다시 비슷한 상황으로 돌아가버렸다. 마지막 결정타는 케토제닉 다이어트(Ketogenic Diet, 탄수화물과 단백질 섭취를 줄이고 지방 섭취를 늘리는 다이어트-옮긴이)였다. 오히려 설사만 심해지고 다른 문제까지 생겼다.

레슬리는 팔꿈치를 무릎에 괴고는 바닥을 응시하며 눈시울을 붉혔다. 나는 의자를 끌어당겨 그녀에게 다가가 눈높이를 맞췄다.

"레슬리, 다 괜찮아질 거예요. 당신이 건강해질 수 있도록 함께할게요." 레슬리는 고개를 들었다. 한 가닥의 희망이 깃든 눈빛이었다. "당신이 느끼는 좌절감을 이해해요. 그저 더 건강하고 싶은 이들에게 지금은 무척 혼란스러운 시기예요. 너무 많은 전문가들이 서로 다른 말을 하니까요. 내 말에 공감한다면 지금이 밑바닥인 거예요. 오늘은 새로운 방법으로 새롭게 출발하는 날이에요. 지난 몇 년간 잃어버렸던 당신의 모습을 되찾고 더 건강해질 수 있는 방법으로 말이에요."

그 후 몇 달 동안 레슬리와 함께 문제를 풀어나가며 몇 가지 중요한 변화를 줬다. 보충제를 대부분 끊었고, 서서히 식단에 다양성을 꾀했다. 섭취하지 않았던 몇 가지 음식을 적절한 시기에 적절한 양으로 다시 식단에 포함시켰다. 레슬리는 몇 년 만에 제대로 음식을 즐기기 시작했다. 제한적인 식단은 힘들고 지겹고 무익하다. 식단에서 사골 국물을 없애고 동물성 식품의 양을 서서히 줄이는 한편 과일과 채소, 심지어 통곡물의 비중을 늘렸다. 인공감미료와 가공식품은 그대로 두고 콩류를 다시 넣었다. 물론 이 과정이 쉽지만은 않았지만, 우리는 끝까지 노력했다.

레슬리의 새로운 식단에서 가장 중요한 것은 과일, 채소, 통곡물, 콩류, 콩과 식물 등 섬유질이 풍부한 식물성 식품이다. 섬유질은 왜 중요할까? 이 책을 통해 알게 되겠지만, 섬유질은 장을 치료하는 핵심 물질이며, 장을 치료하면 심혈관 계통부터 뇌와 호르몬에 이르기까지 다방면에서 건강이 개선된다. 섬유질은 강력한 힘이 있다.

레슬리는 새로운 식습관에 익숙해지자 잊어버렸던 활력을 되찾았고 이전에 멀리했던 음식을 시도하면서 새로운 즐거움까지 느끼고 있었다. 이제는 어떤 식품에 과민반응이 나타나는지 정확히 알고 있어서 섭취량에만 신경을 쓰면서 식단을 조절할 수 있었다. 체중은 5kg 정도 줄었다.

당뇨병이 개선되었고 콜레스테롤 수치가 급격히 떨어졌다. 갑상선 치료제의 복용량을 줄일 수 있었고, 배변 활동이 다시 정상적으로 돌아갔다. 무엇보다 생기 넘치고 낙천적이며 설레는 미래를 기대하던 자신의 모습으로 돌아왔다.

섬유질이 풍부한 식단은 체중 증가나 호르몬 불균형, 소화기계 질환 같은 문제를 해결하며 단순히 피부 상태를 개선하고 싶을 때도 도움이 된다. 이 사실을 레슬리에게서 확인했고 수백 명의 환자들을 통해서 확인했다. 이제 당신 차례다.

섬유질이 풍부한 식생활

아마도 많은 사람들이 속쓰림이나 복통, 체내 가스와 복부팽만, 설사 또는 변비 등의 소화기계 질환을 겪고 있을 것이다. 몇 년 전, 소화기내과 분야에서 미국 최고의 저널인 〈소화기학 저널Gastroenterology〉에서 발표한 것처럼 7천만 명 이상의 미국인이 이런 증상을 겪고 있다. 의심할 여지없이 장 건강은 우리가 먹는 음식에서 비롯된다. 하지만 소위 유명 전문가들이 제시하는 조언은 대부분 틀렸다. 사골 국물과 목초 사육 육류가 좋다고 추천하는 것을 지겹게 봐왔지만 이를 뒷받침하는 연구는 단 한 편도 없다. 엉터리 연구조차 없다. 이 책은 유행 다이어트나 유사 과학에 기반을 둔 권고 사항을 제시하는 것이 아니다. 장 마이크로바이옴Microbiome의 질서를 복원함으로써 장 건강을 회복시키는, 과학적으로 입증된 방식을 제안한다.

위장이 예민한가? 콩이나 브로콜리, 글루텐을 함유한 곡물 등 특정 식품을 소화시키는 데 애를 먹는가? 전 세계적으로 식품 민감성Food Sensitivity이 대두되고 있다. 세계 인구의 20%가 어떤 형태로든 식품 민감성을 겪고 있고 나 또한 이런 상황을 매일 눈으로 확인하고 있기 때문에 환자들이 과민반응을 보이는 식품을 정확히 식별할 수 있는 방법을 고안했다. 더하여 식품 민감성을 없애고 특정 식품을 다시 먹을 수 있는 쉽고도 단계적인 방식을 소개하려고 한다. 만약 당신이 수백만 명의 미국인처럼 자가면역질환을 앓고 있다면 이 책이 도움이 될 것이다.

면역체계의 70%는 장 주위에 분포하고, 한 층의 세포들에 의해 면역체계와 미생물군을 분리하고 있을 뿐이다. 면역체계와 미생물군은 떼어놓고 생각할 수는 없다. 이 둘은 생사고락을 같이한다. 그렇기에 장내 미생물을 최적화하면 면역체계를 정상으로 되돌리는 데 도움이 된다.

가족이나 지인 가운데 뇌졸중 병력이 있거나 심장질환이나 암, 알츠하이머병을 앓고 있는 사람이 있는가? 위험하면서 너무도 흔한 질환이지만 이 책에서 소개하는 식생활 방식으로 개선될 수 있는 질환 중 하나다. 섬유질이 풍부한 식단은 소화기계 질환에만 도움이 되는 것이 아니다. 실제로 심장질환을 개선한다고 과학적으로 입증된 유일한 식이요법이다.

대부분의 사람들은 스스로 꽤 건강하다고 생각하고 지금의 상태를 유지하고 싶어 한다. 나 역시 마찬가지다. 현재 나는 섬유질이 풍부한 식단을 실행하면서 더할 나위 없이 건강하다. 체중을 23kg 정도 줄여서 대학시절 체중으로 돌아갔고, 이는 노화 과정을 되돌린 듯한 기분이다. 실제로 섬유질이 풍부한 식단은 텔로미어Telomere의 길이를 늘인다고 과학적으로 입증된 유일한 식이요법이다. 텔로미어란 길이가 짧아지면서 노화를 일으키는 세포의 일부분이다. 텔로미어의 길이가 길수록 노화를 늦추고 심장질환, 암, 알츠하이머병, 파킨슨병에 걸릴 위험성이 줄어든다고 알려져 있다.

또한 이 책을 통해 우리 각자가 고유한 장 마이크로바이옴을 가진 존재라는 것을 알게 될 것이다. 그러므로 식이요법이 누구에게나 다 맞지는 않는다. 다른 이에게 효과적이지만 나에게는 맞지 않을 수 있다. 각자의 장 마이크로바이옴이 가진 개별적인 특성 때문이다. 그렇지만 각자에게 맞는 방식을 통해 궁극적으로 활력이 넘치는 상태로 이끌어줄 식단을 차근차근 알려줄 것이다.

이 책은 지난 20년 동안 장 건강과 관련하여 알게 된 모든 내용을 담아 완성한 책이다. 섬유질이 풍부한 4주 식단을 통해 각자가 가진 문제의 근원을 어떻게 해결할 수 있는지를 보여줄 것이다. 이는 단지 치료가 아니다. 자신의 건강한 모습을 발견하도록 도와주는 하나의 생활 방식이다. 증상이 사라지고, 복용하는 약이 쓰레기통에 들어갈 때, 마침내 우리는 활력 넘치는 건강한 삶을 즐기게 될 것이다.

안타까운 보건의료 체계의 현실

예전에는 사람들이 미국의 보건의료가 형편없다고 말하면 화가 났다. 그것이 마치 내 탓 같았다. 내가 그 '끔찍한' 보건의료 체계를 위해 16년 동안 헌신하고 마지막 에너지까지 쏟아 부었다는 점을 이해해 줘야 한다. 나는 밴더빌트대학교를 졸업하고 조지타운 의대에 가기 위해 엄청난 금액의 대출을 받았다. 의대 졸업 후에는 최저임금에도 미치지 못하는 급여를 받으며 1주일에 6일을 일했고, 해뜨기 전에 출근해서 해가 져야 퇴근했다. 가족들이 휴가를 떠나도, 나는 병원에서 당직을 섰다. 너무 피곤해서 빨래를 할 수 없었던 탓에 어제 입은 속옷을 그대로 입은 채 말이다. (다행히 요즘은 그러지 않는다.)

하지만 이제는 이해한다. 미국인의 기대수명이 세계 43위인 데는 이유가 있다. 보건의료 체계는 일단 문제가 나타나면 그것을 파악하고 약물과 시술을 조합하여 대처한다. 물론 증상을 호전시키거나 병의 진행을 늦출 수도 있지만, 대가가 따른다. 건강을 관리하는 것이 아니라 질병을 관리한다. 예방에 초점을 맞추는 일은 거의 없다.

몇 알의 약으로는 우리가 평소 먹는 것의 효과를 절대 넘어설 수 없다는 사실을 간과하고 있다. 우리 모두는 하루 평균 약 1.4kg의 음식을 섭취한다. 간단히 계산해 보면 1인당 연간 음식 섭취량은 500kg 정도이며, 일생 동안 약 4만kg의 음식을 섭취한다는 의미다. 어찌된 일인지 우리의 의료 체계는 이 4만kg에 달하는 음식의 중요성을 인정하려 들지 않지만, 나는 몇 알의 약보다 우리가 평생 섭취하는 음식이 얼마나 중요한지 말하고 싶다. 증상이 나타나기를 기다린다면 이미 가장 큰 기회를 놓쳐버린 것이다. 벤저민 프랭클린(Benjamin Franklin, 미국의 정치가·외교관·과학자·저술가 – 옮긴이)의 말처럼 예방이 치료약보다 낫다.

우리의 건강을 결정하는 가장 중요한 요소는 우리가 선택한 음식이다. 이제 곧 알겠지만, 장 마이크로바이옴의 건강을 결정하는 가장 중요한 요소 역시 음식이다. 즉, 우리는 음식으로 몸에 영양을 공급하고 그 보상으로 더 나은 건강을 얻는다. 대신 우리가 한 입 먹을 때마다 건강을 앗아가는 유해 물질로 우리 몸에 피해를 줄 수도 있다.

안타깝게도 미국의 보건의료 체계는 음식의 역할을 무시한다. 미국의 의학 교육을 생각해 보자. 의대생들은 몇 개월에 걸쳐 약리학을 배우지만, 영양학 교육 과정은 2주가 채 되지 않는다. 나는 의대 2학년 때 영양학 교육을 받았다. 이후 소화기내과의 자격을 얻기 위한 모든 수련 과정을 마치기까지 10년이 넘게 걸렸다. 하지만 그 10년 동안 영양학이 다시 언급되는 일은 결코 없었다.

나는 금전적인 제한이나 규칙에 얽매이기보다 환자에게 최선의 방법을 찾고 싶었고 그로 인해 성공적인 경력을 쌓았다. 수련 과정을 마치고 처음으로 병원을 개업했을 때, 환자들은 직관적인 질문을 던지곤 했다. "선생님, 배에 가스가 차지 않으려면 무얼 먹어야 하나요?" "저기, 선생님, 설사를 예방하는 데 가장 좋은 음식은 뭔가요?" "궁금해서 그러는데요, 다이어트를 하면 궤양성대장염이 좋아질까요?" 나는 진찰실에 들어오는 모든 이에게 최선의 치료를 제공하고 싶었기 때문에 이런 질문에 답을 제시할 수 없는 상황을 용납할 수 없었다.

의학 서적에서 답을 찾으며 연이은 사례를 경험하는 동안 우리의 건강에서 식단이 차지하는 역할에 주목하게 되었고 솔직히 충격에 빠졌다. 그 결과, 그동안의 접근 방식을 완전히 바꾸고 이 진실을 널리 알려야겠다고 다짐했다. 너무 중요한 사실인 만큼, 모두가 시급히 알 필요가 있기 때문이다.

나의 건강 개선기

나는 항상 5년 계획, 10년 계획을 갖고 있으며 모두 달성될 거라고 믿는다. 하지만 내가 식물식Plant-Based Diet에 바탕을 둔 장 건강법을 옹호하게 될 거라고는 생각지도 못했다.

나는 미국식 표준 식단을 먹고 자랐다. 부모님에게 나쁜 감정은 없다. 아마 1980년대에 자란 대다수 아이들이 그렇게 성장했을 것이다. 날마다 도리토스Doritos를 먹고 물에 탄 주스가루를 마시는 것이 일상이었다. 편리함이 모든 것을 좌우했다. 통조림 스파게티와 통조림 라비올리, 냉동 부리토도 자주 먹었다.

고등학교 때 부모님이 이혼을 했고 어머니는 직장에 다녔다. 우리 형제는 학교에서 돌아오면 그릴에 핫도그를 구워 먹곤 했다. 나는 핫도그 전문가가 되었다. 네이선스 페이머스^{Nathan's Famous}와 헤브라이 내셔널 Hebrew National은 최고의 핫도그 브랜드였다. 지역 브랜드인 호프만^{Hofmann}은 한 단계 아래였다.

이야기를 이어가기 전에 잠시 어머니에게 존경의 마음을 전하고 싶다. 어머니는 정말 훌륭한 보호자였고, 가족을 부양하기 위해 지치지 않고 일했다. 더 대단한 것은 우리 형제에게 과일과 채소를 더 먹으라고 부단히도 상기시켰다는 점이다. 전형적인 10대 소년이었던 나는 그 의견을 거부했을 뿐만 아니라 건강에 나쁜 음식을 마구 먹어대는 것에 자부심까지 느꼈다. 그 나이대에 누구나 갖고 있는, 두려울 것 없는 호기가 있었다. 먹고 싶은 것은 무엇이든 먹을 수 있고 어떤 영향도 받지 않을 것 같았다.

나의 형편없는 식습관은 계속되었다. 대학교에 다닐 때 내 주식은 거의 냉육 샌드위치였고, 패스트푸드가 야식이었다. 어마어마한 양의 탄산음료를 마셨으며 하루에 2L씩 마시는 것이 습관이 될 지경에 이르렀다. 조지타운 의대 시절에는 캠퍼스에서 조금만 걸어가면 있는 식품 잡화점을 강박적으로 찾았다. 당시 최고의 샌드위치는 다음과 같다.

치킨 매드니스 샌드위치: 산더미처럼 쌓은 구운 닭가슴살, 양파, 피망, 마늘, 고추, 프로볼로네 치즈, 베이컨, 양상추, 토마토, 마요네즈. (와우!)
버거 매드니스 샌드위치: 약 113g 패티 2장, 아메리칸 치즈, 베이컨, 구운 양파, 양상추, 토마토, 마요네즈. (반드시 화장실이 가까이 있는지 확인할 것!)

솔직히 내가 심장마비를 일으키지 않았다는 사실이 놀라울 따름이다. 이 샌드위치를 각각 1주일에 3회 이상 먹었으니 말이다. 이런 형편없는 식습관을 단순히 치기 어리다고 볼 수도 있지만, 몸에는 큰 타격을 주고 있었다. 일하느라 바쁘다는 핑계로 운동할 시간은 줄어들고 하루를 버티기 위해 커피에 의존했으며, 30대가 가까워지면서 체중이 늘어나고 전반적으로 몸 상태가 좋지 않았다.

위기는 노스웨스턴 메모리얼 병원의 수석 레지던트 시절 찾아왔다. 직업적으로는 내가 꿈꿨던 모든 것이 실현되고 있었다. 수석 레지던트에 선정되는 영광을 넘어 레지던트 프로그램의 주요 상까지 석권했다. 유명 소화기학 저널에 8편의 논문이 실렸고, 나의 멘토이자 미국에서 가장 유명한 소화기내과의로 손꼽히는 존 판돌피노John Pandolfino 박사와 피터 칼리라스Peter Kahrilas 박사가 나를 차세대 임상연구원으로 추천했다. 노스웨스턴 메모리얼 병원에서 임상연구로 박사 학위를 받기 위해 모든 비용을 지불했고 임상연구는 해야 할 일을 피해 야간 대학에서 진행했다.

겉으로는 모든 것이 순조로워 보였고, 나의 무모한 기대치를 넘어 평균을 훌쩍 웃도는 성과를 보이는 것 같았다. 하지만 속은 비참했다. 나는 완전히 지쳤으며 몸이 변하면서 어린 시절의 호기로움이 사라졌다. 체중은 점점 더 늘어나서 20kg이 쪘고 과체중에 이르렀다. 내 모습이 달갑지 않았지만, 너무 바빠서 어찌 할 도리가 없었다.

병원의 주요 인사들과 1주일에 두 번 시카고의 스테이크 레스토랑에서 드라이에이징 스테이크를 먹거나 퇴근길에 칠리 치즈 핫도그와 이탈리안 비프 샌드위치를 먹는 것이 나에게 좋은 일이 아니라는 사실을 결코 생각하지 못했다. 나는 최고의 의료 기관에서 일하는 유명 의사였지만, 영양학에 대한 인식이 거의 전무한 탓에 나 자신은 고사하고 환자들에게도 아무런 조언을 해줄 수 없었다. 물론 내 식단이 건강에 좋지 않았다는 건 분명한 사실이다. 그때는 그런 식단이 일상이어서 굳이 바꿔야 할 필요조차 느끼지 못했다.

이듬해 나는 미국 최고의 소화기내과를 자랑하는 노스캐롤라이나대학교 소화기내과에서 특별 연구원으로 근무하기 위해 채플힐로 이사했다. 18개월 동안 진료는 하지 않고 온전히 임상연구에 집중했다. 이 기간 동안 45회 이상의 국내 회의에 참석했고, 이 분야 최고의 학술지에 20편 이상의 논문을 발표했으며, 소화기학회에서 가장 규모가 큰 연례 국제회의인 미국 소화기학회 주간^{Digestive Disease Week}에서 총회를 주관하는 책임자로 선정되기도 했다. 나의 멘토 닉 샤힌^{Nick Shaheen} 박사의 도움을 받아 패러다임을 바꾸고 있었다.

채플힐에 머물 때 아내 발레리를 만났다. 그때부터 나는 달라졌다. 발레리의 식습관은 내가 이제껏 만나본 그 누구와도 완전히 달랐다. 우리는 괜찮은 레스토랑에 저녁을 먹으러 가곤 했다. 메뉴판에는 소고기, 돼지고기, 가금류, 해산물 요리가 가득했지만, 그녀는 채소 요리를 먹었다. 표현하지는 않았지만, 속으로는 눈살을 찌푸렸다. 솔직히 말하면 나는 비건이나 채식주의자인 친구가 없었다. 그렇기에 나에게는 도저히 상상할 수 없는 일이었다.

발레리는 아무런 제약 없이 먹었다. 식사량을 전혀 걱정하지 않았고 체중 조절에도 문제가 없는 듯 보였다. 그녀는 완전히 섹시했다. (지금도 여전히 그렇다.) 반면 나는 매일 45분간 달리기에 더해 35분간 운동을 하며 땀을 흘렸지만, 여전히 체중은 불편할 정도였다. 그녀의 식습관이 궁금해서 나도 도전해 보았다. 우선 케일과 베리류로 스무디를 만들어서 패스트푸드 대용으로 마셨다. 곧 식사 후 2~3시간 동안 완전히 기진맥진해지는 식후 후유증이 없어졌다. 그 기분이 나쁘지 않았다. 가뿐하고 활기가 넘치고 기운이 났다. 또한 몸의 변화를 느꼈다. 피부가 빛나고 머리카락이 두꺼워지고 얼굴이 갸름해졌다. 옷이 다른 식으로 꼭 맞기 시작했다. 일할 때 정신적으로 여유가 생겼고 활발하고 낙관적인 기분이 들었다.

나는 왜 그동안 식물성 식단의 이점에 대해 전혀 듣지 못했는지 그 이유가 궁금해졌다. 틀림없이 연구도 없을 것이며, 경험적인 판단일 뿐이라고 생각했다. 하지만 의학 논문을 열람했을 때 찾아낸 결과에 완전히 충격을 받았다. 내 기분을 뒷받침하는 근거가 산더미처럼 있었다. 진실이 부풀려지거나 과장된 주장을 하는 부실한 연구가 아니었다. 일관되고 모순 없이 결과를 제시하는 수많은 연구들이 있었다. 식물은 우리 건강에 좋다.

채식을 좋아해야 하는 이유는 아주 많다. 식물은 영양소가 풍부하고 칼로리가 낮아서 체중 감량에 이상적이며 비타민, 미네랄, 항산화 물질인 폴리페놀Polyphenol, 식물성 식품에서만 발견되는 독특한 의약 성분인 파이토뉴트리언트Phytonutrient도 들어 있다. 하지만 식물에 완전히 빠져버린 이유는 따로 있다. 바로 섬유질이다. 그동안 섬유질에 대해 알고 있던 모든 것이 완전히 뒤집혔다. 이제 나는 미국인의 식단에서 빠진 가장 중요한 단 하나의 조각이 섬유질이라고 단언한다.

이후 계속해서 삶에 변화를 줬다. 하룻밤 사이의 변화나 급격한 변화는 아니었다. 탄산음료 끊기, 패스트푸드 멀리하기, 채소 위주의 스무디나 수프, 샐러드 추가하기 등 시간이 흐르면서 조금씩 늘어나는 사소한 변화들이었다. 태국, 인도, 베트남, 에티오피아 등 이전에 시도해 보지 않았던 이국적인 풍미의 음식에도 도전했다. 지금은 그 음식을 생각만 해도 침이 고인다. 이런 탐색 단계를 거치면서 변화를 시도하는 동안 내 몸 역시 바뀌고 있었다. 형편없는 식사를 했을 때는 1시간에 걸쳐 운동을 해도 체중이 줄지 않았지만, 개인적으로나 업무적으로나 운동할 시간이 없었음에도 체중이 서서히 줄어들었다. 식물성 식단에 가까워질수록 건강해지고 몸 상태가 좋아졌다.

나는 몇 년 동안 페스카테리언(고기는 생선만 먹는 채식주의자 - 옮긴이)으로 지내다가 생선과 달걀, 유제품까지 끊으면서 몇 개월 만에 7kg의 체중을 줄였다. 스스로를 제한하지 않았고 몇 가지 근사한 음식에 푹 빠져 있었다. 맛있는 식물성 음식을 앞에 두고는 얼굴을 들지 않은 채 거의 숨도 쉬지 않고 먹어치울 정도였다. 그러는 사이 대학 시절 체중으로 돌아갔다. 몇 년째 들어가지 않던 청바지는 벨트가 필요했다. 더구나 벨트에 구멍을 새로 내야 했다. 가는 곳마다 사람들이 물었다. "살 빠졌어요?" 나이를 먹고 있지만, 오히려 젊어지는 것 같았다. 나에게 의사가 될 수 있는 나이가 맞는지 묻는 일이 점점 많아졌기 때문이다.

16년의 수련 과정을 마치고 병원을 개업했을 때, 나는 최고의 상을 받았던 임상연구 능력에 더해 경험과 논문을 근거로 모든 질환과 건강의 근원은 식단과 생활 방식이라고 굳게 믿고 있었다. 여기에 환자들에게 최고의 진료를 제공하고자 하는 의지가 더해졌고, 그 결과 과학적으로 검증된 영양 섭취와 생활 방식이 결합된 해결책이 나온 것이다.

그 해결책은 정말 효과적이었다. 내가 직접 그 효과를 경험했고 여러 연구를 통해 과학적 근거를 확인했기 때문에 그리 놀라운 일은 아니었다. 단 한 명의 환자라도 생활 방식을 바꿀 수 있다면 한 달 동안 진료한 환자들에게 약을 처방한 것보다 더 좋은 일이라고 생각했다. 더 놀라운 점은 수많은 환자들이 생활 방식을 바꾸고 있다는 것이다. 그들은 사소한 변화만으로도 차이점을 느낄 수 있었다. 무엇보다 나를 놀라게 한 사람들은 근본적인 변화를 실시한 이들이었다. 스스로가 항상 바랐던 건강하고 활기 넘치는 사람으로 완전히 바뀐 모습을 보면서 당사자만큼이나 나도 신이 났다.

그런 일을 거듭 목격하면서 식물성 식단을 통해 장 건강을 회복시킬 수 있다는 메시지를 알려야 한다는 절박감을 느끼기 시작했다. 이 이야기를 진료실 안에서 환자들과 하는 것만으로는 충분치 않았다. 모두 이 진실을 들어야 하고 더 나은 방향으로 자신의 삶을 바꿔야 했다. 인류에게는 이런 힐링이 필요하다.

소위 장 전문가라는 사람들이 유행하고 있지만 과학적 근거는 전혀 없는 메시지만 홍보하면서 혼란을 만들고 있다. 너무나 많은 환자들이 최신 유행 다이어트로 자신의 몸을 해치는 것을 봐왔다. 이들은 건강해지고 싶다는 의욕이 넘치고 그를 위해 생활 방식을 바꾸겠다는 선의를 가진 사람들이었다. 하지만 그들이 받았던 조언은 실망스러웠다. "이렇게 하면 더 좋아질 겁니다." 그렇지만 더 나아지지 않았다. 더 나빠졌다. '음식을 제한해서 증상을 없앤다'는 방식은 전혀 도움이 되지 않을 뿐더러 많은 이에게 섭식장애를 일으킨다. 일부는 오소렉시아(Orthorexia, 건강한 식습관에 집착하는 증세 – 옮긴이) 수준이었지만, 신경성 식욕부진증(Anorexia Nervosa, 일명 거식증 – 옮긴이) 대부분은 제한적인 식단에 대한 집착에서 시작된다. 장 건강이 공론화되고 있지만 가장 중요한 점을 놓치고 있다. 건강한 장에 영양분을 공급하는 것은 다름 아닌 식물이라는 점이다.

그래서 나는 인스타그램 계정@theguthealthmd을 만들어 대대적으로 내 메시지를 알리기로 했다. SNS는 익숙하지 않아 전혀 예측이 되지 않았지만 입소문과 몇 차례의 팟캐스트 출연, 지역지에 실린 프로필 기사를 통해 팔로워가 꾸준히 생기기 시작했다. 내가 추천한 사소한 변화를 시도하면서 삶이 달라졌다는 메시지가 전 세계에서 쏟아졌다. 체중을 감량했다거나 약을 중단할 수 있었다거나 몇 년 전보다 기분이 좋아졌다는 등의 이야기를 들었다.

하지만 이 정도로는 충분하지 않았다. 사람들에게 지속적인 변화를 가져다주고 삶을 바꿀 수 있는 기회를 주기 위해서는 환자들에게 활용했던, 장 건강을 위한 식물성 식품 위주의 단계적인 식단을 공유할 필요가 있었다. 그를 위해 나온 것이 바로 이 책이다.

흥미진진하고 변화무쌍한 여정의 출발선에 선 것을 환영한다. 지금까지 환자들을 통해 이 식단의 결과를 확인했고 이제 이 책을 읽는 당신도 그 결과를 경험할 수 있을 것이다. 장 마이크로바이옴을 최적화하고, 식탐을 없애고, 면역체계를 강화하고, 활력을 개선하고, 소화기계 질환을 해결할 것이다. 일시적인 유행 다이어트가 아니다. 건강해질 수 있는 힘을 주는 하나의 생활 방식이다. '건강 마인드셋'으로 건강에 좋은 습관을 만들 것이고, 장내 미생물은 섬유질이 풍부한 식단으로 영양분을 공급받으면서 즐거워할 것이다.

*이 장에서 인용한 참고문헌 4건은 www.theplantfedgut.com/research에서 확인할 수 있다.

차례

감수자의 말 ························· 6

서문 ······························ 9

1부 우리 몸, 제대로 알고 있나요?

1장 건강의 원동력은 미생물
: 우리 몸속 깊숙한 곳에 살고 있는 무수히 많은 친구들

장내 미생물의 놀라운 힘 ················· 38

유아의 기저귀를 통해 알아 보는 면역 체계 ········ 45

체중의 차이는 미생물의 문제 ·············· 48

우리 잘못이 아니라 호르몬 때문이다 ········· 53

제1의 뇌를 능가하는 제2의 뇌 ············· 55

유전자 구조를 지배하는 미생물의 위력 ········ 59

2장 장과 건강을 해치는 생활 방식
: 과식, 영양부족, 의약품 과다 복용

근대화와 현대 유행병의 유래 ·············· 67

항생제와 의약품이 미생물에 끼치는 영향 ······· 72

몸속 장을 죽이는 표준 식단의 구성 요소 ······· 73

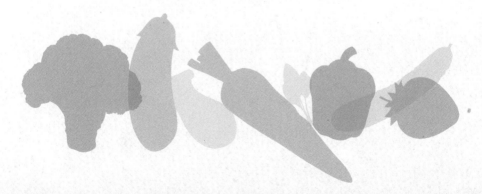

3장 섬유질 솔루션
: 짧은사슬지방산과 포스트바이오틱스

섬유질에 대한 오해와 착각 ⸱⸱⸱⸱⸱⸱ 87
장내 구급대원 짧은사슬지방산 ⸱⸱⸱⸱⸱⸱ 91
장 건강을 위한 세 가지 바이오틱스 ⸱⸱⸱⸱⸱⸱ 92
미생물을 살리는 섬유질의 힘 ⸱⸱⸱⸱⸱⸱ 94
면역체계와 염증의 관계 ⸱⸱⸱⸱⸱⸱ 98
암의 예방과 억제 ⸱⸱⸱⸱⸱⸱ 101
심장질환, 뇌졸중, 당뇨병, 비만 예방 ⸱⸱⸱⸱⸱⸱ 103
인지력과 섬유질 식단의 관계 ⸱⸱⸱⸱⸱⸱ 105
섬유질의 재소환 ⸱⸱⸱⸱⸱⸱ 107

2부 섬유질이 풍부한 식습관

4장 다양한 식물을 먹고 있나요?
: 무지개색 음식의 비밀

식습관의 황금률 ⸱⸱⸱⸱⸱⸱ 117
통곡물의 힘 ⸱⸱⸱⸱⸱⸱ 124
장수의 상징, 콩의 기적 ⸱⸱⸱⸱⸱⸱ 129
슈퍼푸드의 함정 ⸱⸱⸱⸱⸱⸱ 133

5장 예민한 장을 위한 맞춤형 식물식
: 복부팽만, 체내 가스, 복통, 잦은 배변 습관 완화

음식 민감성이 생기는 이유 ⸱⸱⸱⸱⸱⸱ 141
변비, 알레르기, 글루텐 민감 증상 ⸱⸱⸱⸱⸱⸱ 147
포드맵 조절 식단이 필요한 이유 ⸱⸱⸱⸱⸱⸱ 155

6장 발효식품의 부상
: 장 건강을 위한 좋은 발표식품 찾기

나의 발효식품 입문기 ·································· 163
발표식품의 잠재력을 깨우자 ···················· 169
발효식품 Q&A ·· 173
맛있고 건강한 발효식품 6가지 ·················· 175

7장 장 건강 보충제의 힘
: 프리바이오틱스, 프로바이오틱스, 포스트바이오틱스

프리바이오틱스 보충제의 효과 ·················· 186
프로바이오틱스 보충제의 과대광고 속 진실 ···· 190
프로바이오틱스의 과학적 원리 ·················· 192

8장 섬유질이 풍부한 식물성 식품군
: F GOALS

F: 과일류와 발효식품 ······························ 203
G: 녹색 채소와 통곡물 ···························· 206
O: 오메가-3 슈퍼 씨앗류 ························· 209
A: 향신채소류 ······································· 212
L: 콩류 ·· 214
S: 설포라판 ··· 214
보너스: 버섯류와 해조류 ························· 219

3부 날씬하고 건강한 몸을 위한 최강의 식물식

9장 365일 챙기는 섬유질
: 간단하게 건강한 습관 만드는 법

나의 '건강 마인드셋' ·· 226
90%의 식물식을 향해 ·· 232
장 건강을 위한 14가지 좋은 습관 ·· 234

10장 최강의 식물식 4주 식단
: 날씬하고 건강해지는 28일의 기적

65가지 맛있는 식물식의 여정 ··· 259
왜 28일일까? ·· 262
최강의 식물식을 제대로 활용하는 방법 ··· 263
체크 리스트 ·· 269
레시피 준비 팁 ·· 270
최강의 식물식 식단 1주차 ··· 272
최강의 식물식 식단 2주차 ··· 304
최강의 식물식 식단 3주차 ··· 327
최강의 식물식 식단 4주차 ··· 356

저자 노트 ··· 383
이 책에 쏟아진 전문가들의 말 ··· 385

최강의 식물식 식단
1주차

슈퍼시드 포리지 ···················· 279
파인애플 코코넛 푸딩 ················ 280
슈퍼푸드 스무디(볼) ················· 281
고구마 베리 토스트 ················· 282
오트 그래놀라 ······················ 283
데일리 샐러드 ······················ 284
영양 만점 뿌리채소 구이 ············· 285
와일드 바이옴 슈퍼 수프 ············· 286
무함마라 샌드위치 ·················· 287
다운 앤 더티 케일 샐러드 ············ 287
식물성 폴렌타 라구 ················· 289
템페 타코와 타코 샐러드 ············· 290
영양 만점 토마토 누들 수프 ·········· 291
페스토 파스타 ······················ 292
+++ 이탈리아식 채소 구이 ············ 293
백포켓 볶음 요리 ··················· 294
청경채 두부 커리 ··················· 295
버섯 리소토 ························ 297
레몬생강차 ························· 299
무함마라 디핑 소스 ················· 299
바이옴 브로스 ······················ 300
코코넛 오트볼 ······················ 301
레몬 제스트 치아시드 푸딩 ··········· 302
+++ 코코넛 휘핑크림 ················ 303

최강의 식물식 식단
2주차

두부 스크램블 볼 ··················· 310
호박파이 스무디(볼) ················ 311
간단한 오버나이트 오트밀 ············ 312
글루텐프리 팬케이크 ················ 313
레드 렌틸콩 커리 수프 ·············· 314
시트러스 민트 샐러드 ··············· 315
땅콩호박 퀴노아 칠리 ··············· 316
참치 없는 선플라워 샐러드 ··········· 317
렌틸콩 호두 타코 ··················· 318
미소 버섯 소바 ····················· 319
삭 두부 ···························· 320
렌틸콩 고구마 스튜 ················· 322
말차 라테 ·························· 323
호박 후무스 ························ 324
식물성 트레일 믹스 ················· 324
초콜릿 무스 ························ 325
병아리콩 쿠키 볼 ··················· 326

최강의 식물식 식단
3주차

푸타네스카 두부 스크램블 ················· 332

초콜릿 땅콩버터 슈퍼 스무디(볼) ········· 333

스파이시 브렉퍼스트 타코 ··············· 334

콜라드 랩 ····························· 336

지중해식 곡물 샐러드 ··················· 337

참깨 누들 볼 ·························· 338

바삭한 두부 구이 ····················· 339

영양 만점 부다 볼 ····················· 340

+++ 채소 구이 ······················· 341

땅콩 두부를 곁들인 타이 볼 ············· 342

국수호박을 곁들인 렌틸콩 볼로냐 ········ 343

+++ 페피타 파르메산 ·················· 345

버팔로 병아리콩 샐러드 ················ 345

검보 ······························· 346

김치볶음밥 ·························· 348

렌틸콩 마살라 ······················· 349

그린 드링크 ·························· 352

즉석 에다마메 ······················· 352

강황 에너지 볼 ······················· 353

초콜릿 바나나 아이스크림 ··············· 354

버섯 핫 코코아 ······················· 355

최강의 식물식 식단
4주차

구운 바나나 오트밀 ···················· 362

차이 오트밀 ·························· 363

영양 만점 미소장국 ··················· 364

생선 없는 스시 랩 ····················· 365

4가지 콩 칠리 ························ 367

+++ 칠리 맥 ························· 368

병아리콩 미트볼 ····················· 369

마늘 브로콜리 ························ 370

렌틸콩 슬로피조 ····················· 371

히카마 튀김 ·························· 372

병아리콩 아보카도 샌드위치 ············ 373

토스카나 케일 수프 ··················· 374

선데이 파스타 ························ 375

강황 라테 ··························· 378

흰콩 후무스 ·························· 379

오메가-3 볼 ························· 380

한입 딸기 치즈케이크 ················· 381

스니커 볼 ··························· 382

1부

우리 몸,
제대로 알고 있나요?

1장

건강의 원동력은 미생물

: 우리 몸속 깊숙한 곳에 살고 있는
무수히 많은 친구들

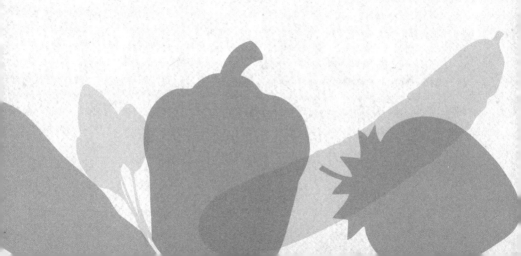

내가 의대를 졸업한 2006년만 해도 장내 미생물군에 대해 아는 것이 별로 없었다. 당시에는 장내 미생물의 60%는 일반 배양 접시에서 배양되지 않았기 때문에 사실상 장내 미생물을 연구할 방법도 없었다. 장내 미생물이 존재한다는 사실은 알았지만 그에 관한 정보를 얻어낼 방법이 없었다. 솔직히 장내 미생물에 대해 신경 쓰지 않았다. 그것이 분변 세균이기 때문이다. 똥 속 미생물 말이다. 우리의 관점에서 볼 때 불량배 같은 이 장내 미생물들은 어쩌다 보니 함께 지내고 있을 뿐 건강에 중요한 역할을 하는 건 아니라고 생각했다.

　하지만 2006년 미생물 실험의 획기적인 발전으로 상황이 급변하면서 배양 접시 단계를 벗어나 장 마이크로바이옴의 복잡한 층위 구조를 분리해서 연구할 수 있게 되었다. 그때까지는 인간의 장에 서식하는 200여 종의 세균만 알고 있었지만 이후 1만 5천 종의 세균을 확인했고, 현재는 무려 3만 6천여 종에 달하는 세균이 서식할 것으로 추정하고 있다. 장내 미생물 연구를 가로막는 장벽은 제거되었고 수문이 개방된 셈이다. 그 이후로 관련 연구가 급격히 늘어나면서 최근 5년 사이에만 세균을 주제로 한 논문이 1만 2900편 발표되었다. 이는 지난 40년간 발표된 세균 주제 논문의 무려 80%에 해당하는 수치다.

　아마 장 마이크로바이옴의 중요성에 대해 들어본 적이 있을 것이다. 장담컨대 어떤 내용을 읽었든 그저 수박 겉핥기식이었을 것이다. 미생물학 분야는 매우 빠르게 인간 생활에 파고들고 있지만, 우리의 보건의료

체계가 감당하기 어려운 분야인 것도 사실이다. 새로운 연구 결과가 발표되어 임상실험에 들어가고 의사들이 인식하기까지 평균 17년이 걸린다는 점을 생각하면 대다수 의사들은 여전히 배양 접시 시대에서 진료하고 있는 셈이다. 마이크로바이옴에 대해 들어봤지만, 이 정보를 진료 과정에 어떻게 포함시킬지 알아내지 못한 상황이다. 왜 기다려야 하는 걸까? 나는 이 연구를 놀라움에 빠진 채 모니터해 왔고 당장이라도 알려줄 수 있다. 17년이나 기다릴 필요가 없다.

우리는 장내 세균을 연구하면서 몸속에서 조화와 균형을 이루며 서식하는 방대한 규모의 미생물 군집을 발견했다. 이 군집을 '장내 미생물군 Gut Microbiota'이라고 한다. 이 군집의 유전자 정보를 특정해서 언급하는 경우에는 '마이크로바이옴(Microbiome, 미생물 유전체)'이라는 표현을 사용한다. 우리 몸속에는 다섯 가지 유형의 미생물이 서식한다. 세균, 진균, 기생충, 바이러스, 고세균이다.

세균은 우리 대부분이 두려워했던 단세포 생물이다. 믿기 어렵겠지만, 우리의 두려움은 잘못된 것이다. 물론 대장균E. Coli이나 녹농균 Pseudomonas처럼 건강에 해롭고 문제를 일으키는 세균도 있다. 하지만 대부분의 세균은 유익하다. 마치 개와 같다. 대부분의 개는 인간의 좋은 친구지만, 어떤 개는 쓰다듬지 않는 게 좋다. 그런 개를 대할 때는 개와 소통하는 능력을 가진 도그 위스퍼러가 필요하다. 마찬가지로 장내 미생물군에 대해 이야기하려면 나와 같은 사람, 즉 분변 위스퍼러가 필요하다.

진균은 동물이나 식물처럼 세포핵과 기타 세포기관이 있는 다세포생물이다. 세균에 비해 구조는 더 복잡하지만, 세균과 처지가 비슷하다. 대부분의 진균이 유익함에도 불구하고 유해한 것으로 생각하는 경우가 많다. 또한 세균과 경쟁 관계이기도 하다. 다시 말해 제로섬게임이다. 진균과 세균 둘 중 하나가 번성하면 다른 하나는 쇠퇴한다.

바이러스는 DNA(또는 RNA)로 구성된 아주 작은 입자다. 세포를 가지고 있지 않으며, 인간처럼 생명체의 특성을 가지고 있지만 생명체로 간주되지 않는다. 바이러스를 생각하면 인플루엔자나 비형간염 같은 질환이나 HIV가 가장 먼저 떠오르지만, 모든 바이러스가 인간에게 해를 끼치는 것은 아니다. 사실 대부분의 바이러스는 균형 잡힌 장내 미생물군에서 중요한 요소이며 우리 몸속 세균이 조화를 이루는 데 필요하다.

기생충은 자연계의 도둑이다. 숙주의 에너지를 훔치고 아무런 이로움도 주지 않고 계속 숨어 지내려고 한다. 지아르디아(Giardia, 편모충의 한 속. 척추동물의 장속에 기생함 - 옮긴이)부터 트리코모나스(Trichomonas, '트릭'이라고 부르며, 성관계를 통해 감염됨)나 약 25미터에 달하는 길이로 섬뜩함을 주는 무시무시한 회충에 이르기까지 다양한 종류의 기생충이 있다. 다행히도 대부분의 기생충(가령 회충)은 이제 거의 찾아보기 힘들지만, 생각보다 흔한 기생충도 있다. 예를 들어 6천만 명의 미국인이 톡소플라스마 곤디이(Toxoplasma Gondii, 개나 고양이 같은 반려동물을 통해 전염되는 기생충 - 옮긴이)에 만성감염된 상태지만, 증상이 없기 때문에 이를 알지 못한다.

그리고 내가 가장 좋아하는 고세균이 있다. 이 고생물은 산소가 존재하기도 전인 40억 년 전부터 지구에서 서식했다. 고세균은 심해의 단층 틈이나 화산 내부에서 볼 수 있다. 또한 미생물 친화적인 우리 대장 속에서 유유자적하는 것도 발견할 수 있다. 고세균은 생명력이 질긴 생물이다. 고세균에 대해서는 이제 막 알아가는 수준이지만, 고세균은 에너지를 차지하기 위해 세균이나 진균과 경쟁할 것 같지 않아서 우리 몸속 다른 미생물처럼 식단으로 조종할 수 있을 것 같지 않다.

장내 미생물군의 규모는 파악하기 쉽지 않다. 마치 제2차 세계대전 중단 한 차례의 전투에서 2백만 명에 가까운 사상자가 발생했던 스탈린그라드 전투를 이해해 보려는 것과 같다. 사상자의 수가 너무 천문학적이라서 사상자가 하나의 개체, 실제 사람이었다는 사실을 부득이 무시하게 된다. 장내 미생물의 경우, 우리 대장에는 무려 39조 마리의 미생물이 있고 그중 대부분은 세균이다.

부끄러워하거나 역겨워하지 말자. 물론 불쾌할 수 있지만, 장내 세균이나 분변 속 세균은 놀라운 치유력을 가진 경이롭고 매력적인 군집이다. 어쨌든 라이언 고슬링(Ryan Gosling, 캐나다의 배우 – 옮긴이)의 대장에도 세균이 있다. 과연 세균이 해로운 것일까?

39조 마리의 미생물은 얼마나 많은 것일까? 아주 청명한 밤, 캐나다 북부 지역에 있다고 상상해 보자. 밤하늘을 올려다보면 그야말로 은하수의 별 하나하나를 다 볼 수 있다. 그 별들의 숫자에 100을 곱하면 우리 대장 속에 있는 미생물 수가 된다. 이는 우리 몸의 세포수를 훨씬 능가하는 수치다. 보는 관점에 따라 우리 몸은 10%만 인간이고 90%는 세균이라고 할 수 있을 것이다. 우리는 단순히 인간이 아니라 생물계를 구성하는 여섯 가지 영역 가운데 네 가지 영역의 생태계 역할을 하는 초개체다. 그 네 가지 영역에 해당하는 것이 세균, 진균, 고세균, 원생생물이고, 나머지 두 가지 영역은 동물계(우리)와 식물계(우리가 먹는 것)다. 우리는 인간 그 이상의 존재다. 생명의 순환 그 자체다.

인간의 장은 서로 연결되어 있어서 어떤 면에서는 지구와 비교된다. 장 마이크로바이옴은 아마존 열대우림과 마찬가지로 하나의 생태계인 셈이다. 생태계는 균형과 조화를 바탕으로 움직인다. 아마존 정글에서 모든 동식물과 미생물은 어떤 목적을 가지고 존재한다. 심지어 모기나 뱀도 존재의 이유가 있다. 만약 모기나 뱀이 사라진다면 내가 그것들을 싫어하는 것 못지않게 심각한 결과가 나타날 것이고 생태계의 건강을 약화시킬 것이다. 어떤 생태계나 생물다양성이 중요하다.

인간의 장 마이크로바이옴도 예외가 아니다. 균형을 위해 종의 다양성이 중요하다. 우리 몸속에는 (세상에 존재하는 1만 5천 종에서 3만 6천 종의 세균 가운데) 300종에서 1천 종 사이의 세균이 서식한다. 정상적인 상황이라면 우리의 대장 속에는 다양하고 많은 미생물군집이 존재할 것이다. 대장은 모든 것이 제자리를 유지할 수 있도록 세포 장벽을 쌓고 미생물군은 건강의 원동력으로서 본래의 역할을 다한다.

장내 미생물의 놀라운 힘

세균이 소화 작용에 깊숙이 관여한다는 것 또한 놀라운 일이 아니다. 세균은 팀을 이뤄서 음식물을 분해하고 우리에게 필요한 영양소를 추출한다. 가늠하기는 쉽지 않지만, 많은 경우 세균이 우리보다 음식물을 더 잘 소화시킨다. 결과적으로 우리는 소화 과정을 세균에게 의존하도록 진화했다.

하루 약 1.4kg의 음식물이 우리의 장내 미생물에게 흘러 들어간다. 장내 미생물은 수동적인 감시자가 아니다. 우리가 섭취한 음식물은 미생물의 먹이이기도 하다. 눈에 보이지 않는 미생물이지만 에너지원이 필요하다. 하지만 모든 미생물이 같은 먹이를 먹는 것은 아니다. 우리가 선택하는 음식에 따라 특정 미생물 집단이 힘을 얻고 다른 미생물 집단은 약해진다. 만약 식단에서 어떤 식품군을 영구적으로 제외한다면 그 식품군을 먹고 자라는 미생물은 굶어서 멸종될 것이다. 미생물은 아주 빠르게 번식하기 때문에 우리가 24시간 동안 선택하는 음식에 따라 미생물 50세대의 진화가 달라진다. 미생물을 변화시키는 데는 며칠 혹은 몇 주도 걸리지 않는다. 한입부터 시작이다. 우리는 자신이 먹는 음식을 통제할 수 있기에 우리의 장 마이크로바이옴 역시 스스로 통제할 수 있다.

그 결과, 지문만큼이나 독특한 장내 미생물 조합이 이뤄진다. 미생물은 우리가 먹는 음식에 작용하기 때문에 그 과정과 결과 또한 달라진다. 미생물 대사(Microbial Metabolism, 미생물이 생명 활동에 쓰는 물질이나 에너지를 얻는 과정 – 옮긴이)는 음식물의 생화학적 변화로 이어진다. 유익한 세균(프로바이오틱스라고 부르자)은 우리가 섭취한 음식물을 염증을 줄이고 건강과 균형을 촉진하는 물질로 만들어서 우리에게 보상을 한다. 미생물에 의해 생성되는 유익한 화합물을 포스트바이오틱스라고 한다. 반대의 경우도 마찬가지다. 건강에 좋지 않은 음식은 유해한 미생물에게 영양분을 공급하고, 몸에 염증을 일으키는 화합물을 생성해서 우리에게 벌을 준다. 트리메틸아민N산화물(Trimethylamine N-Oxide, 이하 TMAO) 같은 유해 화합물은 나중에 자세히 살펴보자.

약을 포함하여 우리가 입에 넣는 모든 것은 이 미생물들에 의해 처리된다. 이는 동일한 약이 누군가에게는 생명을 구하는 효과가 있고 누군가에게는 생명을 위협하는 결과를 초래하는지 그 이유를 설명하는 데 도움이 된다. 예를 들어 화학요법 약물인 시클로포스파미드Cyclophosphamide는 약효를 활성화시키기 위해 장내 미생물에 의존한다. 과학 전문 주간지 〈사이언스Science〉에 발표된 2013년 연구에 따르면 장이 건강할수록 시클로포스파미드를 이용한 암 퇴치 확률이 높아지는 것으로 나타났다.

우리가 미생물에 의존하는 것은 소화 과정뿐만이 아니다. 미생물의 활동은 대장 외의 영역까지 확대된다. 만약 인간의 건강을 구성하는 요소를 규정한다면 다섯 가지를 들 수 있을 것이다. 면역력, 신진대사, 호르몬 균형, 인지력, 유전자 발현이다. 이 다섯 가지 요소는 우리가 인간으로 성장하는 데 필요한 모든 것의 기반이다. 놀라운 점은 미생물군이 이 다섯 가지 요소 모두와 얽혀 있다는 것이다. 이에 대해 더 자세히 알아보기 전에 우선 장내 미생물이 몸 안의 일종의 지휘본부라는 점부터 짚고 가자. 심장과 뇌를 포함하여 우리 몸 곳곳에서 벌어지는 일은 장내 미생물의 지휘인 경우가 많다. 장내 미생물은 팀을 이뤄 작용하지만 종종 전문성을 가지고 작용하기도 한다.

장을 각자 다른 직무를 맡은 노동자들이 일하는 공장이라고 생각해 보자. 노동자들은 자신의 전문성을 발휘하여 더 큰 목적을 이루는 데 기여한다. 당연히 전문성이 겹치는 부분이 있을 것이다. 만약 엔지니어 샐리가 퇴사해서 엔지니어 마크가 그 자리를 대체한다면 일하는 방식에서는 차이가 있겠지만 비슷한 역량 덕분에 주어진 업무를 완수할 수 있을 것이다. 하지만 엔지니어가 퇴사한 자리를 컨베이어벨트 운전사가 대신하면 어떤 일이 벌어질까? 혹은 엔지니어, 컨베이어벨트 운전사, 목수, 용접공, 기술자처럼 전문가 대신 모든 직종을 영업 사원으로만 채운다면 어떤 일이 벌어질까? 공장은 잘 돌아가지 않고, 신호는 제대로 전달되지 않고, 상황은 엉망이 될 것이다. 마찬가지로 장 마이크로바이옴에 다양성이 부족하면 면역력, 신진대사, 호르몬, 인지력, 유전자 발현 등 다섯 가지 주요 영역에서 혼란이 발생한다. 이 다섯 가지 요소는 서로 연결되어 있지만, 그 중심에는 장내 미생물이 있다.

'디스바이오시스Dysbiosis'는 장내 미생물의 균형과 조화가 깨진 상태를 일컫는 말이다. 장이 손상되거나 미생물군이 무너지면 다양성을 잃게 되고, 그 과정에서 염증성 미생물의 비율이 높아진다. 다시 말해, 유익한 미생물이 죽으면서 생긴 공간을 유해한 미생물이 채우는 것이다. 이것이 문제가 되는 이유는 대장 벽이 더 이상 항염증성 미생물군의 보호를 받지 못하면서 대장 벽을 함께 지탱하고 있는 치밀 결합에 손상을 주고 '새는 장Leaky Gut'이라고도 부르는 장 투과성Intestinal Permeability 증가 현상이 발생해 세균 내독소(Bacterial Endotoxin, 세균 세포 내부에서 발견되는 독성물질 – 옮긴이)가 혈류로 흘러나가기 때문이다. 이 세균 내독소는 혈관에 들어가 온몸으로 빠르게 퍼져나가고, 가는 곳마다 불(염증이라고 잘 알려져 있다)을 지른다. 분명 좋지 않은 징조다.

세균 내독소는 대장균이나 살모넬라균Samonella 같은 유해한 세균에 의해 생성되고, 만성 저등급 염증부터 패혈증, 쇼크, 다발성 장기부전 등 치명적인 질환을 유발한다. 세균 내독소혈증(Bacterial Endotoxemia, 혈액 내에 내독소류가 나타나는 증상 – 옮긴이)은 자가면역질환, 비만, 관상동맥질환, 울혈성 심부전, 제2형 당뇨병, 알츠하이머병, 알코올성 간염, 비알코올성 지방간, 퇴행성관절염 등 수많은 질환과 관련이 있다.

무서운 이야기지만, 겁먹지 말자. 빛은 어둠을 압도한다. 예를 들면, 이전에 클로스트리디움 디피실레Clostridium Difficile라고 불렀고 흔히 줄여서 C. 디피실레C. Diff라고 부르는 세균 클로스트리디오데스 디피실레 Clostridioides Difficile가 있다. C. 디피실레는 대장에 서식하는 병원성세균으로, 건강한 사람의 대장에도 서식한다. 이런 환경에서는 유익한 장내 미생물이 골칫덩어리 C. 디피실레보다 숫자가 많아서 억제가 가능하다.

하지만 장이 손상되어 유익한 미생물의 수가 충분치 않다면 C. 디피실레가 증식하고 점차 강력해져서 복통, 열, 심한 혈변 설사를 동반한 대장염을 일으킨다. 이는 패혈증으로 발전할 수 있다. 패혈증은 건강한 이들의 목숨도 순식간에 앗아갈 수 있는 치명적인 염증반응이다. 이 경우에는 감염 부위를 제거하고 환자의 생명을 구하기 위한 최후의 노력으로 대장 전체를 제거하는 응급 수술이 필요할 수도 있다.

내가 의대를 다닌 2000년대 초반만 해도 C. 디피실레는 항생제를 복용 중인 입원 환자들에게서만 볼 수 있었다. 돌이켜 보면 우리는 장에 항생제를 네이팜탄처럼 쏟아 부으면 유익한 세균까지 죽고 항생제에 내성이 생긴 C. 디피실레의 수가 급격히 늘어나 장을 장악하게 될 것을 이해하고 있었다. 당시에는 이를 인지하지 못했고 C. 디피실레 감염을 다른 항생제로 치료하려고 했다. 이 방법은 효과가 있는 듯했지만, 2010년경에 이르자 항생제 부작용 사례는 더 많아졌다. 또한 C. 디피실레 감염이 새로운 집단, 즉 항생제를 복용한 적이 없거나 입원한 적이 없는 젊은 사람에게서 갑자기 늘어났다. 상황이 너무 빨리 변해서 내가 의대에서 배운 의학 지식이 불과 몇 년 사이에 구식이 되어버렸다. 항생제의 효능이 떨어지면서 의학계는 점점 절망적인 상황이 되었다. 항생제를 이용해 장기적인 치료가 필요한 사람들 중 운이 좋지 못한 이들은 대장을 제거하거나 목숨을 잃기도 했다.

하지만 빛은 어둠을 압도한다는 것을 기억하자. 절망의 시기에 현대 의학은 가장 기이하고 비루한 곳으로 관심을 돌렸다. 바로 인간의 분변이다. 오타가 아니다. 정말 분변을 치료제로 사용했다. 이를 분변 이식Fecal Transplant이라고 한다. 최초의 분변 이식 기록은 1500여 년 전 고대 중국에서 확인된다. 건강한 사람의 분변 미생물군을 아픈 사람의 대장에 이식하는 것이다. 구체적인 예를 들면, 건강한 분변을 C. 디피실레에 붓는다면 항생제에 내성을 가진 포악한 C. 디피실레는 《오즈의 마법사》에서 도로시가 쏟은 양동이의 물을 맞은 서쪽 마녀 같은 반응을 보인다. C. 디피실레가 "나 녹고 있어. 녹는다고!"라고 울부짖으면 분변 이식을 받은 사람은 하루나 이틀이면 낫는다. 상태가 호전될 뿐만 아니라 병이 낫는다.

분변 이식이 특별한 이유는 무엇일까? 사실 분변 이식은 아주 단순하다. 장내 미생물의 균형을 회복시키는 것이다. 장 마이크로바이옴이라는 공장에 알맞은 세균 노동자를 다시 투입하는 것이다. 세균은 주어진 역할을 수행하고 즉시 병원성세균인 C. 디피실레를 억제하고 제압한다. 이는 세균은 이식되었지만 감염은 되지 않은 경우에 해당된다.

이런 질문을 던질 수도 있다. "분변이라는 게 음식물을 소화시킨 후 남은 찌꺼기일 뿐이지 않은가요?" 그렇지 않다. 분변 무게의 60%는 사실 세균이다. 여기에는 유익한 세균과 유해한 세균 모두 포함된다. 장내 미생물을 찍은 스냅사진인 셈이다. 완벽한 스냅사진은 아니지만, 대장에 서식하는 다양한 세균의 모습을 보여준다. 심지어 단식을 해도 몸에서는 분변을 생성한다. 장내 미생물이 끊임없이 번식하고 죽기 때문이다.

10년 전만 해도 지구상에서 가장 가치가 없던 것이 현대 의학의 구세주가 되었다. 사람들은 말한다. "음식이 약이다." 맞는 말이지만 이 말도 맞다. "똥 역시 약이다." 우리는 분변을 두고 찬사를 보내거나 적어도 정중한 태도를 보여야 할 때 오히려 농담을 하며 낄낄거렸다. 분변이 각광받는 검투사, 즉 장내 미생물을 실은 전차라는 것을 깨닫지 못했다. 과장이 아니다. 나는 진심으로 배변 활동이 제6의 활력징후가 되어야 한다고 믿는다. 체온, 맥박, 호흡수, 혈압, 산소포화도 외에 마지막으로 분변의 상태를 확인해야 한다. 우리의 건강을 들여다볼 수 있는 정말 효과적인 창구이기 때문이다.

요점은 장내 미생물뿐 아니라 장내 미생물과 소통하는 몸의 모든 부위에서 균형이 절대적으로 중요하다는 것이다. 유해한 세균을 제거하려고 그토록 오랜 기간 애썼지만, 유익한 세균에 힘을 실어주기만 하면 그만이었다. 균형이 잡히면 장내 미생물은 스스로 우리 몸을 능숙하게 관리한다. 장내 미생물은 그 '찌꺼기'마저도 아픈 사람을 치료할 수 있을 만큼 아주 강력한 효능을 가지고 있다.

유해한 세균을 없애려하기보다 유익한 세균에 힘을 실어주고, 우리 몸속 지휘본부의 균형을 되찾고, 39조 마리의 미생물이 우리의 면역력, 신진대사, 호르몬 균형, 인지력, 유전자 발현을 자연스럽게 강화할 수 있도록 노력해야 한다.

건강하고 다양한 장 마이크로바이옴은 병원성세균을 억제하거나 약물을 처리하거나 음식물 소화를 돕는 것 그 이상의 역할을 한다. 장 마이크로바이옴은 인간의 건강을 구성하는 다섯 가지 요소 모두를 관장하는 지휘본부다. SF 소설 같지만, 사실이다. 나는 모든 건강과 질환이 장에서 비롯된다고 굳게 믿는다. 장내 미생물이 가진 경이로운 힘은 지구에서의 나를

장내 미생물 손상(디스바이오시스)과 관련된 증상	
내부 증상	**외부 증상**
복통 또는 위경련	체중 증가
체내 가스	피로
복부팽만	브레인 포그
식품 민감성	집중력 저하
식품 알레르기	감정 불균형
설사	불안
변비	여드름
점액변	관절 통증 또는 근육통
구역질	허약
소화 불량	입 냄새
속쓰림/역류	코 막힘
트림	숨 가쁨/쌕쌕거림

생각하게 한다. 우리 역시 자연의 균형을 이루는 일부분이고, 우리 몸속에는 우리를 필요로 하는 만큼 우리가 필요로 하는 미생물 군집이 있다. 우리와 미생물 군집은 함께해야 한다. 우리가 미생물 군집을 관리할 때 미생물 군집은 우리의 건강을 관리한다.

유아의 기저귀를 통해 보는 면역체계

많은 이들이 인간의 분변을 치료제로 사용한 것에 말문이 막혔지만, 누군가는 별로 놀라지 않았을 것이다. 바로 런던위생열대의학 대학원London School of Hygiene and Tropical Medicine의 데이비드 스트라찬David Strachan 교수다. 1989년 스트라찬 교수는 형제가 많은 가정에서 태어난 아기가 습진과 알레르기비염이 발생할 가능성이 더 낮다는 것에 주목하고는 위생가설Hygiene Hypothesis을 제시했다. 이 가설을 들어본 적이 있을 것이다. 알레르기질환이나 자가면역질환이 폭발적으로 증가한 배경에는 과도한 청결이 있다는 이론이다. 일부 가정에서 아이들을 흙에서 놀게 하는 이유다.

스트라찬 교수의 판단은 좋은 출발점이었다. 하지만 현대 의학은 이제 한 단계 더 나아가야 한다. 과도한 청결이 문제라기보다는 장내 미생물군의 손상과 붕괴가 진짜 문제다. 우리 면역체계의 70%는 장에 분포하며, 머리카락 두께의 몇 분의 1밖에 되지 않아서 인간의 눈으로는 감지할 수 없는 세포 층에 의해 장내 미생물과 분리되어 있다. 이 한 층의 세포들은 하우스 파티를 연 두 집 사이에 놓인 1미터 높이의 낡은 목재 펜스인 셈이다. 한 집에는 면역체계가, 다른 한 집에는 미생물군이 손님이다. 이 두 하우스 파티는 별개로 보이지만, 정말 따로 열리는 것이 아니다. 상대

파티의 손님들과 계속 이야기를 나누고, 술과 오락거리를 공유하며, 서로 파티의 활력을 얻는 등 매우 친밀한 관계다. 미생물군은 면역세포가 적절히 성장하도록 촉진하고, 침입자를 식별하고, 필요한 곳에 면역세포를 보내고, 감염 퇴치력을 향상시킨다는 것이 입증되었다. 건강한 장내 미생물은 전염되거나 악성인 대상이 있을 때 그것을 식별하고 제거할 수 있는 최적의 기능을 가진 자율적이고 강력한 면역체계로 바뀐다. 장내 미생물을 면역체계와 분리할 수 없다. 만약 한쪽에 손상을 주면 나머지 한쪽도 손상시키는 것이다.

장과 면역의 관계는 자가면역질환과 알레르기질환의 유행에서 찾을 수 있다. 최근 이 질환들은 전 세계적으로 폭발적으로 증가하고 있다. 천식, 알레르기비염, 습진 등은 면역체계가 외부의 양성 자극물을 적극적으로 공격해서 나타나는 알레르기질환이다. 1960년부터 2000년까지 서구 사회에서는 천식 발병률이 최소 열 배 증가했다. 동시에 자가면역질환도 심상치 않은 증가를 보였다. 제1형 당뇨병, 다발성경화증, 크론병 등은 면역체계가 우리 몸을 적으로 판단하고 공격하는 자가면역질환이다. 1950년 이후 제1형 당뇨병, 다발성경화증, 크론병의 발병률은 각각 300% 이상 증가했다.

알레르기질환과 자가면역질환은 농경국가보다 산업국가에서 더 흔하다. 예를 들어 핀란드의 연간 제1형 당뇨병 신규 환자 수는 소아 10만 명당 62.3명인데 반해 멕시코는 6.2명, 파키스탄은 0.5명에 불과하다. 유전적 차이 때문이라고 주장할 수도 있지만, 산업화된 나라일수록 발병률이 올라간다. 예를 들어 크로아티아에서는 근대화와 맞물리며 크론병이 1989년 인구 10만 명당 0.7명에서 2004년 6.5명으로 증가했다. 브라질은 1998년부터 2012년까지 크론병과 궤양성대장염이 매년 각각 11%와

15% 증가했다.

우리의 장 마이크로바이옴은 알레르기질환이나 자가면역질환에 의해 변화할 뿐 아니라 면역체계 질환을 예견하거나 심지어 유발할 수도 있다는 증거가 나오고 있다. 연구진이 생후 3개월 신생아 300명의 기저귀를 분석한 결과, 장내 세균의 특정한 변화를 통해 몇 년 후에 어떤 아이가 천식에 걸릴 것인지 미리 예측할 수 있다는 사실을 알아냈다. 연구진은 장내 미생물이 실제 천식을 유발하는지 검증하기 위해 기저귀에서 채취한 분변을 특수한 무균 생쥐에게 이식했다. 인간에서 생쥐로 분변 이식을 실시한 것이다. 명확히 밝혀두지만, 이식한 분변은 천식을 앓고 있는 사람의 것이 아니다. 천식에 걸릴 위험성이 있다고 본 생후 3개월 신생아의 기저귀에서 채취한 분변이었다. 그래서 어떻게 되었을까? 분변 이식을 한 무균 생쥐는 모두 천식의 징후인 폐 염증 증상이 나타났다.

우리는 스스로 감염으로부터 보호하기 위한 면역체계를 구축하도록 진화했다. 불과 100년 전만 해도 감염은 중요한 사망 원인이었다. 장내 미생물군은 처음부터 진화의 일부분이었고, 그 결과 면역기능에 있어 중요한 역할을 한다. 미생물군이 손상되면 면역 결핍에 처할 위험이 높아지면서 자가면역질환이나 알레르기질환이 나타날 수 있다. 다른 한편으로 강력한 마이크로바이옴은 면역체계의 70%를 차지하는 주변 면역세포에게 최적의 기능을 부여해 감염과 악성종양으로부터 우리를 보호한다. 우리가 장내 미생물을 관리할 때 장내 미생물은 우리의 건강을 관리한다.

디스바이오시스와 관련된 면역 매개 질환

- 제1형 당뇨병Type 1 Diabetes Mellitus
- 셀리악병Celiac Disease
- 다발성경화증Mutiple Sclerosis
- 천식Asthma
- 음식 알레르기Food Allergies
- 습진Eczema
- 계절성 알레르기Seasonal Allergies
- 호산구성 식도염Eosinophilic Esophagitis
- 포진피부염Dermatitis Herpetiformis
- 건선성관절증Psoriasis/Psoriatic Arthritis
- 피부경화증Scleroderma
- 만성피로증후군Chronic Fatigue Syndrome
- 항인지질항체증후군Antiphospholipid Syndrome
- 하지불안증후군Restless Leg Syndrome
- 쇼그렌증후군Sjögren's Syndrome
- 류마티즘성관절염Rheumatoid Arthritis

- 궤양성대장염Ulcerative Colitis
- 크론병Crohn's Disease
- 미세 장염Microscopic Colitis
- 강직성척추염Ankylosing Spondylitis
- 루푸스Lupus
- 간질성방광염Interstitial Cystitis
- 자가면역성간염Autoimmune Hepatitis
- 원발성 담즙성 담관염Primary Biliary Cholangitis
- 원발성 경화성 쓸개관염Primary Sclerosing Cholangitis
- 사르코이드증Sarcoidosis
- 섬유근육통Fibromyalgia
- 길랭바레증후군Guillain-Barré Syndrome
- 베체트병Behçet's Disease
- 가와사키병Kawasaki Disease
- ANCA 연관 혈관염ANCA-Associated Vasculitis

체중의 차이는 미생물의 문제

아주 오랫동안 다이어트 업계에서는 팔레오 다이어트나 케토제닉 다이어트 또는 슬림패스트(SlimFast, 저녹말 식이보충제를 이용한 다이어트 및 체중 감량 서비스 – 옮긴이)나 웨이트와처스(Weight Watchers, 다이어트 제품 및 프로그램 서비스 제공업체 – 옮긴이), 주스 클렌즈(Juice Cleanse, 과일이나 채소의 착즙 주스만을 일정 기간 마시면서 체내의 독소를 몸 밖으로 배출하는 디톡스 요법 – 옮긴이)

등 다이어트 요법과 병행하여 크로스핏(Crossfit, 여러 종류의 운동을 섞어 단기간 고강도로 실시하는 운동법 – 옮긴이)이나 줌바(Zumba, 라틴댄스에 에어로빅 요소를 결합한 피트니스 프로그램 – 옮긴이) 또는 요가 등의 운동을 실시할 수 있을 정도의 자기 통제력만 있다면 체중도 스스로 관리할 수 있다고 말해 왔다. 하지만 체중 증가가 장내 미생물의 문제라면 어떻게 되는 걸까? 최근 연구자들은 불과 32세의 젊은 여성이 C. 디피실레 만성감염으로 분변 이식을 받았다는 보고서가 나오자 다시 이 문제에 주목하기 시작했다. 이어진 경과 발표에 과학자와 언론 모두 집중했다. 이 여성은 분변 이식 후 16개월 동안 의도치 않게 몸무게가 62kg에서 77kg으로 증가했다. 체질량지수 역시 정상적이고 건강한 수치에 가까운 수준(BMI 26)에서 명백히 비만인 수준(BMI 33)으로 증가했다. 그녀의 삶에서 달라진 것은 아무것도 없었다. 식단이나 스트레스 수준, 신체 활동 어느 것도 달라지지 않았다. 단지 분변 이식만 받았을 뿐이었다.

이런 체중 증가는 그리 대단한 일이 아니다. 동물을 대상으로 몇 번이고 입증된 개념을 처음으로 인간에게서 확인했다는 점과 우리의 장내 미생물이 음식을 소화시키고 신진대사를 처리하는 방식에 대해 대단한 통제력을 갖고 있다는 점을 제외한다면 말이다. 통제력이 엄청나서 같은 음식을 섭취해도 각자의 장내 미생물군에 따라 완전히 다른 효과를 낳을 정도다.

동일한 유전자를 공유하지만 한 명은 비만 체형이고 다른 한 명은 마른 체형인 일란성 쌍둥이에 대한 연구가 있었다. 연구진은 쌍둥이의 분변을 채취해 무균 생쥐에게 이식했다. 마른 체형 쌍둥이의 분변을 이식받은 생쥐는 마른 상태를 유지한 반면 비만 체형 쌍둥이의 분변을 이식받은 생쥐는 비만이 되었다. 연구진은 두 마리의 생쥐 모두 같은 먹이를 먹고 같은 칼로리를 섭취했음에도 불구하고 체형이 달라졌다는 것을 알아냈다.

많은 이들이 운동을 하거나 잘 먹거나 전문가들(전문적이지 않은 사람들)이 하라는 것은 모두 하는 등 체중을 줄이기 위해 오랫동안 열심히 애썼지만, 왜 효과가 없었는지 이제야 이해하게 되었다. 같은 음식에서 무엇을 얻을 것인지는 장내 미생물의 차이에 의해 결정되니 말이다. 놀랍지 않은가?

거기서 끝이 아니다. 장내 미생물은 칼로리를 흡수하며 신진대사를 조절할 뿐만이 아니라 내분비계와도 밀접하게 연관되어 있어서 인슐린 반응에 영향을 미친다. 식사 후 혈당 수치가 오르면 혈당을 낮추기 위해 췌장 세포들이 혈액 속으로 인슐린을 분비한다. 만약 당뇨병이 있다면 혈당을 조절하는 인슐린 공급이 부족하기 때문에 혈당이 상승된 채로 유지된다. 제1형 당뇨병은 인슐린을 생성하는 췌장 세포를 파괴하는 자가면역질환이다. 앞서 살펴봤듯이 자가면역성 제1형 당뇨병은 다시 장 건강과 연결된다. 반면 제2형 당뇨병은 췌장이 충분히 제 기능을 하지만, 몸에서 요구하는 양을 충족시킬 만큼의 인슐린을 생산하지 못하는 병이다. 이는 인슐린 저항성 때문이다. 즉, 동일한 효과를 내기 위해 더 많은 인슐린이 생성되어야 하는 것이다. 인슐린은 성장인자(Growth Factor, 세포 분화와 세포 생존을 돕는 단백질의 총칭 – 옮긴이)다. 우리 몸에서 성장인자 생성을 촉진하면 어떤 일이 벌어질까? 제2형 당뇨병은 식도암, 대장암, 췌장암, 간암, 신장암, 유방암, 자궁내막암, 방광암과 연관이 있다.

암은 냄새를 풍긴다
실제로 개가 대장암 냄새를 맡을 수 있다는 것을 알고 있는가? 여러 분변 표본에서 대장암을 탐지하는 데 98%의 정확도를 보였다. 개들이 그저 재미 삼아 엉덩이를 킁킁댔다고 생각했는가? 인간의 가장 좋은 친구인 개를 믿자. 미국의 암 사망 원인 2위는 대장암이다. 대장 속 특정 세균이 대장암 발병에 일조한다는 새로운 연구들이 나오고 있어 세균이 어떤 작용을 하는지 설명이 될 것이다. 장내 세균의 변화는 유방암, 위암, 식도암, 췌장암, 후두암, 간암, 담낭암 등 최근 발병률이 증가하는 암과 관련이 있다. 현재 대장 속 특정 세균이 어떻게 암 발병의 원인이 되는지 파악하기 위한 연구가 진행 중이다.

장내 미생물이 음식에 대한 반응을 조절하고 체중 증가에 영향을 미친다는 것은 이미 살펴봤다. 그렇다면 인슐린 반응은 어떨까? 대단히 흥미로운 한 연구에서 대사증후군과 인슐린 저항성이 있는 성인 남성들이 마른 체형의 공여자로부터 분변 이식을 받았다. 분변 이식 수여자들에게 인슐린 민감성을 향상시키고 혈당 수치를 하락시키는 것과 관련이 있는 장내 미생물에 변화가 나타났다. 하지만 안타깝게도 그 효과는 몇 주밖에 지속되지 않았다. 분변 이식 수여자들의 식단이 바뀌지 않아 새로운 마이크로바이옴이 계속 유지될 수 없었기 때문이다.

디스바이오시스와 관련된 대사 증상

• 비만Obesity	• 비알코올성 지방간Nonalcoholic Fatty Liver Disease
• 제2형 당뇨병Type 2 Diabetes	• 알코올성 지방간염Alcoholic Steatohepatitis
• 관상동맥질환Coronary Artery Disease	• 급성 알코올성 간염Acute Alcoholic Hepatitis
• 고지혈증Hyperlipidemia	• 알코올성 간경변증Alcoholic Cirrhosis
• 만성신부전Chronic Kidney Disease	• 급성췌장염Acute Pancreatitis
• 통풍Gout	• 만성췌장염Chronic Pancreatitis

또 다른 연구에서는 같은 음식이 사람마다 다른 혈당 반응을 일으킨 다는 것이 밝혀졌다. 이 반응의 원인 또한 장 마이크로바이옴이었다. 연구진은 개인의 장내 미생물 프로파일만 이용해서 어떤 음식이 혈당 스파이크(Sugar Spike, 식사 후 혈당이 갑자기 치솟다가 다시 빠르게 떨어지는 현상 – 옮긴이)를 적게 일으킬지 예측할 수 있었다. 장내 미생물 프로파일은 사람마다 다르다. 다시 말해 같은 음식을 먹더라도 완전히 개별적인 반응을 보이는데, 장내 미생물군의 구성이 반영된 것이다. 정말 멋진 생물 개체성이 아닌가, 장속 미생물 친구들!

신진대사나 당뇨병, 체중 감량에 대한 모든 지식을 버려라. 원인은 장내 미생물의 다양성이 사라지고, 병원성세균이 증가하고, 세균 내독소로 인한 저등급 염증 때문이다. 또한 우리의 장내 미생물은 렙틴(Leptin, 지방세포에서 분비되는 식욕 억제 단백질 – 옮긴이), 그렐린(Ghrelin, 위에서 분비되는 내분비물 – 옮긴이), 글루카곤유사펩티드(GLP-1, Glucagon-Like Peptide-1, 지방분해 호르몬 – 옮긴이), 펩티드 YY(Peptide YY, 장에서 분비되는 단백질 – 옮긴이)처럼 식욕과 에너지 균형을 조절하는 호르몬 분비를 통제한다는 증거도 있다. 장내 미생물의 다양성이 증가한다는 건 신진대사와 인슐린 민감성이 개선되는 것과 같다.

그러므로 장내 미생물에 알맞게 영양분을 공급하면 그 보상으로 우리에게 필요한 영양소를 얻고, 과식하지 않도록 신호를 보내고, 적절한 체중을 유지하기 위해 칼로리를 계산할 필요가 없는 자연스러운 신진대사 균형 촉진 미생물을 얻는다.

우리 잘못이 아니라 호르몬 때문이다

장내 미생물이 내분비계 혹은 호르몬계에 미치는 영향은 당뇨병만이 아니다. 장이야말로 우리 몸에서 가장 큰 내분비기관이며, 호르몬 균형에 깊이 관여하고 있다. 에스트로겐을 예로 들면, 장내 미생물은 에스트로겐이 제 기능을 할 수 있도록 활성화시키는 β-글루쿠로니다아제β Glucuronidase라는 효소를 분비한다. 에스트로겐 공급을 댐을 쌓은 강에 비유한다면 미생물은 댐의 수문을 제어하는 지렛대인 셈이다. 수문을 적절히 제어하면 에스트로겐은 너무 많지도 너무 적지도 않은 최적의 수치를 유지한다. 뼈가 튼튼해지고, 콜레스테롤 수치가 낮아지며, 피부가 깨끗해지고, 난소가 건강해지고, 성욕이 증가한다. 건강한 장내 미생물이 그렇게 만드는 것이다.

수문이 헐거워지면 어떻게 될까? 우리 몸은 에스트로겐 홍수가 날 것이다. 에스트로겐 과다는 자궁내막증(Endometriosis, 자궁내막 조직이 자궁 이외의 조직에 붙어 증식하는 질환 - 옮긴이), 자궁내막증식증(Endometrial Hyperplasia, 자궁내막이 두툼해지는 질환 - 옮긴이), 유방암, 자궁내막암과 관련이 있다. 당연히 이런 질환 모두 장 마이크로바이옴의 손상과 관련이 있는 것으로 밝혀졌다.

반대로 장내 미생물이 수문을 과도하게 제어하면 에스트로겐 가뭄 현상이 나타난다. 다낭성난소증후군(Polycystic Ovary Syndrome, 이하 PCOS)은 에스트로겐 조절 장애로 발생하는 질환이다. PCOS의 증상으로는 생리 불순, 체모의 비정상적인 증가, 체중 증가, 여드름, 인슐린 저항성 등이 있다. PCOS는 호르몬 균형이 제대로 깨진 경우다. 에스트로겐 수치의 변화에 더해 남성 호르몬인 안드로겐(Androgen, 혹은 테스토스테론Testosterone)

디스바이오시스와 관련된 내분비질환이나 호르몬 질환	
· 자궁내막증Endometriosis	· 갑상선 기능 저하증Hypothyroid
· 다낭성난소증후군Polycystic Ovary Syndrome, PCOS	· 유방암Breast Cancer
· 자궁내막증식증Endometrial Hyperplasia	· 자궁내막암Endometrial Cancer
· 여성 불임Female Infertility	· 전립선암Prostate Cancer
· 성기능 장애Sexual Dysfunction	· 발기 부전Erectile Dysfunction

의 수치까지 증가한 것이다. 안드로겐의 생성 또한 장 마이크로바이옴에 의해 어느 정도 조절되는 것으로 밝혀져 있다. 클로스트리디움 신덴스Clostridium Scindens는 코르티솔 같은 글루코코르티코이드(Glucocorticoids, 부신피질에서 분비되는 스테로이드호르몬-옮긴이)를 안드로겐으로 변환시키는 것으로 알려진 장내 세균이다. 따라서 C. 신덴스가 너무 많으면 안드로겐 과다 현상이 나타난다. 건강한 장 마이크로바이옴은 에스트로겐과 안드로겐의 균형을 유지하는 반면 장내 미생물 불균형은 PCOS와 관련 있다.

장-호르몬 축이 있는 것은 분명하다. 한 단계 더 나아가면, 장-고환 축도 있는 것으로 보인다. 남성 독자들이여, 디스바이오시스 모형을 기억할 것이다. 장내 미생물 손상은 장 투과성 증가(새는 장)를 유발하고 세균 내독소를 분출한다. 그런데 세균 내독소는 장을 벗어나 혈액을 타고 이동하다가 고환에 이르러 엄청난 문제를 일으킨다. 과학계에 따르면 세균 내독소는 테스토스테론과 정자 생산량 감소를 유발한다. 장 건강으로 야기된 '수축' 현상인 셈이다. 이런 수축이 정신 건강에 미치는 영향은 말할 것도 없어서 자존감이나 자신감 상실로 이어지는 일이 많다.

장 건강과 호르몬의 연관성은 여기서 끝이 아니다. 데이트에 나갔다가 어떤 체취 때문에 상대에게 매력을 느끼거나 아예 관심이 사라졌던 일이 있는가? 동물실험을 통해 세균이 우리의 체취 프로파일을 생성하는 구아야콜(Guaiacol, 너도밤나무 타르 속에 들어 있는 무색이나 황색의 물질 – 옮긴이)이나 기타 페놀 화합물(방향환을 가진 화합물의 총칭 – 옮긴이)의 분비를 통제하는 것이 입증되었다. 이 물질들은 성적 매력을 발휘하거나 짝짓기를 할 때 영향을 미치는 페로몬이다. 흥미로운 점은 미생물마다 서로 다른 냄새가 난다는 것이다. 유익한 세균은 아프로디테에 어울리는 향기를 내는 반면 병원성세균은 사람들이 가까이 오지 못하게 하는 일종의 악취 폭탄을 떨어뜨린다.

우리가 다루는 주제와도 관련이 있지만, 왜 키스를 하는지 궁금한 적이 있는가? 키스는 나의 마이크로바이옴을 상대와 공유하려는 사랑의 표현이다. 키스를 할 때마다 우리는 8천만 마리의 미생물을 교환하고, 상대역시 마찬가지다. 키스는 연인의 마이크로바이옴이 호환 가능한지 시험하는 방식으로 진화했을 거라는 추측도 있다. 물론 우리는 인간이다. 그렇지만 인간으로서 우리가 하는 모든 일에는 어떤 식으로든 미생물군이 연결된다. 심지어 서로 사랑하는 방식에도 말이다.

제1의 뇌를 능가하는 제2의 뇌

위층에 뇌가 있다면 아래층에는 장이 있다. 대부분 이 두 기관을 별개의 독립체로 생각한다. 뇌가 지휘본부로서 작동한다면 장은 배변 활동을 담당하는 식이다. 위계 구조로는 분명 뇌가 상위에 있다. 하지만 최근 그 경계선이 다소 흐릿해졌다. 장이 '제2의 뇌' 또는 '장신경계Enteric Nervous System'라고 알려진 별도의 신경 체계라는 것을 알아냈기 때문이다.

이 연관성을 처음 접했을 수 있지만, 실제 뇌 건강은 장에서 시작된다. 뇌와 장은 서로 끊임없이 연락을 주고받는다. 지금도 우리 장속 5억 개가 넘는 신경들이 미주신경을 통해 뇌에 피드백을 보내고 있다. 척수신경에서 보내는 피드백의 5배가 넘는 수치다. 당연히 더 많은 정보가 담겨 있다.

이는 시작에 불과하다. 장내 미생물은 면역체계를 이용하거나 신경전달물질, 호르몬, 신호전달물질의 분비를 통해 뇌와 연락을 주고받을 수 있다. 세로토닌이나 도파민 같은 신경전달물질은 감정이나 활력, 열의, 보상 감각에 영향을 미치는데 장내 미생물은 세로토닌, 도파민, 가바(GABA, 감마아미노부티르산γ-Aminobutyric Acid), 노르에피네프린 같은 신경호르몬을 생성하고 동시에 반응한다. 사실 세로토닌의 90%와 도파민의 50%는 장에서 생성된다. 세로토닌과 도파민의 전구체(생화학 반응에서 특정 물질이 되기 전 단계의 물질 – 옮긴이)는 혈뇌장벽(Blood-Brain Barrier, 혈류로부터 뇌와 척수에 화학물질의 유입을 막는 장벽 – 옮긴이)을 넘을 수 있고 우리의 기분이나 행동을 바꿀 수 있다. 요약하면 장에서 만들어진 세로토닌은 장 운

디스바이오시스와 관련된 신경정신 질환	
• 알츠하이머병Alzheimer's Disease	• 불안Anxiety
• 파킨슨병Parkinson's Disease	• 우울증Depression
• 조현병Schizophrenia	• 자폐 범주성 장애Autism Spectrum Disorders
• ADHD	
• 근위축성 측삭 경화증(일명 루게릭병, Amyotrophic Lateral Sclerosis)	• 양극성 장애Bipolar Disorder
• 만성피로증후군Chronic Fatigue Syndrome	• 편두통Migraine Headaches
• 하지불안증후군Restless Legs Syndrome	• 섬유근육통Fibromyalgia
	• 간성뇌증Hepatic Encephalopathy

동성, 기분, 식욕, 수면, 뇌 기능에 영향을 미치는 것이다.

세로토닌의 기능만 그 정도다. 장에서는 30가지 이상의 신경전달물질을 생성한다. 나중에 장에서 짧은사슬지방산을 통해 뇌 건강을 향상시키는 방법 중 하나를 살펴볼 것이다. 건강한 장 마이크로바이옴은 집중력, 활력, 편안한 기분을 유지하도록 혈뇌장벽 너머까지 영향을 미칠 수 있다. 반면에 장 마이크로바이옴의 손상은 알츠하이머병, 파킨슨병, 편두통, 만성 피로, 자폐증, ADHD와 관련이 있다.

장은 신경전달물질의 본거지 역할을 하기 때문에 문제가 생기면 우울증이나 불안 같은 정신질환이 나타나기도 한다. 이를 매일 병원에서 확인한다. 우울한 기분이나 불안과 과민성대장증후군 사이에는 분명 연관이 있다. 그런데도 우리는 오랫동안 이런 질환을 가진 환자에게 잘못된 병명을 붙였다. 불안이나 심각한 감정 기복의 저변에 장 문제가 있을지 모른다는 것을 간과해 왔다. 이제는 장내 세균이 변하거나 손상되었을 때 세로토닌의 균형이 바뀌면서 기분과 장 운동성까지 바뀐다는 것이 명확해졌다. 그렇게 불안장애가 있는 과민성대장증후군(Irritable Bowel Syndrome, 이하 IBS) 환자라는 최종 진단이 내려진다. 나의 멘토 중 한 명인 더글러스 드로스만(Douglas Drossman, 노스캐롤라이나대학교 의과대학원 의학·정신의학과 명예교수 – 옮긴이) 박사는 수십 년 동안 이 관계를 밝히기 위한 연구의 중심에 있었다.

우리는 IBS 환자에게서 5억 개의 장 신경 기능이 바뀌었다는 것을 알아냈다. 이를 '내장 과민성Visceral Hypersensitivity'이라고 한다. 즉, 대다수 사람들은 알아채지도 못하는 유인 때문에 소화 장애나 메스꺼움, 복통이 나타난다는 뜻이다. 흔히 IBS 환자는 체내 가스를 많이 생성한다고 생각하지만, 실제는 그렇지 않다. 오히려 동일한 양의 체내 가스를 만들지만, 내

장 과민성이 높았기 때문에 다르게 반응할 뿐이다.

심지어 우리의 행동도 장의 영향을 받는다. 장내 미생물이 우리의 식욕을 통제한다는 증거가 있다. 며칠 휴가를 떠났다가 집으로 돌아오면 평소 먹는 든든한 식사가 생각난 적이 있었을 것이다. 바로 장 마이크로바이옴의 영향이다. 장내 미생물은 우리의 식습관을 조종함으로써 우리보다는 자신의 건강을 우선시할지 모른다. 어떤 미생물은 우리가 설탕과 지방을 섭취하기를 바란다. 건강에는 나쁘지만 미생물에게는 좋기 때문이다. 장내 미생물은 우리의 건강을 대가로 자신의 건강을 증진시킨다. 어떤 이들은 초콜릿을 너무나도 좋아하고, 그와 달리 무관심한 이들도 있다. 동일한 식단을 실시했을 때 '초콜릿을 좋아하는' 이들은 '초콜릿에 무관심한' 이들과 다른 미생물 대사물질이 소변에 포함되어 있었다. 이 미생물 대사물질이 우리가 초콜릿을 좋아하도록 유도하는 신호일지 모른다. 그렇다면 이런 질문을 제기할 것이다. "우리는 단지 좀비일 뿐이고, 몸속 세균 군주의 명령을 따르는 건가요? 우리는 장내 세균 악령에 들린 건가요? 으아악!"

누군가는 겁이 날 수도 있지만, 우리는 자유의지를 가진 존재라는 것을 명심하자. 우리가 입속에 넣고 삼킨 음식물은 스스로 선택한 것이며, 선택한 음식물이 궁극적으로 우리 몸속 장 마이크로바이옴과 건강을 결정한다. 더 중요한 점은 식탐과 미각은 바뀔 수 있고, 우리 몸에 좋은 음식을 선호하도록 장을 훈련시킬 수 있다는 것이다. 이 책에서 소개하는 식단을 따르다 보면 자유로워질 것이다. 우리 몸속 그렘린 같은 미생물에게 구마의식을 행하고 수호천사 미생물로 대체하는 것과 같다.

유전자 구조를 지배하는 미생물의 위력

1953년 제임스 왓슨(James Watson, 미국의 생물학자 – 옮긴이) 교수와 프랜시스 크릭(Francis Crick, 영국의 분자생물학자 – 옮긴이) 교수가 DNA의 구조를 설명한 이후 유전학은 인간의 건강을 이해하는 열쇠를 쥐고 있는 듯 보였다. 이후 약 50년 동안 20개 기관 소속 1천 명의 과학자들 간의 국제적인 공조 끝에 드디어 2000년 인간게놈프로젝트Human Genome Project에서 인간의 유전 정보를 처음으로 밝혀냈다. 과학적 관점에서도 엄청난 성과였다.

하지만 기대에도 불구하고 이 획기적인 프로젝트의 성과는 매우 실망스러웠다. 20년이 지났지만 우리는 모든 의학적 문제를 해결하지 못했다. 왜 유전학만으로는 사람들을 치료하지 못했을까? 이후 일란성 쌍둥이 연구를 통해 유전에 의한 질병은 20%도 채 되지 않는다는 것을 알아냈다. 물론 낭포성 섬유증(Cystic Fibrosis, 폐, 간, 췌장, 비뇨기계, 생식기계 및 땀샘 등 신체의 여러 기관을 침범하는 유전질환 – 감수자)이나 다운증후군(Down Syndrome, 21번 염색체 이상으로 나타나는 유전질환 – 옮긴이)처럼 관련 유전자에 이상이 있으면 걸리는 몇몇 질환이 있다. 하지만 만성질환 전반을 살펴보면, 질병 위험의 80% 이상은 자신이 사는 환경이나 유해 환경에 노출되는 정도에 의해 결정된다. 여기서 한 가지 위안은 우리는 타고난 유전자의 희생자가 아니라는 것이다. 누군가는 특정 소인이 있을 수 있지만, 우리 모두 어떤 소인을 가지고 있을 수 있다. 궁극적으로는 식단이나 생활 방식을 통해 마이크로바이옴에 영향을 줌으로써 스스로 건강을 관리해야 한다.

줄리안 데이비스(Julian Davies, 영국의 미생물학자 – 옮긴이) 교수는 2001년 〈사이언스〉에 보낸 서한에서 우리 몸에는 1천여 종 이상의 세균이 서식하며 우리 삶에 중요한 영향을 미치기 때문에 인간 게놈을 해독하는 것으로는 인간생물학을 이해하기에 충분치 않다고 경고했다. 앞서 우리 몸에는 세포보다 세균이 더 많다는 것을 언급했다. 한 단계 더 나아가 유전학에 대해 살펴보자. 우리 DNA의 99% 이상은 미생물에서 비롯된다. 당연히 인간 유전자는 1%도 채 되지 않는다. 게다가 인간의 게놈은 사실상 동일하다. 최대 99.9% 동일하다. 하지만 마이크로바이옴은 사람마다 90% 정도 다를 수 있다.

또한 장내 미생물은 후성유전적 요인(Epigenetics, 유전자의 염기 서열이 변하지 않은 상태에서 염색체의 구조적 변화에 영향을 주는 요인 – 옮긴이)을 통해 유전자 발현에 엄청난 영향력을 발휘할 수 있다. 장내 미생물은 전등 스위치이고, 유전자 코드는 벽 뒤에 있는 배선이라고 생각해 보자. 장내 미생물은 배선을 바꾸지는 못하지만 전등을 켜거나 끌 수 있는 것이다. 우리는 유전자 코드를 바꿀 수는 없지만 어떤 유전자가 켜지거나 꺼지게 영향을 줄 수는 있다. 그것 또한 엄청나게 강력한 힘이다.

이 후성유전적 요인의 사례 중 하나가 셀리악병이다. 셀리악병은 면역체계가 글루텐을 적이라고 판단하는 질환이다. 글루텐은 밀, 보리, 호밀 등에서 발견되는 단백질로 셀리악병을 앓고 있는 사람이 글루텐을 섭취하면 면역체계가 장을 맹렬히 공격하여 염증을 일으켜 설사나 체중 감소, 복통 증상이 나타난다. 셀리악병을 앓으면서도 계속 글루텐을 섭취하면 생명을 위협하는 소장 림프종에 걸릴 수 있다.

셀리악병은 유전성질환이다. 즉, 해당 유전자를 가지고 있어야 셀리악병에 걸린다는 의미다. 셀리악병 유전자가 없다면 걸리지 않는다. 미국인의 약 35%가 셀리악병 유전자를 가지고 있지만 그중 1%만 셀리악병에 걸린다. 그리고 지난 50년 사이 발병율이 500% 증가했다. 이런 급격한 증가는 무엇 때문일까? 그 짧은 기간 동안 유전적 변화는 없었다. 궁극적으로 셀리악병 유전자는 어떻게 발현되는 것일까? 캐나다 맥마스터대학교의 엘레나 베르두Elena Verdú 박사는 한 연구를 통해 셀리악병이 발병하기 위한 기준 세 가지를 밝혔다. 첫째, 셀리악병 유전자가 존재해야 한다. 둘째, 글루텐에 노출되어야 한다. 셋째, 장내 미생물에 변화나 손상이 있어야 한다.

우리는 인간 게놈 해독이 의학에 중대한 돌파구를 마련할 것으로 생각했다. 인간의 건강은 유전자 구조에 의해 결정된다고 생각했기 때문이다. 하지만 실상은 그렇지 않다. 우리는 보이지 않는 미생물이 유전자 구조를 지배하는 초개체다. 이건 좋은 일이다. 우리가 통제할 수 없는 DNA의 약 0.5%를 걱정하기보다 식단과 생활 방식을 통해 우리의 장 마이크로바이옴을 최적화하자. 그리고 이 장 마이크로바이옴이 DNA의 99.5%와 후성유전자 발현에 미치는 긍정적인 영향을 경험하도록 하자.

더럽고 쓸모없는 것으로 치부되었던 분변이 이제 인간의 건강을 위한 스타 쿼터백이 되었다. 대부분의 현대 질환이 장 마이크로바이옴의 손상과 관련되어 있다는 것이 무서울 수도 있다. 하지만 우리는 무기력한 희생자가 아니다. 과학의 힘은 우리 편이고, 인류 역사상 처음으로 우리는 장내 미생물을 이해할 수 있는 정보를 갖고 있으며 이를 우리에게 유리하게 이용할 수 있다. 이 책에서 식단과 생활 방식을 통해 장내 미생물의 균형을 되찾는 법을 알아볼 것이다. 소화 기능, 면역체계, 신진대사, 호르몬, 인지력, 유전자 발현이 이상적으로 조절될 것이며, 우리는 미생물을 조절할 수 있는 슈퍼휴먼이 될 것이다.

*인용된 참고문헌 55건은 www.theplantfedgut.com/research에서 확인할 수 있다.

2장

장과 건강을 해치는 생활 방식
: 과식, 영양부족, 의약품 과다 복용

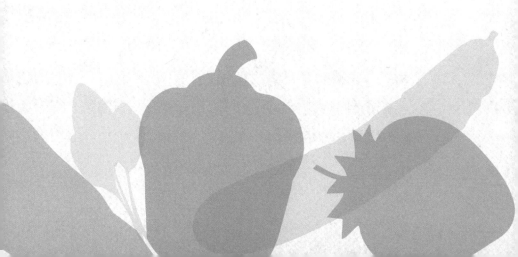

내가 크리스틴을 만났을 때 그녀는 미간을 찡그린 채 어깨를 떨구고 앉아 있었다. 몇 년째 시달리고 있던 만성 복통과 설사 때문에 찾아온 터였다. 증상을 자세히 알려달라고 하자 그녀는 다른 걱정거리까지 장황하게 늘어놓기 시작했다. "선생님, 항상 속이 메스꺼워요. 살이 찌고 불안하고 우울해요. 편두통이 있고 계절성알레르기비염이 심해서 1년에 3~4회 항생제를 복용하기도 해요. 최근에는 다낭성난소증후군 진단도 받았어요." 그녀는 한숨을 쉬었다. "정말 무서워요." 크리스틴은 여러 의사에게 처방받은 수많은 약물에 대해 말했고, 자신이 생각하기에 글루텐과 콩에 과민반응이 있는 것 같아서 팔레오 다이어트의 일환으로 글루텐과 콩을 식단에서 제외시켰다고 했다. 안타깝게도 몸 상태가 나아지지 않아서 케토제닉 다이어트를 해볼까 생각 중이었다. 친구 몇이 케토제닉 다이어트를 하면서 살이 빠졌기 때문이었다.

크리스틴에게는 실효성 있는 계획이 필요했다. 장을 치료하고 싶었지만, 증상을 유발하는 식품을 제거하는 방식은 통하지 않았다. 여러 전문가들이 글루텐, 곡물, 피트산, 렉틴, 탄수화물 등을 현대의 독약이라고 폄하하는 동안 크리스틴은 식사를 만끽하는 기쁨마저 잃어버리고 말았다. 자신이 좋아하는 음식을 먹지 못했고, 음식으로부터 도망쳐버렸다. 다행히 나는 장을 치료하기 위해 무엇이 필요한지 정확히 알고 있다.

우리 소화기내과 병원에서 크리스틴 같은 환자는 엄청나게 흔하다. 나는 매일 크리스틴 같은 사연을 가진 사람들을 만난다. 복합적인 문제를 갖고 있으며, 어린 나이임에도 과민성대장증후군이나 위산 역류, 만성 설사, 복통, 체내 가스, 복부팽만, 변비 같은 소화기계 질환으로 병원을 찾는다. 몇 가지 증상이 같이 나타나는 경우도 흔하다. 게다가 많은 이들이 제1형 당뇨병, 셀리악병, 다발성경화증, 크론병, 궤양성대장염, 류머티즘성 관절염 같은 면역 매개 질환을 앓고 있으며, 우울증과 불안, 호르몬 불균형, 체중 증가를 겪기도 한다.

우리 병원만이 아니다. 미국 전역의 통계가 이를 뒷받침한다. 미국인은 그 어느 때보다 비만인 상태고, 병을 앓고 있으며, 약을 과다 복용하고 있다. 미국인의 72% 이상, 즉 4명 중 3명이 과체중이고, 40%는 14kg이 넘는 여분의 짐을 허리와 엉덩이에 매고 다닌다. 100여 년 만에 처음으로 기대수명은 3년 연속 하락했다. 앞서 이런 현상이 생겼을 때는 1915년부터 1918년까지였다. 당시 미국은 제1차세계대전 개입과 역사상 최악의 인플루엔자 대유행이 겹치며 거의 100만 명이 사망했다. 지금 미국은 전투에 파견할 군대를 징집하거나 전염병으로 타격을 받지 않았다. 그렇다면 변명거리는 무엇인가?

의학이 발전하고 세계 어느 나라보다 보건의료에 많은 비용을 지출함에도 미국인의 기대수명은 줄고 있다. 현재 20세 이상의 미국인 중 60%가 처방약을 복용하고 있다. 다섯 가지 이상의 약을 복용하는 비율은 지난 20년 동안 두 배 증가했다. 물론 현대 의학은 훌륭한 치료법을 제시한다. 만약 내가 병에 걸리면 존경하는 나의 동료들이 나를 치료해 주었으면 하지만, 지나치게 약물에 의존하는 현상의 부정적인 면을 간과할 수만은 없다. 2014년, 약 130만 명의 미국인이 약물 부작용 치료를 위해 응급실을 찾았고, 약 12만 4천 명은 약물 부작용으로 사망했다.

이는 그저 종이 위의 숫자가 아니다. 이 숫자 이면에는 살아 있는 사람들이 있고 나도, 우리도 그에 속할 수 있다. 크리스틴처럼 약물에 의지하거나 잘못된 과학 정보에 근거하여 또 다른 유행 다이어트를 하는 것으로는 부족한 사람들이 있다. 나는 누군가가 소화기계 질환이나 자가면역질환, 정신 건강, 심장 건강, 호르몬 불균형, 체중 증가, 당뇨병 또는 여러 약을 복용해서 생긴 부작용 혹은 이와 관련된 문제로 힘들어한다면 고민을 듣고 도와줄 것이다. 상처 부위에 반창고를 붙이는 식으로는 부족하다. 이러한 질환을 치료하고 새로운 질환을 예방하기 위해서는 근본적인 원인을 파악해야 한다.

기대수명의 하락은 운이나 우연의 문제가 아니다. 우리의 기대수명을 낮추는 사망 원인 상위 열 가지 가운데 일곱 가지 이상이 생활 방식 때문이라는 사실을 알고 있는가? 심장질환, 암, 만성 폐쇄성 폐질환, 뇌졸중, 알츠하이머병, 당뇨병, 신장질환이 그것이다. 원인은 생활 방식이지만, 치료할 때는 생활 방식을 완전히 (게다가 뚜렷한 이유 없이) 무시한 채 무조건 약물을 선택한다. 원인을 외면한 탓에 문제의 본질에 도달하지 못하는 것이다.

불행히도 제약 업계가 우리의 의료 체계를 장악한 상태다. 대형 제약 회사에서 연구를 진행하고 감독한다. 미국 성인 5명 가운데 3명은 조제약을 복용하고, 연간 항생제 처방은 2억 6천 900만 건, 프로톤 펌프 억제제(Proton Pump Inhibitor, 식도염 치료제 – 옮긴이) 처방은 1억 1천 500만 건에 이른다. 이부프로펜Ibuprofen이나 나프록센Naproxen 같은 NSAIDs(Non-Steroidal Anti-Inflammatory Drug, 비스테로이드성 항염증제)는 연간 300억 회분이 처방된다. 반면 비만은 새로운 표준, 즉 '뉴노멀'이 된 듯하다. 비만에서 비롯되는 모든 건강 문제까지 포함해서 말이다. 우리는 건강과 음식, 심지어 배변 빈도 등 여러 기준에서 비정상을 정상으로 여기고 있다.

약은 증상을 치료한다. 이는 무너진 것을 버팀목으로 받쳐놓은 것이다. 예방하거나 근본 원인을 치료하는 것이 아니다. 우리의 건강이 악화되고 질병 관리가 절실한 상황이 되어 폭탄이 떨어지기를 기다리는 일은 그만 멈추고 대신 생활 방식이라는 약으로 진정한 '건강관리'를 시작할 때다.

그래서 나는 크리스틴 같은 환자들이 여러 가지 증상을 열거하며 "선생님, 왜 이런 일이 저한테 생기는 건가요?"라고 물을 때, 단지 소화기계 질환 때문이라고 답하지 않는다. 거미줄처럼 서로 이어진 증상들을 살펴본다. 소화기 관련 문제는 산부인과, 내분비계, 신경계, 면역체계, 심지어 기분 등 우리 몸속 다양한 기관에 걸쳐 서로 얽혀 있다. 그리고 그 답이 글루텐이나 콩의 섭취를 줄이거나 단순히 과민성대장증후군 약을 추가하는 것은 아니라고 생각한다. 이런 처방은 단지 증상을 가릴 뿐이다. 모든 증상의 근본 원인을 찾아야 한다. 그 증상들과 연결된 우리 몸속 장에서 말이다.

근대화와 현대 유행병의 유래

19세기 말 인간의 평균 기대수명은 47년에 불과했고 가장 주요한 사망 원인은 감염이었다. 천연두, 콜레라, 디프테리아, 폐렴, 장티푸스, 결핵, 발진티푸스, 매독 등의 전염성 질병이 만연했다. 심장질환과 암도 있었지만, 전염병에 비하면 사소한 문제였다. 루이 파스퇴르(Louis Pasteur, 프랑스의 미생물학자·화학자 – 옮긴이)가 오늘날 현대 세균론이라고 부르는 것을 발견한 덕분에 우리는 사망 원인의 이면에 세균이 있다는 것을 이해했다.

그리하여 세균은 공공의 적이 되었다. 당신이라면 어떻게 하겠는가? 우리는 인간의 역사상 항상 해왔던 대로 했다. 즉, 당면한 문제의 해결책을 찾기 위해 혁신적인 방법을 도입했다. 20세기에 들어서며 식수에 염소를 첨가하고, 백신을 개발하고, 위생 설비를 개선하고, 금속 재질의 통조림 공법과 방부제를 사용하기 시작했다. 다행인 점은 효과가 있었다는 것이다. 소아마비는 소멸 직전이었고, 천연두를 비롯한 다른 전염병도 감소했다. 그 뒤 1928년 알렉산더 플레밍(Alexander Fleming, 영국의 미생물학자 – 옮긴이) 경이 페니실린을 발견했고, 1945년부터 상업적으로 페니실린을 이용했다. 이후 몇 년 동안 우리의 기대수명은 급격히 증가했고, 1969년 미국의 공중위생국장 윌리엄 스튜어트^{William Stewart}는 전염성 질병은 대부분 끝이 보인다고 호언했다.

어떤 것이든 좋으면 과도하게 사용된다. 1928년에는 여성들에게 라이솔(Lysol, 영국의 생활용품 제조기업 레킷벤키저의 세척·소독제 브랜드 – 옮긴이) 질 세정제로 '소독'하라고 장려했다. 오늘날 화장실과 바닥을 닦을 때 사용하는 바로 그 라이솔 제품이다. 제2차세계대전 이후 합성 제초제, 살균제, 살충제를 개발했고 물에는 불소를 첨가했다. 항생제와 합성 호르몬이 가축의 성장을 촉진한다는 것을 발견하고는 가축에 주입하기 시작했다. 항균 비누, 수렴제, 공업용 세정제품을 만들었다. 우리는 세균을 철저히 박멸했다. 의심의 여지없이 우리는 이 전쟁에서 이기고 있었다.

그러고 나서 심장질환과 암이 일제히 나타났다. 기술은 좋든 나쁘든 모든 분야에서 발달하고 있었다. 식품첨가물의 수가 10만 가지 이상으로 급증했고, 그중 대부분은 인체 시험을 하지 않았다. 그라스(GRAS, Generally Recognized as Safe, 전문가들이 과학적 절차를 통해 물질의 의도된 사용 조건 하에 안전성을 평가했을 때 일반적으로 안전하다고 인정하는 물질. 미국 식약청

FDA에서 도입한 제도 - 옮긴이) 규정의 허점 속에 승인을 받았기 때문이다. 이 그라스라는 단어를 기억하자. 제약 산업은 폭발적으로 성장하며 당시 1천 500개 이상의 약품이 FDA의 승인을 받았다. 의대에 영양학 교육 과정이 없는 이유가 설명된다. 우리는 약의 용도와 부작용에 대해 배우는 데 모든 시간을 할애하고 있기 때문이다. 또한 에스트로겐 유사작용을 하는 비스페놀A(Bisphenol, 이하 BPA) 성분이 포함된 플라스틱이 발명되어 다량으로 사용되기 시작했다. 식품 보관부터 치실, 의류부터 유아용 장난감까지 모든 것에 사용되었다. 비행기, 기차, 자동차, 전동 스쿠터를 개발해 이동은 빨라졌고 TV, 컴퓨터, 스마트폰, 비디오 게임이 발전하면서 운동을 멀리하고 두뇌 활동과 수면 주기를 방해하는 일이 쉬워졌다. 영화로 보면 90분이면 되는데 왜 굳이 책을 읽겠는가? 비디오 게임이 온갖 기발하고 강력한 재미를 제공하는데 왜 굳이 요새를 짓고 상상하겠는가? 밤새 트위터를 할 수 있는데 왜 굳이 잠자리에 들겠는가?

1994년 유전자변형생물 GMO^Genetically Modified Organism가 매장에 첫선을 보였다. 오늘날 전 세계에서 재배되는 모든 유전자변형농산물의 80% 이상은 제초제에 내성을 가지고 있다. 유전자변형농산물은 제초제를 뿌려도 살아남는 반면 그 주변 식물(아마도 다른 생명체)은 모두 죽는다는 의미다. 예를 들어 세계적인 GMO 개발 다국적 농업기업 몬산토^Monsanto는 제초제 글리포세이트^Glyphosate에 끄떡없는 다양한 유전자조작농산물을 만들었다. 특히 콩과 옥수수가 그 대상이었다. 미국 축산업을 지원하기 위해서는 어마어마한 양의 콩과 옥수수가 필요하다. 유전자조작 기법으로 콩, 옥수수, 목화 수확량이 20~30% 증가했다고 하니 농업에는 호재였다. 한편에서는 라운드업(Roundup, 몬산토에서 생산한 제초제 브랜드 - 옮긴이)의 주요 성분인 글리포세이트 같은 유독성 제초제를 사용하는 일이

GMO가 소개된 이후 15배나 늘어났다. 수익성 향상을 위한 것이니 사업적으로는 적합하다. 하지만 2015년 3월 세계보건기구 WHO는 글리포세이트가 인간에게 아마도 암을 유발할 것이라고 발표했다. 최근 한 연구에서는 글리포세이트에 많이 노출된 사람들에게서 비호지킨림프종Non-Hodgkin's Lymphoma이 41%나 증가한 것으로 나타났다. 또한 6만 8천 명 이상의 프랑스 지원자들을 대상으로 한 전향적 코호트 연구(특정 인자에 노출된 후, 일정 시간 관찰하면서 특정 질병이 발생하는지 관찰하는 연구 – 감수자)에서 유기농식품을 주로 섭취한 사람은 별로 섭취하지 않은 사람보다 비호지킨림프종이나 폐경 후 유방암에 걸릴 확률이 낮은 것으로 나타났다.

유기농 제품을 사야 하는 이유

유기농 인증 식품은 유전자조작을 하지 않고 제초제를 살포하지 않은 것이다. 하지만 그 이유만으로 유기농 제품을 산다고는 생각하지 않는다. 나의 건강, 가족의 건강, 지구의 건강에 대한 일종의 투자라고 본다. 현대 농업에 사용되는 화학물질은 인간에게만 영향을 미치지 않는다. 토양의 건강에도 영향을 미친다. 토양이 건강하지 않으면 영양소가 풍부한 식품을 먹을 수 없다. 인간의 건강은 흙에서 시작한다. 우리는 이 소중한 산물을 보호해야 한다. 우리가 유기농 제품을 사는 건 어떤 면에서는 투표를 하고 있는 것이다. 어느 한 산업에 힘을 실어주고 있는 셈이니까. 나는 재생 농업과 유기농 농업 종사자에게 힘을 실어주기로 했다. 그들은 우리 의사 같은 치료사다. 이들이 있어야만 토양을 기름지게 만들고, 생물 다양성을 향상시키고, 크고(지구) 작은(우리 몸속 장) 생태계를 치유할 수 있다. 그들을 함께 응원하고 지지를 보내자.

잠시 한 걸음 뒤로 물러서서 인류 진화라는 더 넓은 맥락에서 현대인의 삶을 생각해 보자. 최초의 인간이 등장한 이래 미생물은 인간의 일부분이었다. 인간의 모든 삶은 미생물과의 관계에 대한 일종의 버디무비였다. 우리는 미생물과 함께 부침을 겪었고, 함께 진화했다. 인간은 대부분의 시간을 비바람에 노출된 채 굶주렸고 폭력적인 세계에서 살았다. 삶은 곧 생존이었고, 대다수는 어린 나이에 감염이나 굶주림, 상해로 죽었다. 우리는 종족을 번식시키고 지속시키기 위해 더 오래 살아야 했다. 그렇지 않으면 멸종할 터였다. 그래서 미생물은 감염을 막기 위해 면역체계를 발전시키고, 출혈을 멈추기 위해 응고 유전인자를 발달시키고, 음식물에서 에너지를 얻고 저장하는 방법을 개발하도록 우리를 도왔다. 예를 들어 제2형 당뇨병에서 보이는 인슐린 저항성은 굶주림의 시기에 뇌로 가는 영양분을 보존하기 위한 방어기제다. 종족 보존의 일환으로 소금과 설탕, 지방의 맛을 느끼는 미각을 발달시켰다. 기근일 때 생존에 도움이 되기 때문이다. 인간은 그런 맛을 좋아하도록 진화되었다.

미국 대학생의 생활을 생각해 보자. 하루 종일 소파에 누워 비디오 게임을 하고 탄산음료를 마시고 피자를 배달시킨다. 인간의 생활 방식은 불과 100년 사이에 급격히 달라졌다. 실내로 이동했고, 좌식 생활을 하고, 전자제품에 집착하고, 모든 것(우리 자신을 포함하여)에 화학물질을 살포하며 설탕과 소금, 지방의 맛을 느끼는 미각을 교묘히 이용하는 식품을 무제한으로 공급받고 있다. 게다가 생존 유지를 위해 필요했던 면역체계, 혈액 응고, 에너지 보존이 이제는 암, 심혈관질환, 비만, 당뇨병 등을 유발하고 있다. 한때 종족을 유지하는 데 일조했던 것이 이제 치명적인 결점이 되었다.*

지금 이 순간에도 미생물은 새로운 환경에 적응하기 위해 진화하고

---

*이를 '적대적 다면발현Antagonistic Pleiotropy'이라고 한다. 특정 상황에서 유익할 수 있는 형질이 다른 상황에서는 유해하다는 의미다.

있다. 우리는 건강을 해치는 생활 방식으로 미생물을 통제 불능 상태로 내버려두는 소극적인 태도를 취하거나, 미생물을 장수와 건강한 노화를 위한 비법으로 이용할 수 있다. 내 목표는 우리가 건강하고 장수할 수 있도록 몸속 장 마이크로바이옴을 설계해서 21세기 삶의 폐해를 떨쳐내도록 돕는 것이다. 그래서 우리는 장내 미생물을 교란시키는 것에 주의해야 한다. 입에 넣고 삼키는 것, 즉 음식과 의약품이 어떻게 장 건강에 영향을 미치는지 더 자세히 살펴보자.

항생제와 의약품이 미생물에 끼치는 영향

항생제가 장내 미생물을 파괴한다는 것은 놀라운 일이 아니다. 시프로플록사신Ciprofloxacin을 5일만 복용해도 장내 세균의 약 3분의 1이 전멸하고 장내 미생물이 달라진다. 대부분의 미생물종은 4주 이내에 원상태로 돌아오지만, 일부 미생물종은 6개월이 지나도 돌아오지 않는다. 클래리스로마이신Clarithromycin과 메트로니다졸Metronidazole은 복용 후 4년이 지나도 약효가 유지된다. 게다가 이 세 가지 항생제는 불과 4일만 복용해도 9종의 유익한 세균을 영구적으로 전멸시킬 수 있다. 이 모든 항생제를 사용한 결과는 '뉴노멀' 마이크로바이옴이다. 항생제 내성이 생긴 미생물이 더 많아질수록 우리는 감염이나 알레르기질환, 골다공증, 비만에 취약한 상태가 된다. 앞서 말했듯, C. 디피실레 감염 등의 더 끔찍한 문제도 있다. 매년 미국에서 2억 6천 900만 건의 항생제 처방이 이뤄진다. 최근 한 연구에서 항생제 처방의 23%는 부적절하고 36%는 의심스럽다는 것을 고려하면 상당히 충격적이다.

문제를 일으키는 의약품은 항생제만이 아니다. 한 연구에 따르면 시험을 거친 의약품의 24%가 장내 세균을 변화시킨 것으로 나타났다. 예를 들어 프로톤 펌프 억제제는 소장 세균의 이상 증식과 C. 디피실레 감염의 위험성을 높인다. 이부프로펜이나 나프록센 같은 NSAIDs는 장내 미생물을 변화시키고, 장 내막을 손상시켜 궤양을 초래하고, 염증성장질환과 미세 장염을 유발한다. 경구 피임약은 크론병과 궤양성대장염의 발병과 관련이 있다. 이는 빙산의 일각에 불과하다. 그 밖에도 우려되는 의약품이 많지만, 아직까지 연구가 되지 않았을 뿐이다.

몸속 장을 죽이는 표준 미국식 식단의 구성 요소

의약품의 영향도 있지만, 지난 100년 사이의 중요한 변화를 간과하지 말자. 바로 우리의 식단이다. 미국 농무부에 따르면 우리가 섭취하는 칼로리의 32%는 동물성 식품에서 얻고, 57%는 식물성 가공식품에서 얻고, 겨우 11%만 통곡물, 콩, 과일, 채소, 견과류에서 얻는다고 한다. 미국인은 1인당 연간 약 10kg의 피자, 약 11kg의 인공감미료, 약 13kg의 감자튀김, 약 14kg의 치즈를 먹는다. 또한 미국은 전 세계에서 육류 소비량이 가장 많다. 1인당 연간 약 100kg의 육류를 소비한다. 인도의 육류 소비량의 32배에 달하는 수치다. 그럼에도 불구하고 유행 다이어트는 이를 부추긴다. 그 정도로는 충분하지 않고 더 많이 먹어야 한다고 주장한다.

댄 뷰트너(Dan Buettner, 미국의 탐험가·작가 - 옮긴이)가 지적했듯 표준 미국식 식단 SAD The Standard American Diet는 블루존Blue Zones에 사는 사람들의 식단과는 극명한 대조를 이룬다. 블루존은 세계의 장수 지역을 말한다. 일본의 오키나와, 이탈리아의 사르데냐, 코스타리카의 니코야 반도, 그리스의 이카리아, 미국 캘리포니아의 로마린다 이렇게 다섯 개 지역이다.

여기서 잠깐! 캘리포니아가 장수 지역이라고? 그렇다. 미국 내 다른 지역과 동일한 의료 서비스와 동일한 식품 체계를 이용하면서도 대다수 미국인에 비해 평균 10년은 더 오래 사는 사람들이 다름 아닌 캘리포니아에 살고 있다. 이들은 100세까지 살 확률이 10배 더 높다. 이 신비한 사람들은 누구일까? 바로 제7일 재림파(Seventh-Day Adventists, 예수 재림파 중 한 교파 – 옮긴이)이다. 제7일 재림파에서는 우리가 지금의 육체로 다시 돌아올 것이라고 가르치며 건강과 자기 관리를 강조한다. 제7일 재림파 신도들은 건강한 미국인이 가능하다는 것을 증명한다.

블루존은 지리적으로 전 세계에 흩어져 있고 문화적으로 완전히 별개지만, 식단에는 공통점이 있다. 다섯 곳 모두 식물성 식품 비율이 90%가 넘는다. 제철 과일, 채소, 콩, 통곡물, 견과류를 주로 먹는다. 우유는 식단에 포함되지 않고, 육류는 축하 음식이나 사이드메뉴 또는 요리에 풍미를 돋우는 방식으로만 적게 섭취한다. 그에 반해 SAD 식단은 주로 가공식품, 육류, 유제품으로 구성되며 여기에 간식과 디저트까지 추가되어 하루에 세 번이나 불쌍한 미생물에게 맹공을 가한다. SAD 식단은 우리에게 어떤 영향을 미칠까? 식단 구성 요소를 분석해 보자.

설탕과 고도로 정제된 탄수화물

평균적으로 미국인은 1인당 연간 약 70kg의 설탕과 약 55kg의 곡물을 섭취한다. 대부분의 설탕과 곡물은 고도로 정제하여 섬유질을 제거한 탓에 천천히 소화되지 않고 소장에 빠르게 흡수된다. 흰 빵, 흰쌀, 흰 파스타와 달콤한 시리얼을 생각해 보자. 이런 식품은 건강한 탄수화물이 아니다. 장내 미생물의 다양성을 감소시키고 단순 탄수화물을 좋아하는 염증성 세균을 증가시킨다. 설탕 탐닉은 어디에서 비롯된 것일까?

소금

가공식품에는 소금이 많다. 평균적으로 미국인은 1인당 연간 약 1.4kg의 소금을 섭취한다. 소금은 몇십 g이면 충분하다. 그 이상은 장 마이크로바이옴 등에 영향을 미친다. 소금은 면역세포인 T세포를 자극하여 자가면역반응을 유도하며, 이는 고혈압의 원인이 되기도 한다.

화학방부제, 첨가제, 착색제

우리에게 공급되는 식품 속 1만 가지의 첨가물이 우리 몸속 미생물을 파괴할 수 있다는 사실이 놀라운가? 이미 수많은 식품첨가물이 장내 미생물을 손상시키는 것으로 밝혀졌지만, 99% 이상은 연구가 되지 않았다. 예를 들어 흔한 유화제인 폴리소베이트 80 Polysorbate 80과 카복시메틸셀룰로스 Carboxymethyl cellulose는 생쥐의 장내 미생물 다양성을 감소시키고, 염증반응을 일으키고, 비만과 대장염을 촉진시킨다. 900가지 이상의 식품에서 발견되는 티타늄산화물 나노입자 Titanium Dioxide Nanoparticle는 장의 염증을 악화시킨다.

　이런 식품첨가물은 '일반적으로 안전하다고 인정하는' 물질을 정하는 그라스 규정의 허점을 통해 우리의 식단에 슬며시 들어왔다. 우리 식단은 '그라스화'되었다. '그라스화'라고 말하는 이유는 규제 기관들에 의해 식품첨가물이 부주의하게 허용되는 것을 설명하는 유일한 방법이기 때문이다.

일부에서는 동물실험 연구를 근거로 들며 제한된 용량만 섭취한다면 안전하다고 주장할 것이다. 나는 그런 주장에 절대 동의하지 않는다. 그라스 인증은 '그렇지 않다는 것이 입증될 때까지'는 안전하다는 것이다. 동물실험이 인간에게 적용되지 않는 경우가 많다는 것을 감안하면 이는 지나친 예단이다. 이 1만 가지 식품첨가물 대부분에 대한 임상시험은 없고, 당연히 장기적인 연구도 하지 않는다. 식품첨가물을 장기적으로 섭취해도 안전하다고 확신하는 사람은 임상시험 없이 단지 주장뿐이다. 안전하다는 가정이 틀릴 확률이 1만분의 1이라고 해도 단 한 번만 틀리면 해가 된다. 식품에 '그라스화'한 화학물질을 넣고 괜찮기를 바라기보다는 그렇지 않다는 것이 입증될 때까지 의심하는 것이 최선이다.

인공감미료

다이어트 탄산음료 등 수많은 식품에 빠지지 않고 들어 있는 인공감미료는 어떨까? 인공감미료가 처음 나왔을 때 다들 이렇게 생각했다. '제로 칼로리라. 설탕보다는 더 낫겠지.' 알고 보면 인공감미료는 설탕보다 더 나쁘다. 마이크로바이옴에 변화를 일으켜 염증, 인슐린 저항성, 간 손상을 촉진하기 때문이다. 인공감미료를 사용함으로써 설탕에 대한 참을성이 확실히 줄어들 것이다.

그리고 더 무시무시한 일이 있다. 앞에서 다룬 내용 중 지난 20년 사이 C. 디피실레 감염이 폭발적으로 늘어났다는 것을 기억할 것이다. C. 디피실레 감염은 2000년대 초반 항생제를 투여한 입원 환자에게서만 나타났을 뿐 상당히 드물었다. 불과 10년 뒤에는 감염 사례가 50만 건에 달했고, 병원에는 가본 적이 없거나 항생제를 사용한 적이 없는 대학생들을 포함하여 관련 사망자가 30만 명에 달했다. 항생제가 더 이상 효과가 없으니 목숨을 구하기 위해 인간의 분변을 절박한 심정으로 찾은 것이다. 원인은 무엇이었을까? 트레할로스Trehalose라는 들어본 적이 없는 식품첨가물이 그라스화를 통해 2000년, 2001년, 2005년에 각각 미국, 캐나다, 유럽에서 사용되었다. 트레할로스는 식품의 안전성과 식감을 개선시킨다는 이유로 식품 업계에서 선호하는 감미료다. 파스타, 아이스크림, 심지어 소고기에도 사용된다. 아마존에서 구매해 커피에 넣을 수도 있다. 하지만 2018년 국제학술지 〈네이처Nature〉에 트레할로스와 C. 디피실레 감염 사이의 연관성을 다룬 논문이 실렸다. 동물실험에서 트레할로스가 C. 디피실레 감염을 일으키는 위험하고 강한 변종의 증식을 촉진시키고, 동일한 변종을 가진 C. 디피실레 전염병이 전 세계에서 나타난 것과 트레할로스를 식품에 사용한 시기가 일치한다는 내용이었다. 이 문제를 파악하는 데 18년이 걸렸다. 그렇다면 트레할로스가 시장에서 퇴출되었을까? 불행하게도 그렇지 않다. 인간에게 해롭다는 증거가 아닌 연관성만 드러났을 뿐이라는 이유다. 이제 어떤 일이 벌어지는지 알겠는가? 그라스화된 1만 가지의 식품첨가물을 거둬들이기는 대단히 어려울 것이다.

가공식품 끊기

"이 인공감미료는 정말 끝내줘! 단맛은 나면서 칼로리는 없어!" – 2013년의 나
"그 쓰레기 같은 것 좀 치워줘!" – 지금의 나
가공식품의 문제는 건강에 좋은 식품을 변화시킨다는 것이다. 계속 변화시킬수록 영양학적 가치는 점점 떨어진다. 처음에는 건강에 좋았던 식품도 어느 순간 독이 된다.
100년 전으로 거슬러 올라가면 가공식품은 우리 식단의 일부가 아니었다. 우리 몸속 미생물이 아무런 피해 없이 화학물질을 처리하거나 제거할 수 있을 거라는 비현실적인 기대와 더불어 우리 몸에 들어오는 엄청난 양의 화학물질에 대해 잠

시 생각해 보자. 이 가공식품에 의해 죽지 않는다는 것이 놀라울 따름이며, 이는 우리의 장 마이크로바이옴의 적응력에 대한 완벽한 증거다. 비록 미생물의 대규모 멸종을 유발할 수 있다고 해도 말이다.

고도가공식품의 섭취가 10% 늘어날 때마다 암 발병 위험은 10% 이상 증가하고, 조기 사망 위험은 14% 이상 높아진다. 그렇다면 미국인의 고도가공식품 섭취 수준인 50~60%는 얼마나 해로울까?

모든 식품첨가물이 무조건 해롭다고 생각하지는 않지만, 지금은 미처 다 알지 못하며 앞으로도 결코 다 알지 못할 것이다. 우리의 식단에 들어 있는 잠재적인 독으로부터 스스로를 지킬 수 있는 단 하나의 방법은 '없애버리는 것'뿐이다.

건강에 해로운 지방

모든 지방이 건강에 해롭지는 않지만 미국인이 먹는 대부분의 지방은 건강에 좋지 못하다. 여러 동물실험 결과에서 고지방 식단은 미생물의 불균형을 유발하고, 장 내벽의 기능을 손상시키고, 세균 내독소 분비를 유도하는 것으로 나타났다. 앞에서 말했듯 이는 전형적인 디스바이오시스이며, 세균 내독소는 자가면역질환, 비만, 관상동맥질환, 울혈성 심부전, 제2형 당뇨병, 알츠하이머병, 알코올성간염, 비알코올성지방간, 퇴행성관절염, 심지어 남성의 테스토스테론 수치 저하와도 관련이 있다.

동물실험의 결과를 인간에게 적용할 수 있을까? 최근 한 임상시험에서 식단의 식이섬유 양은 일정하게 유지하고 지방의 양만 칼로리의 20%, 30%, 40%로 설정했다. 6개월 뒤, 지방의 양이 많을수록 마이크로바이옴이 염증성 프로파일로 바뀌고 전신 염증이 더 많이 나타나는 것을 확인했다. 지방이 많을수록 문제도 많아진다.

그렇다면 어떤 지방이 좋고 어떤 지방이 나쁜 것일까? 앞서 언급한 임상시험은 식물성 기름으로 진행했다. 식물성 기름은 수소가 첨가되어 있고 트랜스지방 함량이 높다. 오븐에 구운 제품, 감자칩, 기름에 튀긴 음식, 비스킷, 비유제품 크림, 마가린 등에 트랜스지방이 많다. 트랜스지방이 건강에 좋지 않다는 데는 대체로 의견이 일치한다. 식품을 구입할 때는 트랜스지방이 있는지 성분을 확인하자.

반면 주로 식물성 식품에 들어 있는 단일불포화지방Monounsaturated Fat 과 오메가-3 다불포화지방Omega3 Polyunsaturated Fat은 건강에 좋다는 인식이 보편적이다. 마이크로바이옴 연구에서 올레산(Oleic Acid, 올리브유에 들어 있는 단일불포화지방)과 오메가-3 다불포화지방이 유익한 미생물의 증식을 촉진하고, 디스바이오시스를 바로잡고, 세균 내독소의 배출을 줄이는 것으로 밝혀졌다. 이 지방들은 미생물 다양성을 개선하고, 마이크로바이옴을 보호한다.

코코넛오일이나 팜오일 같은 열대성 오일만이 아니라 주로 동물성 식품에 들어 있는 포화지방이 있다. 심장 전문의들은 포화지방이 비만, 심장질환, 당뇨병의 원인이라고 목소리를 높이지만 저탄수화물 다이어트를 하는 사람들은 이에 동의하지 않았고, 시사 주간지 〈타임Time〉에는 '버터, 돌아오다'라는 기사가 실리기도 했다. 마이크로바이옴에는 어떨까? 포화지방은 빌로필라 와드스워시아Bilophila Wadsworthia 같은 염증성 미생물의 증식을 촉진하고, 장 투과성을 교란하고, 세균 내독소의 분비를 유도한다. 간단히 말해 포화지방은 디스바이오시스를 일으킨다. 심지어 비만을 부추기며 정상적인 바이오리듬을 무너뜨린다. 마이크로바이옴의 건강을 신경 쓴다면 버터는 돌아오지 않아야 하고, 버터와 코코넛오일을 넣은 커피는 다시 생각해 봐야 할 것이다.

"그러면 단백질을 어디서 얻나요?" 식물성 식단을 상의할 때 환자들이 자주 던지는 질문이다. 이해한다. 우리는 영양학에서 가장 중요한 것이 단백질이라고 배웠다. 우리의 단백질 집착은 온 세상이 육류를 소비하도록 부추긴다. 그리고 이 질문은 장 건강에도 매우 중요하다.

식물성이든 동물성이든 단백질원은 마이크로바이옴에 다른 영향을 미칠 수 있다. 예를 들어 식물성단백질은 비피도박테리움Bifidobacterium, 락토바실러스Lactobacillus 같은 항염증성 미생물의 증식을 촉진하는 반면 박테로이드 프라질리스Bacteroides Fragilis, 클로스트리디움 퍼프린젠스Clostridium Perfringens 같은 교란 미생물의 증식을 억제한다. 결과적으로 새는 장 증상을 바로잡을 수 있다.

반면 동물성단백질 함량이 높은 식단은 빌로필라 와드스워시아, 알리스티페스Alistipes, 박테로이데스Bacteroides 같은 염증성 미생물의 증식과 관련이 있다. 이 세균들은 아민, 황화수소, 속발성 담즙산염 같은 독소를 생성한다. 아민은 식품 민감성을 유발하고, 육류를 까맣게 태우면 발암물질인 헤테로사이클릭 아민을 형성한다. 황화수소는 궤양성대장염과 연관이 있고 속발성 담즙산염은 대장암, 식도암, 위암, 소장암, 간암, 췌장암, 담도암과 관련이 있다. 동물성단백질 섭취가 장 투과성과 염증 증가를 유발하는 것은 놀랄 일도 아니다.

동물성단백질과 TMAO도 연관성이 있다. 이는 미국의 사망 원인 1위인 심혈관질환과도 관련이 있는데, L카르니틴(L-Carnitine, 적색육, 일부 에너지 음료, 보충제에 많이 들어 있는 물질)이나 특정 콜린(Choline, 적색육, 간, 달걀노른자, 유제품에 들어 있는 물질)을 섭취하면 장내 세균은 TMAO를 생성한다. TMAO가 증가하면 심장질환, 뇌졸중, 알츠하이머병, 제2형 당뇨병, 만성

심부전, 말초동맥질환, 울혈성심부전, 심방세동 등의 위험성이 높아진다. 건강에 좋지 않은 음식은 해로운 화합물질을 생성하는 유해한 미생물에게 영양분을 공급한다. 건강에 좋지 않은 음식을 건강에 좋은 음식으로 대체해야만 깨지는 악순환이다.

다행인 점은 식물성 식단은 TMAO를 생성하지 않는 미생물군을 촉진시킨다는 것이다. 적색육 섭취를 중단하고 4주 정도 지나면 TMAO 수치가 급격히 떨어진다는 연구 결과가 있다. 이는 딘 오니시(Dean Ornish, 캘리포니아대학교 샌프란시스코 캠퍼스 의대 교수 – 옮긴이) 박사가 자신의 저서 《심장질환을 고치는 생활 습관The Lifestyle Heart Trial》에서 저지방 채식 식단Vegetarian Diet, 금연, 스트레스 관리, 적당한 운동을 통해 환자들이 관상동맥질환을 개선했고 대조군은 점점 나빠졌음을 보여주면서 설명한다.

흥미로운 점은 동물성단백질 섭취를 늘리면 단기간에는 체중 감량 효과가 나타날 수 있지만 마이크로바이옴의 변화를 일으켜서 장기적으로는 장 건강에 좋지 않다는 것이다. 이제 육류를 많이 먹는 다이어트에 대해 이야기해 보자.

유행하는 다이어트

개인적으로는 유행 다이어트를 하는 사람들을 나쁘게 보지 않는다. 더 건강해지기 위해 식단을 바꾼 노력에 박수를 보내는 바다. 하지만 정말 중요한 질문이 있다. "유행 다이어트가 장내 미생물에게 좋을까?"

요즘 인기 있는 팔레오 다이어트부터 살펴보자. 현대 농업은 원시시대 인류의 생활사와 상충되기 때문에 원시 인류의 식습관대로 먹어야 한다는 다이어트다. 즉, 식단에 육류, 달걀, 채소, 과일, 견과류, 근채류는 포함하지만 유제품, 설탕, 곡물, 콩, 가공유, 소금, 알코올, 커피는 제한한다. 이 식단에는 좋아하는 식품도 있고 그렇지 않은 것도 있을 것이다.

팔레오 다이어트의 과학적 원리를 살펴보자. 최근 한 실험에서 장기간 이 구석기식 식단을 실시하는 것은 TMAO 수치의 급격한 상승, 로제부리아(Roseburia, 염증성장질환을 예방) 감소, 비피도박테리움(과민대장과 비만 예방) 감소, 헝가텔라(Hungatella, TMAO 생성) 증가와 연관이 있는 것으로 나타났다. 다시 말해, 팔레오 다이어트는 마이크로바이옴이 건강과는 멀어지고 질병과 가까워지게 만든다. 실험에 참가한 모든 집단은 비슷한 양의 육류를 섭취했지만, 생성된 TMAO의 양에서 급격한 차이를 보였다. 팔레오 다이어트를 가장 엄격하게 따른 집단에서 TMAO 수치가 가장 높았다. 식단에서 통곡물을 없앤 것이 헝가텔라와 TMAO 수치가 증가한 가장 중요한 요인이었으며, 이는 특정 식품군을 무조건 제외하면 심각한 결과를 초래할 수 있음을 보여준다.

팔레오 다이어트보다 더 제한적인 케토제닉 다이어트나 육식 다이어트는 마이크로바이옴에 어떤 영향을 미치는지 알고 싶을 것이다. 로렌스 데이비드(Lawrence David, 듀크대학교 컴퓨터 생물공학과 교수-옮긴이) 박사와 피터 턴바우(Peter Turnbaugh, 하버드대학교 미생물학과 교수-옮긴이) 박사가 실시한 연구에서 실험 참가자들은 곡물, 콩, 과일, 채소가 풍부한 완벽한 식물성 식단과 육류, 달걀, 치즈로 구성된 동물성 식단을 돌아가며 실시했다. 동물성 식단은 탄수화물 비중이 극히 낮고 지방의 비중이 매우 높다는 점에서는 케토제닉 다이어트와 유사하고, 식물성 식품 없이 100% 동물성 식품만으로 구성되었다는 점에서는 육식 다이어트와 유사했다.

어떤 일이 생겼을까? 24시간도 되지 않아 실험 참가자들의 마이크로바이옴에 급격한 변화가 나타났다. 오래 걸리지 않았다. 동물성 식단을 실시했을 때는 빌로필라 와드스워시아, 박테로이데스, 알리스티페스 푸트레디니스^{Alistipes Putredinis} 같은 염증성 세균이 심상치 않게 출현했다. 이와 함께 포화지방과 동물성단백질 수치의 증가가 예상되었다. 기억하겠지만, 이 세균들은 아민, 황화물, 속발성 담즙산염을 생성한다. 반면 로제부리아, 에우박테리움 렉탈레^{Eubacterium Rectale}, 피칼리박테리움 프로스니치^{Faecalibacterium Prausnitzii} 같은 유익한 미생물은 감소하거나 죽었다. 팔레오 다이어트처럼 마이크로바이옴이 건강과는 멀어지고 질병에 가까워지게 만든다. 가장 우려되는 부분은 염증성장질환을 촉진하는 황화수소를 생성하는 것으로 알려진 빌로필라 와드스워시아의 출현이다. 이 동물성 식단을 시작하고 5일도 되지 않아 크론병이나 궤양성대장염을 일으킬 수 있는 토대가 만들어졌다는 것이 놀라울 따름이다.

하지만 저탄수화물 고지방 다이어트가 체중 감량을 돕는 것은 사실이다. 체중 감량을 해서 겉모습은 만족스러울 수 있지만, 속은 완전히 썩고 있다는 것을 알아야 한다. 이익은 단기적이고 고통은 장기적이다. 전문 보디빌더의 평균 기대수명을 알고 있는가? 47세에 불과하다. 체중을 감량했다고 무조건 건강이 좋아지는 것은 아니다.

*이 장에서 인용된 참고문헌 55건은 www.theplantfedgut.com/research에서 확인할 수 있다.

3장

섬유질 솔루션

: 짧은사슬지방산과 포스트바이오틱스

우리는 장내 미생물의 질서를 회복하기 위해 무엇을 해야 할까? 질병을 고치거나 예방하기 위해 장을 치료하고 싶다면 무엇부터 시작해야 할까? 프로바이오틱스부터 챙길까? 사골 국물부터 시작할까?

만약 당신이 진료실에서 나와 마주 보고 있다면 나는 곧장 비밀 무기인 섬유질을 꺼낼 것이다. 무슨 생각을 하는지 알고 있다. "섬유질이요? 정말요? 선생님, 너무 고리타분한 거 아닌가요?" "우리 할머니가 화장실에 가려고 매일 아침 물에 섞어 드시는 괴상한 흰색 가루 말인가요?"

그렇게 생각할 수도 있다. 지금까지 섬유질은 부당한 비난을 받아왔다. 아무런 맛도 나지 않는 섬유질 보충제에도 약간 책임이 있다. 우리는 최근까지도 섬유질이 장내 미생물을 위해 얼마나 놀라운 일을 하는지 전혀 알지 못했다. 아마도 섬유질에 대한 선입견 때문에 근사한 대상으로 만들기 어려울 수도 있다. 예전부터 다이어트의 주제는 온통 단백질이었다가 최근 지방이 언급되고 있다. 고리타분한 섬유질에 대해서는 아무도 이야기하지 않는다. 하지만 장내 미생물의 건강을 회복시키고 거기서 더 나아가 건강을 개선시킬 수 있는 첫 번째 답이자 어쩌면 가장 강력한 답은 바로 섬유질이다.

하지만 이 섬유질이 효과가 있으려면 우리가 알고 있었던 모든 것을 잊어버려야 한다. 리부트가 필요하다. 부활시키고 새로운 이미지를 부여해야 한다. 섬유질은 무색무취하다거나 진부하다는 생각을 접고 새로운 관점에서 알아봐야 할 때다. 섬유질은 생각보다 훨씬 대단하고, 정말로 중요한 물질이다.

우리 중 97%는 단백질을 과다 섭취하고 있다는 것을 알고 있는가? 그런데도 우리는 여전히 질문한다. "단백질을 어디서 얻어야 하나요?" 우리는 병적으로 단백질에 집착하고 있다. 동시에 섬유질 결핍을 겪고 있다. 이런 말을 할 수도 있다. "결핍이라고요? 미국에서요? 4명 중 거의 3명이 과체중인 이 나라에서요?" 물론이다. 우리의 장은 심각한 섬유질 결핍이다. 장을 모든 것이 사라지고 잡초 한 포기만이 뒹굴고 있는 말라버린 황무지라고 상상해 보자. 그 외로운 잡초가 바로 섬유질이다. 미국에서 섬유질 1일 최소 권장량을 섭취하는 비율은 전체 인구의 3%도 되지 않는다. 다시 말해 미국인의 97%는 최적의 양은 고사하고 1일 최소 권장량의 섬유질도 섭취하지 않는다. 필수영양소 중 가장 심각하고도 일반적인 결핍일 것이다. 그런데도 사람들은 섬유질을 말하지 않고 걱정도 하지 않는다. 단백질에 대한 집착을 멈추고 관심을 돌려야 할 때다. 섬유질은 어디서 얻어야 할까?

섬유질에 대한 오해와 착각

처음부터 시작해 보자. 섬유질은 무엇일까? 섬유질은 식물세포 구조의 일부다. 식물은 섬유질을 독점하고 있다. 따라서 섬유질을 얻으려면 한 가지 방법밖에 없다. 식물에서 얻는 것이다.

영양학적 관점에서 섬유질은 탄수화물이다. 바로 우리가 복합 탄수화물이라고 부르는 것이다. 여러 개의 설탕 분자를 서로 연결시키면 섬유질이 된다. 섬유질이 설탕처럼 작용하는 것은 결코 아니다. 정제 설탕은 입

안에서 소화가 시작되어 약 20분이면 소장에서 흡수된다. 반면 섬유질은 입안으로 들어가 위를 거쳐 4.5m에서 6m에 이르는 소장을 지나는 동안에도 분해되지 않기 때문에 대장에 도달할 때도 입안에서와 동일한 분자 상태다.

섬유질에 관한 가장 근거 없는 믿음 가운데 두 가지는 섬유질은 모두 같고, 한쪽으로 들어가 다른 쪽으로 발사되는 어뢰에 불과하다는 것이다. 그럼 섬유질에 대해 더 자세히 알아보자.

탄수화물 공포증?

만약 '탄수화물'이라는 단어만 보고도 심장이 두근대거나 얼굴이 상기된다면 당신은 탄수화물 공포증이다. 걱정하지 말자. 우리 잘못이 아니다. 탄수화물에 대한 부정적인 보도가 너무나 많았다. 탄수화물은 별로 인기가 없었고 우리는 탄수화물이 건강에 좋지 않다고 배웠다. 혈당을 상승시키고 식탐을 부추기므로 체중을 줄이려면 탄수화물을 피해야 한다고 생각했다. 사실일까? 그래야 할 때도 있지만, 모든 식품 형태에 해당되는 것은 아니다.

물론 일반 설탕이나 액상과당, 흰 빵이나 흰 밀가루 같은 정제되고 가공된 탄수화물은 혈당을 상승시켜 음식 중독, 체중 증가, 지속적인 허기의 악순환을 초래한다. 이들 식품은 섬유질이 제거되었기 때문이다. 섬유질은 혈당을 조절하고 포만감을 느끼는 호르몬의 분비에 직접적으로 관여해 우리가 그만 먹어야 할 때를 알려준다.

식물성 자연식품에서 발견되는 비정제 복합 탄수화물은 섬유질, 비타민, 미네랄이 가득하다. 복합 탄수화물은 혈당을 낮춰서 당뇨병을 예방하고 체중과 체질량을 감소시킨다. 식품을 다량영양소(Macronutrient, 아주 많은 양이 필요한 동물의 영양소-옮긴이)나 미량영양소(Micronutrient, 아주 적은 양으로 작용하는 동물의 영양소-옮긴이)를 기준으로 추정하면 안 된다. 자연 상태의 식품을 볼 필요가 있다. 탄수화물에 대한 두려움은 가공식품에 들어 있는 정제 탄수화물에는 필요하지만, 자연

상태의 식물성 식품에 있는 비정제 탄수화물에는 필요하지 않다. 과일은 아주 쉽게 섭취할 수 있는 비정제 탄수화물이다.

섬유질은 모두 똑같다는 오해 ·····································

우리는 모든 섬유질이 똑같다고 배웠다. 아침 식사용 시리얼이든 그래놀라 바든 할머니가 물에 섞어 마시는 분말이든 모든 형태의 섬유질은 상호 대체할 수 있기 때문에 양만 계산해서 섭취하면 된다고 알고 있다. 하지만 완전히 틀렸다.

섬유질의 공급원은 무척 중요하다. 시리얼이나 아침 식사용 빵에 들어 있는 섬유질은 퀴노아의 섬유질과 동일하지 않다. 우리가 섭취하는 지방과 단백질의 공급원이 장 마이크로바이옴에 미치는 영향을 판단하는 방식과 비슷한 개념이다. 섬유질을 그램 수로 환산하고, 같은 그램 수는 같은 가치를 가졌다고 가정하는 건 지나친 단순화다.

우리는 두 가지 이유에서 섬유질의 그램 수를 똑같게 계산하라고 배웠다. 첫째, 쉽기 때문이다. 우리는 쉬운 것을 좋아한다. 둘째, 자연계에 얼마나 많은 종류의 섬유질이 존재하는지 알지 못하기 때문이다. 식이섬유의 화학구조를 분석하는 건 대단히 어려운 데다가 지구상에는 40만여 종의 식물이 있고 그중 30만여 종이 식용이다. 그러므로 자연계에는 수십만 종의 섬유질이 존재할 것이다. 여태껏 우리는 그 규모조차 정확히 파악하지 못했다.

식이섬유를 분석하는 복잡한 과정을 감안해서 우리는 두 가지 종류로 단순화시켰다. 수용성 식이섬유와 불용성 식이섬유다. 섬유질을 물에 담그면 어느 쪽인지 구분할 수 있다. 물에 녹으면 수용성이고, 그렇지 않으면 불용성이다. 간혹 수용성 섬유질과 불용성 섬유질의 차이점을 언급하겠지만, 모두 섬유질이라는 커다란 범주 안에 있고 대부분의 식물에는 수용성과 불용성이 섞여 있다는 점은 알고 있자.

섬유질은 우리 몸을 통과한다는 착각

인터넷에서 섬유질을 검색해 보면 섬유질이 가진 일반적인 효능을 찾을 수 있을 것이다. 섬유질은 설사와 변비를 고치고 분변의 무게와 크기를 증가시킴으로써 상쾌한 배변 활동에 도움을 주고, 콜레스테롤 수치를 낮추고, 혈당을 조절한다. 모두 중요한 문제지만 우리는 섬유질의 가치를 너무 낮게 평가해 왔다.

섬유질은 우리 입으로 들어갔다가 몸 밖으로 배출되고 그 과정에서 일부 찌꺼기를 함께 내보낸다고 배웠다. 어느 정도는 사실이지만, 복잡한 영양소를 지나치게 단순화한 면이 있다.

우리 인간에게는 섬유질을 처리하는 능력이 없다. 복합 탄수화물 분해를 돕는 글리코사이드 하이드로라제Glycoside Hydrolase라는 효소를 가지고 있지만 겨우 17가지만 가지고 있을 뿐이며, 이 가운데 섬유질 같은 큰 분자를 분해하도록 설정된 효소는 없다. 크고 힘이 센 우리 인간은 스스로 섬유질을 처리할 수 없다.

만약 세균이 없는 멸균된 거품에 쌓여 살았다면 섬유질의 힘을 알 수 없었을 것이다. 하지만 우리는 이 조력자들의 도움 덕분에 살아간다. 탄수화물을 처리하는 복잡한 효소와 섬유질을 어디서 찾을 수 있는지 짐작할 수 있는가? 바로 우리 몸속 장내 미생물이다. 인간은 겨우 17가지의 효소를 가지고 있지만 장내 미생물은 무려 6만 가지 이상 가지고 있다.

식용식물이 30만 종이고 섬유질은 아마도 수백만 종이 있을 거라는 점을 상기해 보면 마이크로바이옴이 이토록 엄청난 수의 소화효소를 가지고 있다는 사실은 놀랍지 않다. 우리는 섬유질 소화를 장내 미생물에게 맡김으로써 이들의 적응력에 따른 이득을 취하고 있다. 모든 식물, 모든 종류의 섬유질은 주어진 일을 처리하기 위해 특정 미생물을 필요로 한다. 힘든 일이지만 마법 같은 과정이 뒤따른다. 장내 세균에 의해 섬유질이 분해되면 자연계에서 가장 치유력이 뛰어난 영양소가 나타난다. 바로 짧은사슬지방산이다.

장내 구급대원 짧은사슬지방산

앞에서 '유익한 세균'에 대해 알아봤다. 이 강력한 미생물들은 어떻게 놀라운 일을 하는 것일까? 유익한 세균은 특정 유형의 섬유질을 강력한 유기물질로 변환시키는 능력이 있다. 이 유기물질을 짧은사슬지방산(Short-Chain Fatty Acid, 이하 SCFA)이라고 한다.

SCFA에는 세 가지 주요 유형이 있다. 아세트산^{Acetate}, 프로피온산^{Propionate}, 부티르산^{Butyrate}이다. 이 물질들은 이름대로 설명할 수 있다. 아세테이트·프로피오네이트·부티레이트 화합물에 각각 2개, 3개, 4개의 탄소 원자가 연결된 짧은사슬 구조라는 의미다. 이 세 가지 SCFA는 우리 몸에서 상호보완적인 그룹으로 작용하며, 이 분자들은 우리의 건강을 위해 적절히 균형을 이루며 함께 작용한다. 이 물질들을 잘 이해하기 위해서는 더 연구가 필요하다는 점을 항상 염두에 두자.

우리가 섭취하는 각각의 섬유질이 유익한 세균에 의해 처리되면 다른 조합의 SCFA를 생성한다. 특정 문제를 해결하기 위해 특정 조합의 SCFA를 얻는 일은 걱정할 필요 없다. 4장에서 알게 되겠지만, 핵심은 다양한 조합의 섬유질을 섭취하는 것이다. 즉, 다양한 식물성 식품을 섭취해서 각 식품에 들어 있는 섬유질의 이점을 얻는 것이다.

장 건강을 위한 세 가지 바이오틱스

프로바이오틱스Probiotics에 대해 들어봤을 것이다. 다들 요거트 광고를 봤을 테니 말이다. 프로바이오틱스의 유행이 한동안 지속되고 있다. 그렇다면 프리바이오틱스Prebiotics나 포스트바이오틱스Postbiotics에 대해 들어본 적이 있는가? 간단히 말해 프로바이오틱스는 우리에게 유익한 효능이 있다고 입증된 살아 있는 미생물이다. 프리바이오틱스는 프로바이오틱스의 성장과 유익한 효능을 유도한다. 프리바이오틱스는 유익한 미생물의 영양분이고, 포스트바이오틱스는 미생물 대사에 의해 생성된 유익한 화합물이다.

정리하면
프리바이오틱스 = 유익한 장내 미생물을 위한 영양분
프로바이오틱스 = 유익한 미생물
포스트바이오틱스 = 장내 미생물에 의해 생성된 유익한 화합물

더 간단히 정리하면
프리바이오틱스 + 프로바이오틱스 = 포스트바이오틱스

1995년까지만 해도 '프리바이오틱스'라는 용어는 존재하지도 않았지

만, 지금은 누구나 아는 언어가 되었다. 보통 '건강상의 이점을 주는 숙주 미생물에 의해 선택적으로 이용되는 기질'이라고 정의된다. 즉, 프리바이오틱스(기질)란 포스트바이오틱스를 생산해 건강상의 이점을 주기 위해 미생물(프로바이오틱스)이 이용하는 것이다. 이는 '프리바이오틱스 + 프로바이오틱스 = 포스트바이오틱스'라는 따분한 공식으로 표현한 것이다.

모든 섬유질이 프리바이오틱스는 아니다. 수용성 섬유질은 대부분 프리바이오틱스인 반면 불용성 섬유질은 대부분 프리바이오틱스가 아니다. 흔히 불용성 섬유질을 섬유질 식품이라고 부르는데 섬유질 식품은 소화 작용이나 미생물에 의해 분해되지 않아서 몸 밖으로 배출된다.

그렇다고 섬유질이 유일한 프리바이오틱스는 아니다. 귀리, 쌀, 감자, 콩 같은 식품에서 볼 수 있는 저항성 녹말은 엄밀히 말해 섬유질은 아니지만 수용성 섬유질과 비슷한 작용을 한다. 저항성 녹말은 분해되지 않은 상태로 소장을 통과해서 대장 미생물에 의해 발효된다. 모유에도 모유 올리고당Human Milk Oligosaccharide, HMO이라고 부르는 물질이 들어 있어서 수용성 섬유질 같은 기능을 하고 아기의 장내 미생물이 발달하는 데 필요한 영양분을 제공한다. 그러므로 포스트바이오틱스로 SCFA를 얻고 싶다면 식단에 수용성 섬유질과 저항성 녹말을 포함시켜야 하고 아기들에게는 모유를 먹여야 한다.

인간의 건강을 위한 모든 길은 SCFA를 가리키고 있다. SCFA는 장 건강의 중요한 원동력이고 우리 몸에 이로운 영향을 준다.

섬유질 이외의 프리바이오틱스를 찾아서

프리바이오틱스는 다른 식물 화합물에도 들어 있다. 코코아, 녹차, 홍차, 석류,

사과, 블루베리 등 수많은 식물의 치유 효능은 식물 속에 들어 있는 화학물질 폴리페놀에서 일부 기인한다. 폴리페놀은 항산화 화합물로 90~95%는 대장으로 내려가 미생물에 의해 마법처럼 변신하여 건강을 촉진하는 형태로 활성화된다. 마찬가지로 호두에서 발견되는 오메가-3 다불포화 지방산도 프리바이오틱스다. 즉, 건강에 좋은 지방이다. 폴리페놀과 오메가-3는 섬유질처럼 SCFA를 생성하지는 않지만, 장내 미생물에 영향을 미치고 포스트바이오틱스를 분비시킨다.

미생물을 살리는 섬유질의 힘

이제 다시 SCFA와 유익한 장내 세균, 섬유질로 돌아가 보자. 유익한 장내 세균은 섬유질이 없으면 생존할 수 없다. 여러 연구에서 섬유질 섭취는 락토바실리Lactobacilli, 비피도박테리아, 프레보텔라Prevotella 같은 건강에 유익한 세균 증식을 촉진하는 것으로 밝혀졌다. 또한 섬유질을 섭취하면 장내 미생물의 다양성도 증가한다. 이런 유익한 효과 덕분에 섬유질 프리바이오틱스의 자격을 얻는 것이다. 장내 미생물은 섬유질의 프리바이오틱스 효과로 영양분을 얻고 증식한다. 힘이 떨어진 상태에서 섬유질을 먹고 활력 넘치고 강력한 상태가 된다.

활력을 회복한 미생물은 섬유질을 SCFA로 바꿔서 대장을 치료한다. SCFA는 짧은사슬지방산이라는 이름에서 짐작할 수 있듯 대장을 더욱 산성화시키고. 이런 변화는 염증을 유발하는 병원성세균의 증식을 막는다. SCFA는 한 단계 더 나아가 대장균이나 살모넬라 같은 위험한 균주를 억제한다. 1장에서 장내 미생물의 균형이 깨진 상태인 디스바이오시스에 대해 알아봤다. SCFA는 염증성 미생물을 억제함으로써 그 균형을 회복시킨다.

이제 장 건강을 개선하기 위한 동력이 쌓였다. 섬유질이 유익한 미생물에 영양분을 공급했고, 유익한 미생물은 증식됐다. 유익한 미생물의 수가 증가하면 같은 양의 섬유질을 섭취해도 SCFA가 더 많이 생성된다. SCFA를 생산하도록 장을 훈련을 시켰기 때문에 효율성이 점점 좋아진다. 이렇게 생산된 SCFA는 염증성 미생물을 억제하고, 유익한 미생물은 염증성 미생물보다 압도적인 우위를 차지하게 된다. 이것이 건강의 동력이 된다. 이런 동력은 우리 몸속에 유익한 미생물이 점점 많아지고 SCFA를 더 많이 생성하게 되면 저절로 쌓이기 시작한다. 핵심은 섬유질이다. 이 모든 것은 장내 미생물에게 섬유질을 얼마나 공급하는가에 달려 있다.

규칙적으로 섬유질을 섭취하면 장 마이크로바이옴을 훈련시켜서 섬유질 처리뿐만이 아니라 섬유질에서 더 유익한 포스트바이오틱스를 얻을 수 있다. 이것을 운동에서는 근육 기억Muscle Memory이라고 하고 일상에서는 연습이라고 한다. 우리 몸속 미생물도 다르지 않다. 식단에 들어 있는 섬유질에 규칙적으로 노출시키면 그 상황에 적응하고 SCFA 생성에 능숙해질 것이다.

하지만 큰 문제가 있다. 반대 상황도 적용된다는 것이다. 즉, 섬유질이 부족하면 섬유질 생성 능력이 고갈되고 포스트바이오틱스를 덜 생성한다. 연습하지 않으면 실력이 떨어지는 것과 같다. 불과 2주 정도만 섬유질이 적은 식단을 먹어도 장내 미생물이 달라지고 말 그대로 장 내벽이 갉아 먹히면서 보호 장벽이 무너지고 병에 걸리기 쉬워진다. 기억하겠지만, 미국인의 97%는 1일 최소 권장량의 섬유질조차 섭취하지 않는다. 게다가 미국의 상위 열 가지 사망 원인 가운데 여섯 가지의 원인이 영양 섭취에 있으며, 사망 원인과 관련된 질환 대부분은 장의 디스바이오시스와 연관이 있다. 이제 섬유질의 중요성을 알겠는가?

마치 영양의 카르마라고 할 수 있다. '좋은 일을 하면 좋은 일로 보상을 받을 것이다.' 즉, 내가 먹는 것이 곧 내가 아니라 장내 미생물이 먹는 것이 곧 나라는 말이다. 간단히 말해 우리가 선택한 식품은 장 마이크로바이옴에 흔적을 남기고, 그 식품은 장내 세균을 훈련시켜 우리의 건강을 지키거나 유해한 세균에 힘을 줘 해를 끼치게 한다. 선택은 우리에게 달려 있다.

SCFA는 또 무엇을 할 수 있을까? 장 내벽을 감싸고 있는 대장 세포를 고친다. 많은 사람들이 섬유질은 흡수되지 않기 때문에 에너지를 공급하지 않는다고 생각한다. 하지만 우리에게 필요한 1일 칼로리 필요량의 10%는 섬유질에서 얻는 SCFA로 충족된다. 대장 세포의 주요 에너지 공급원은 SCFA이며, 에너지의 70%까지 공급한다. 대장 세포는 부티르산을 좋아하는 듯하다. 대부분의 부티르산은 장 내벽에 흡수되어 장 건강에 이바지한다. 황폐하게 변해버린 아름답고 유서 깊은 저택을 원상태로 복원하는 것처럼 부티르산은 장 내벽을 수리한다.

"선생님, '새는 장'은 어떻게 고치나요?"

앞에서 디스바이오시스에 대해 알아봤다. 장내 미생물의 손상으로 장 투과성이 증가하면 유해한 세균 내독소가 분비된다. 장벽은 어떤 물질이 혈액에 접근하는 것을 통제하는 일종의 물리적 방벽 기능을 한다. 결국 우리 몸이 외부 세계에 가장 많이 노출되는 것은 장속에서다. 이 혈액-장벽은 보호 역할을 하지만, 벽에 구멍이 생겨서 세균 내독소 같은 독성 물질이나 세균, 항원이 장벽을 통과하게 되면 면역체계가 활성화될 수 있다. '새는 장'이라고 부르는 장 투과성 증가는 세포가 서로 연결된 상태를 유지하도록 만드는 치밀 결합 단백질Tight Junction Protein이 분해되어 세포 사이에 틈이 생길 때 나타난다. 다행인 점은 부티르산이 치밀 결합 단백질의 발현을 증가시킴으로써 새는 장을 고치고, 내독소의 분비를 감소시킨다는 것이다.

우리가 다루는 주제와도 관련이 있지만, 장 투과성 증가로 인한 염증은 장의 신경과 근육을 포함하여 장 내막에도 영향을 미친다. 설사나 변비, 복부팽만과 복통을 유발하는 것이다. 안타깝게도 장에 일시적으로 염증이 생기거나 과도한 장 투과성이 생기는 것만으로도 더 민감해지고 운동성 변화까지 일으킬 수 있다. 이는 염증 치료 후에도 오랫동안 지속된다. 과민성대장증후군의 특징은 장 운동성의 변화와 장 과민성 증가다. 부티르산은 장 운동성을 증가시키고 장 과민성을 감소시키기 때문에 과민성대장증후군으로 고생하고 있다면 부티르산이 필요하다.

여기서 잠깐 정리하고 넘어가자. SCFA는 장 건강에 필수적인 영양소다. SCFA는 장의 중요한 에너지 공급원이고, 유익한 장내 미생물을 돕고, 새는 장을 고치고, 세균 내독소의 분비를 줄이고, 장 운동성을 촉진하고, 장 과민성을 감소시킨다. 앞 문장을 다시 읽어보자. 방금 디스바이오시스의 치료법을 설명했다. 나는 디스바이오시스가 현대 질환의 근원이라고 생각한다. SCFA는 디스바이오시스를 바로잡을 수 있다. 이는 SCFA가 가진 효과의 시작에 불과하다.

디스바이오시스를 바로잡는 것으로도 충분하지 않은 경우, 슈퍼히어로 SCFA는 우리 몸 전체에 퍼져나가 마법 같은 치유력을 선보인다. 장 이외의 다른 신체 부위에 작용하는 SCFA의 기능 몇 가지를 살펴보자.

면역체계와 염증의 관계

우리 면역체계의 70%는 장벽 바로 안쪽에 분포한다. 면역체계는 몸속의 작은 군대다. 감염이 되거나 심지어 암세포가 나타났을 때 이를 처리하는 것이 면역체계의 책임이다. 간단해 보이지만 그렇지 않다. 친구와 적을 어떻게 구분할 것인가? 장에 서식하는 미생물 수가 39조이고, 우리 몸을 구성하는 인간 세포의 수는 30조이며, '숙주'는 하루 약 1.4kg의 음식물을 섭취하지만 대부분은 다소 비정상적인 형태. 엄청난 책임감이 필요하다. 면역체계에 작은 혼란만 생겨도 기능 정지가 일어난다. 과잉 반응을 보이면 알레르기성 또는 자가면역성 문제가 생긴다. 약한 반응을 보이면 감염이 되거나 암까지도 생긴다. 어떻게 하면 면역체계가 제대로 된 반응을 보일까?

SCFA는 장 마이크로바이옴과 면역체계의 연결 통로다. 장 마이크로바이옴과 면역체계는 SCFA를 통해 서로 연락한다. SCFA는 위기 협상가 역할을 하며, 면역체계가 과열되면 냉각시킨다.

디스바이오시스와 세균 내독소의 분비는 염증을 촉진한다. 이는 감염이나 부상이 있을 때는 좋지만, 지속되거나 불필요할 때는 달갑지 않은 일이다. 면역체계를 포함해 우리 몸에 끊임없이 낮은 단계의 스트레스를 주기 때문이다. 고맙게도 SCFA는 디스바이오시스와 세균 내독소의 분비에 모두 관여한다. 염증성 질환의 근본 원인을 통제하는 훌륭한 첫 단계가 되는 셈이다.

그 외에도 SCFA는 가장 강력한 염증 신호 세 가지, 즉 $NF-\kappa B$, IFN-y, TNF-a를 억제하는 것으로 나타났다. "우리의 유전자가 총을 장전하고 우리의 생활 방식이 방아쇠를 당긴다"는 말이 있다. 그 말대로라면 SCFA

는 총알을 빼고 총을 빼앗는 셈이다. SCFA는 면역세포가 장내 세균을 관대하게 대하고 장의 염증 지표를 감소시킨다. 심지어 면역세포가 식품도 관대하게 대하도록 해서 식품 알레르기나 식품 민감성을 예방하는 데 도움을 준다. SCFA는 조절 T 세포^{Regulatory T Cell}라고 하는 면역체계의 중요한 부분과 직접 소통할 수도 있다. 조절 T 세포는 과열된 면역체계를 냉각시키고, 자기 세포에 대해 관용하도록 만들고, 자가면역질환을 예방하는 '억제' 세포라고 생각하면 된다. 이에 대해서는 뒤에서 더 살펴보자.

염증성장질환의 일종인 크론병 연구에서 섬유질을 공급받아 생성된 SCFA가 염증을 억제하는 효과가 있다는 증거가 나왔다. 크론병은 면역체계가 장을 공격해서 염증을 유발한다. 입부터 항문까지 소화관의 모든 부분에 영향을 미칠 수 있다. 크론병은 염증이 너무 심해서 장벽을 파고 들어가 농양이나 누공^{Fistula}을 유발할 수도 있다. 누공은 두 기관 사이에 있어서는 안 되는 관 모양의 통로를 말한다. 간단히 말해 크론병은 서구 사회에서 점차 흔해지고 있는 지독하고 심신을 쇠약하게 만드는 질환이다.

그러면 크론병의 발병 과정을 살펴보고 SCFA가 어떤 변화를 일으키는지 알아보자. 크론병 환자의 경우, 세균 다양성이 감소하고, 피칼리박테리움 프로스니치^{Faecalibacterium Prausnitzii}처럼 부티르산을 생성하는 미생물이 줄어들고, 대장균 같은 병원성세균이 과잉 증식되는 것을 볼 수 있다. 보통의 대장균이 아니라 부착성 침습성 대장균^{Adherent-Invasive E. Coli}이라고 하는 대단히 위험한 변종이다. 얼마나 지독한 변종인지 생각만으로도 오싹하다. 이 변종 대장균은 막 탈옥한 소시오패스처럼 행동한다. 증식하는 동시에 화염 방사기처럼 전염증성 단백질을 분출해 디스바이오시스를 강화하고 더 많은 대장균을 확산시킨다. 장 균형은 무너지고 유익한 세균은 줄어들고 대장균이 급증하면 치밀 결합에 영향을 미치고 장 투과성이 증가된다. 면역세포가 장내 미생물에 대한 관용이 없는 것과 피칼리박테리움 프로스니치가 감소하는 것 사이에는 강력한 연관성이 있다. 즉, 면역체계가 흔들리기 시작하는 것이다. 한편 장벽이 없기 때문에 대장균은 장벽을 침범하고, 대장균을 공격하기 위해 면역체계가 활성화된다. 이 것이 바로 염증성장질환이다.

인생과 마찬가지로, 몸에서 나쁜 일이 발생하면 연이어 일이 벌어져 문제가 되기 마련이다. 문제의 원인을 파악하고 대처하기 위해 원인을 분석해야 한다. 그렇다면 섬유질에 굶주린 장이 크론병의 근본 원인일까?

그럴 수 있다. 기계론적 수준에서 보면 SCFA는 크론병 예방과 관련이 있다. SCFA는 면역세포가 장내 세균에 관용을 갖게 하고, 과잉 반응을 보이는 면역체계의 억제를 돕고, 새는 장을 치료하고, 장 건강을 유지하기 위해 보호 세균을 생성하기 때문이다. 최근 한 연구에서 고섬유질 준채식 식단이 크론병 환자들의 질병활성도Disease Activity 변화 없이 호전 상태를 유지시킨다는 점에서 잡식성 식단을 월등히 앞서는 것으로 나타났다. 전향적 임상실험의 결과, 준채식 식단을 먹었던 사람들은 92%의 관해율(Remission Rate, 질환의 증상이 경감되거나 완화되는 비율 – 옮긴이)을 유지한 반면 잡식성 식단을 먹었던 사람들은 33%에 불과했다.

섬유질이 풍부한 식물성 식단은 다른 염증성 자가면역질환에도 유익할까? 그 사실이 입증되고 있다. 비건 식단이 류머티즘성관절염을 완화하는 데 도움이 된다고 거듭 밝혀지고 있다. 류머티즘성관절염 환자를 대상으로 한 임의 대조군 실험에서 비건 식단 그룹의 41%는 임상적으로 개선을 보인 반면 '아주 균형 잡힌' 비非비건 식단 그룹은 불과 4%만 개선을 보였다.

SCFA는 디스바이오시스를 바로잡고 새는 장을 치료할 뿐만 아니라

면역체계가 제 기능을 할 수 있도록 장 마이크로바이옴과 면역체계 사이에 강력한 연결 고리를 만든다. SCFA로 면역체계에 영양분을 충분히 공급하면 확실하고 효율적으로 제 역할을 한다. SCFA가 없다면 면역체계는 불안정하고, 혼란스럽고, 편집적이고, 약해진다. 즉, 면역체계는 SCFA의 도움을 얻기 위해 장내 미생물에 의존한다. 장내 미생물은 SCFA로 바뀔 수 있는 섬유질을 제공받기 위해 우리에게 의존한다. 다시 말하지만, 이 장내 미생물은 소극적인 무임승차자가 아니다. 우리의 건강에 적극적이고 중추적인 역할을 하고 있다.

암의 예방과 억제

앞에서 살펴본 SCFA의 효과는 암을 예방하는 좋은 토대이기도 하다. 디스바이오시스는 대장암, 위암, 식도암, 췌장암, 후두암, 담낭암, 심지어 유방암 같은 여러 유형의 암과 관련이 있다. 그렇다면 SCFA에는 '장을 치료하는 것' 외에 어떤 특별한 점이 있을까?

먼저 암 발생은 억제되지 않은 세포의 증식과 증가 때문이라는 기본 전제부터 살펴보자. 기본 전제 같은 상황이 발생하려면 악성세포 속 DNA가 2개의 세포로 분할되기 전에 스스로 복제할 수 있어야 한다. 이 과정이 일어나려면 히스톤 탈아세틸화효소Histone Deacetylase, HDAC가 필요하다. 따라서 HDAC를 차단해서 DNA 복제 과정을 중지시킬 수 있다면 폭주하는 암 열차에 효과적으로 비상 브레이크를 당길 수 있다.

1970년대 이후 우리는 부티르산이 HDAC를 억제해서 악성세포의 유전자 발현을 변화시키고, 그 결과 암 형성의 기반이 되는 확인 불명의 세포 증식을 억제한다는 것을 알게 되었다. 위험한 세포가 있다면 증식 속도를 늦추는 것만으로는 충분하지 않다. 세포 증식 자체를 막아야 한다. 바로 아포토시스^{Apotosis}, 즉 세포 자멸을 유발하는 것이다. 폭력적으로 보일 수 있지만, 이는 정상적인 세포 조절의 일부이고 드문 일이 아니다. 매일 500억에서 700억 개의 세포가 유기체의 더 큰 이익을 보호하기 위해 이타적인 방식으로 스스로 죽음을 택한다. SCFA는 암으로 변이될 수 있는 세포를 특정해서 제거함으로써 암 퇴치에 도움을 준다.

섬유질이 풍부한 식물성 식단을 통해 암 발병 위험성을 줄인 연구를 보면 이를 우리의 실생활에 적용해야 함이 입증된다. 그럼 바로 본론으로 들어가 이 주제와 관련하여 영국 의학지 〈란셋The Lancet〉에 실린 앤드류 레이놀즈(Andrew Reynolds, 뉴질랜드 오타고대학교 의과대학 교수 – 옮긴이) 박사의 가장 설득력 있으며 높은 평가를 받는 연구를 살펴보자. 레이놀즈 박사는 243건의 전향적 연구에서 정보를 취합했다. 이는 임상 연구에서 거의 볼 수 없는 규모지만, 박사는 전향적 코호트 연구와 무작위 개입 연구에만 제한해서 적용했다. 자료를 분석한 결과, 자연 상태의 식품에서 발견되는 섬유질이 대장암, 유방암, 식도암을 예방하는 것으로 나타났다. 게다가 식이섬유 비율은 하루 25~29g 사이로 여전히 낮은 수준이었다. 서구 사회의 섬유질 섭취는 무척 부족해서 섬유질을 많이 섭취하는 사람도 목표치를 밑돌고 있다. 그럼에도 불구하고 식이섬유 섭취를 늘릴수록 대장암과 유방암 예방 가능성이 높아진다는 것을 시사했다.

대장암은 현재 미국의 암 사망 원인 2위다. 대장암 검진 프로그램에 수십억 달러의 비용을 지불하고 있음에도 그렇다. 하지만 식이섬유가 대장암을 예방하는 것이 수차례 연구를 통해 드러났다. 비전이성 대장암에 걸린 1천 575명을 대상으로 실시한 전향적 연구에서 식이섬유를 더 많이 섭취하면 더 오래 사는 데 도움이 되는 것으로 나타났다. 섬유질 섭취를 5g 늘릴 때마다 대장암으로 인한 사망 위험성은 18% 감소했고, 후속 치료 과정에서 다른 이유로 인한 사망 위험성 역시 14% 감소했다.

이 연구뿐만 아니라 중요한 연구였던 2017년의 대규모 메타분석, 에픽-옥스퍼드 연구(EPIC-Oxford Study, 다수가 채식주의자인 영국의 성인 6만 5천 명을 대상으로 1993년부터 만성질환 및 암 발병의 위험성과 식단의 관계를 연구 - 옮긴이), 제7일 재림파 건강 연구Adventist Health Study 모두 식단과 암 발병 가능성에 관해 동일한 결론에 도달했다. 섬유질이 풍부한 식물성 식단이 암 발병 위험성을 낮춘다. 이상!

심장질환, 뇌졸중, 당뇨병, 비만 예방

SCFA와 섬유질은 미국의 사망 원인 2위인 암을 예방하는 효과가 있다. 그렇다면 사망 원인 1위 심장질환과 5위 뇌졸중은 어떨까? 〈란셋〉에 실린 식이섬유에 대한 동일한 메타분석에서 레이놀즈 박사와 연구진은 식이섬유 섭취가 체중 감소, 제2형 당뇨병 발병률 감소, 총콜레스테롤 수치 하락, 수축기 혈압 저하와 관련이 있다는 것을 알아냈다. 이런 요소들은 관상동맥질환과 뇌졸중의 위험인자다.

SCFA는 혈당 조절을 개선하기 위한 공조 활동으로 여러 조직에 영향을 미친다. 포도당 불내성(Glucose Intolerance, 혈당이 적절한 수준으로 조절되지 않는 증상 - 감수자)을 예방하고, 췌장의 인슐린 반응을 개선하고, 간과 주변 조직의 지방산 흡수를 억제하도록 돕는다. 1980년대로 거슬러 올라가면 수용성 섬유질이 제2형 당뇨병을 예방한다고 주장하는 연구도 있다.

최근 〈사이언스〉에 실린 리핑 자오(Liping Zhao, 미국 럿거스대학교 응용미생물학 교수 - 옮긴이) 박사의 논문 등 최신 연구에서는 더 깊이 파고들어 섬유질이 풍부한 식단은 혈당 조절을 개선하는 SCFA 생성 미생물의 증식을 촉진한다는 것을 보여줬다.

당뇨병의 위험성을 결정하는 것은 단지 우리가 먹는 식품만이 아니라 그 식품이 장내 미생물에 미치는 영향도 있다. 처음에는 '렌틸 효과Lentil Effect'라고 했다가 이제는 '두 번째 식사 효과Second Meal Effect'라는 개념으로 설명한다. 만약 두 사람에게 점심으로 동일한 칼로리의 빵과 렌틸콩을 준다면 당연히 렌틸콩을 먹은 사람이 혈당 스파이크가 낮게 나타난다. 놀라운 일이 아니다. 그다음 이 두 사람이 저녁으로 모두 흰 빵을 먹으면 점심에 렌틸콩을 먹은 사람이 혈당 스파이크가 낮게 나타난다. 동일한 음식으로 저녁 식사를 했지만, 점심 식사 음식에 따라 다른 효과가 나타난다. 이제 우리는 이 이유를 이해한다. 점심 식사에서 힘을 실어준 세균이 저녁 식사에서 SCFA 마법을 부리고 있기 때문이다.

또한 SCFA는 콜레스테롤 형성에 중요한 효소를 직접 통제하고 담즙의 콜레스테롤 분비를 증가시킴으로써 콜레스테롤 수치를 낮춘다. 그리고 지방산 흡수를 감소시키는 지방세포 수용체를 활성화시켜서 지방 축적을 억제한다.

이 각각의 메커니즘은 결국 비만을 예방한다. 또한 SCFA는 충분히 먹었다는 것을 알려주는 포만 호르몬의 분비를 촉진한다. 이것은 우리의 고가공 저섬유질 식단 때문에 희생되고 있는 효능이기도 하다. 하루를 정상적으로 보내기 위해 운동복 한 벌, 3시간의 낮잠, 에너지 음료를 준비할 필요 없이 섬유질이 풍부한 식단만으로 기분 좋고 충분한 포만감을 느낄 수 있다. 제대로 된 음식을 먹으면 모든 것이 의도한 대로 자연스럽게 흐른다. 칼로리를 계산하거나 과식하지 않고 적당한 때에 먹는 것을 중단하면 그만이다. 이 개념을 증명하기 위한 무작위 교차 연구에서 사람들은 에너지와 다량영양소를 맞췄음에도 불구하고 돼지고기 패티의 치즈버거를 먹은 것보다 두부 패티를 넣은 식물성 버거를 먹고 나서 더 큰 만족감과 포만감을 느꼈다. 동일한 칼로리에 동일한 다량영양소가 포함되었지만, 식욕 조절은 식물성 버거가 뛰어났다. 놀랍지 않은가?

마지막으로 증상이 있는 관상동맥질환 환자들에게서 부티르산을 생성하는 장내 세균의 수치가 감소된 것으로 밝혀졌고 동물실험에서 SCFA가 울혈성심부전과 고혈압을 예방하는 것으로 나타났다. 최근에는 장벽의 기능을 유지하고 세균 내독소의 분비를 제한함으로써 혈관 염증을 낮춰서 죽상동맥경화증(Atherosclerosis, 혈관에 지방이 쌓여 동맥이 좁아지고 탄력을 잃게 되는 현상 - 옮긴이)을 예방하는 것이 드러났다. 근래 한 연구 결과에서는 울혈성심부전이 있는 사람들은 SCFA를 생성하는 미생물이 없고 TMAO를 생성하는 미생물이 증가한 것으로 밝혀졌다. 이 환자들은 혈액 내 부티르산의 수치는 낮고 TMAO 수치는 높았다. 이제 우리는 식물성 식단이 심장 건강에 좋은 이유를 조금은 이해한다. SCFA는 TMAO와 대립 관계다.

인지력과 섬유질 식단의 관계

창을 던지는 로마의 전사처럼, 장에 서식하는 슈퍼히어로 세균은 우리 몸맨 위에 자리한 뇌에도 SCFA를 분출한다. 흥미로운 점은 많은 분자들이 혈뇌장벽Blood-Brain Barrier이라 부르는 보호벽 때문에 뇌까지 이동하지 못한다는 것이다. 뉴욕시의 가장 고급 클럽에서 입장 금지를 당하는 것처럼 대부분의 분자는 혈뇌장벽에서 제지당한다.

상상해 보자. SCFA가 등장하면 출입문을 막고 있던 벨벳 로프가 치워지고 분자들은 최고의 인기 클럽, 즉 우리의 가장 귀중한 기관인 뇌에 자유롭게 입장하게 된다.

벨벳 로프 반대편에서는 SCFA가 계속 마법을 부린다. 디스바이오시스를 개선하고, 새는 장을 치료하고, 장내 미생물을 강화하고, 면역체계를 최적화하고, 식욕과 신진대사를 조절하는 동일한 화학물질이 장 마이크로바이옴을 뇌 기능에 연결시킨다. 그 효과는 역시나 광범위하고 강력하다.

새는 장 문제를 가진 사람들 중 많은 이들이 브레인 포그(Brain Fog, 머리에 안개가 낀 것처럼 멍한 증상 – 옮긴이)를 호소한다. 앞서 살펴봤듯이 SCFA는 장 투과성 증가를 고치기 위해 치밀 결합 단백질을 활성화하고 혈뇌장벽에도 비슷한 마법을 부린다.

부티르산은 학습과 기억력 향상에 큰 영향을 미친다. 이는 알츠하이머병, 중금속 독성, 외상성 뇌손상, 심지어 신경 감염의 사례에서 증명되었다. 내 경험을 말하자면, 식단을 바꾼 이후 정신이 맑아지면서 삶이 달라졌다. 이전에는 도저히 이 책을 쓸 수 없는 상태였다. 내게는 체력이나 집중력, 신경가소성(Neural Plasticity, 신경세포가 새로운 경험에 대한 반응으로 구조나 기능, 조직을 바꾸는 것 – 옮긴이)이 부족했다.

알츠하이머병의 특징 중 하나로 뇌의 신경세포 사이에 아밀로이드 플라그Amyloid Plaque가 축적되는 것이 있다. 현재 연구자들은 아밀로이드의 생성을 차단하는 알츠하이머병 치료법을 찾고 있다. 수십억 달러는 아니더라도 수백만 달러의 연구비가 투자되고 있다. 연구는 계속 진행되겠지만, 우선 실험실 연구를 통해 SCFA가 아밀로이드의 생성을 방해하는 것으로 드러났다.

또한 실험실 연구에서 부티르산이 파킨슨병에 걸린 사람의 뇌를 보호하는 것으로 밝혀졌다. 임상시험에서 파킨슨병 환자들은 SCFA를 생성하는 세균의 농도가 낮았고, 분변의 SCFA 농도 역시 낮은 것으로 나타났다는 점을 고려하면 대단히 흥미로운 점이다. 한편, 파킨슨병 환자들은 거의 모두 소화기계 질환을 가지고 있으며, 가장 흔한 증상은 변비다.

마지막으로 섬유질 함량이 높은 식단을 먹은 어린이는 섬유질 함량이 낮은 식단을 먹은 어린이에 비해 인지 기능(멀티태스킹, 작동 기억, 집중력 유지)이 뛰어났다. SCFA는 ADHD에도 도움이 될 수도 있는 것이다.

섬유질의 재소환

저스틴 소넨버그(Justin Sonnenburg, 스탠퍼드대학교 의과대학 미생물학 및 면역학 분과 교수 – 옮긴이) 박사는 탄자니아의 하드자Hadza 부족과 미국인을 비교한 연구에서 서구화가 장내 미생물의 다양성을 잃게 만들었다는 것을 보여줬다. 하드자 부족은 지구상에 마지막으로 남아 있는 수렵·채취 공동체 중 하나이며, 이들의 생활 방식은 원시시대 인간의 생활과 마이크로바이옴의 모습을 파악하는 데 도움이 된다. 하드자 부족은 하루 100g 이상의 식이섬유를 섭취한다. 1년이면 약 600종의 식물이 식단에 포함되는 셈이다. 미국인은 평균적으로 하루에 고작 15g의 식이섬유를 섭취하고, 식단에 포함되는 식물은 60종 이하다. 장내 미생물의 차이는 엄청나다. 하드자 부족은 미국인에 비해 약 40% 이상, 영국인에 비해 약 15% 이상의 장내 미생물 다양성을 보였다.

아프리카 현지인에 비해 아프리카계 미국인의 대장암 발병률이 65배나 더 높다는 것을 생각해 보자. 아프리카계 미국인 그룹과 아프리카 현지인 그룹의 식단을 2주 동안 바꾸는 흥미로운 실험을 했다. 아프리카 현지인은 고지방 저섬유질 식단을 먹고, 아프리카계 미국인은 저지방 고섬유질 식단을 먹었다. 어떤 결과가 나왔을까?

아프리카 현지인 그룹이 미국인의 식단을 시작하자 부티르산 수치는 감소하고 TMAO 수치는 증가했다. 아프리카계 미국인 그룹은 정반대의 결과가 나타났다. 식단의 '아프리카화'는 부티르산을 2.5배 증가시킨 반면 '미국화'는 부티르산을 절반으로 감소시켰다. 속발성 담즙산염이 어떻게 대장암을 유발하는지 기억하는가? 전형적인 아프리카식 식단은 속발성 담즙산염을 70% 감소시킨 반면 미국식 식단은 400%나 증가시켰다.

마지막으로 사소하지만 놀라운 사실이 하나 더 있다. 소넨버그 박사는 생쥐 실험을 실시해 미국식 식단은 장내 미생물의 다양성을 잃게 만들며, 이는 여러 세대를 거치며 복합적인 영향을 미칠 수 있음을 밝혀냈다. 할머니가 어렸을 때는 장에 1200종의 미생물이 있었지만 엄마를 출산했을 때 900종의 미생물이 있었다면 엄마가 얻는 미생물은 900종이다. 엄마가 거기서 300종의 미생물을 잃었다면 나는 600종의 미생물을 가지고 출발하는 셈이다. 할머니 몸속 미생물종 수치의 절반이다. 이 연구에서 미생물 다양성이 세대를 거치며 줄어드는 것을 막기 위한 핵심 요인이 적절한 프리바이오틱스 섬유질의 섭취였다는 사실은 그다지 놀랍지 않다. 물론 이는 동물실험일 뿐이다.

포스트바이오틱스인 SCFA의 이점이 너무 대단해서 다소 믿기 어려울 수도 있지만, 과학적으로 인정된 사실이다. SCFA는 그냥 중요한 것이 아니다. 장 건강에 절대적이다. SCFA는 새는 장을 바로잡고 세균 내독소를 감소시킴으로써 디스바이오시스의 해결책을 제시한다. 유익한 장내 미생물이 제 일을 할 수 있도록 영양분을 공급한다. 또한 건강을 위해 몸 구석구석에서 중요한 역할을 한다. 미국에서 가장 사망률이 높은 질환들을 예방하는 효과도 있다. 그렇지만 이 슈퍼스타는 익명인 채로 숨어 있었다. 이제 바꿔야 한다. 나는 섬유질 대세론을 조성하고 있다. 누가 여기에 동참하겠는가? 친구들을 초대하고, 가족들을 데려오자. 그리고 강력하게 추천하자. 우리 모두 섬유질이 풍부한 식생활로 바꿔야 할 때다.

*이 장에서 인용한 참고문헌 65건은 www.theplantfedgut.com/research에서 확인할 수 있다.

2부

섬유질이 풍부한 식습관

4장

다양한 식물을 먹고 있나요?

: 무지개색 음식의 비밀

2017년 시카고에서 나는 청중으로 가득 차 앉을 자리가 없는 강연의 맨 앞줄에 있었다. 위장병 전문의, 외과의, 영양학자, 연구자 등 전 세계 150여 개국에서 2만 명에 가까운 (나처럼) 따분한 인간들이 모인 대규모 학술대회인 미국 소화기학회 주간Digestive Disease Week이었다. 나는 롭 나이트(Rob Knight, 미국 캘리포니아대학교 샌디에이고 캠퍼스 소아과 교수-옮긴이) 박사의 강연을 듣기 위해 그 자리에 있었다. 나이트 박사는 장 건강 분야의 신과 같은 존재다. 그는 2012년 미국인의 위장관 프로젝트American Gut Project를 창안했다. 이 프로젝트는 산업화된 사회의 미생물과 마이크로바이옴에 관한 가장 대규모 연구다. 나이트 박사는 전례를 찾기 힘든 미국인의 위장관 데이터베이스를 활용해 건강한 마이크로바이옴을 예측하는 가장 중요한 요인을 발표할 예정이었다. 우리가 가진 최상의 연구 자료를 바탕으로 장 건강에 대한 인식을 재정립하게 될 발표였다. 나이트 박사의 결과는 이랬다.

건강한 장 마이크로바이옴을 예측하는 가장 중요한 요인은 우리 식단에 포함된 식물의 다양성이다. 메타무실을 섭취하거나 단순히 섬유질 함량을 계산하는 것이 아니라 얼마나 다양한 식물을 섭취하느냐가 중요하다. 구체적으로 나이트 박사는 1주일에 30종의 식물을 섭취하는 것이 장 미생물 다양성을 예측하는 가장 중요한 요인이라는 것을 알아냈다. 이것은 스스로를 '비건'이나 '채식주의자' 혹은 '잡식성'이라고 규정하는 것보다 더 설득력이 있다. 정크푸드만 먹고 식물성 식품은 거의 먹지 않는 비건이 될 수도 있고, 팔레오 다이어트를 하면서도 식물 다양성에 집중하면 건강한 식단이 될 수 있기 때문이다. 결국 모든 것은 식물의 다양성으로 귀결된다.

앞부분을 읽었면 그다지 놀라운 결과는 아닐 것이다. 2장에서 우리는 장 건강을 위해 식물성 식단을 5일만 실시해도 동물성 식단을 5일 동안 실시했을 때보다 효과가 있다는 것을 다뤘다. 3장에서는 식물에서 발견되는 섬유질이 장 건강에 얼마나 중요한지 알아봤다. 특히 섬유질(프리바이오틱스)은 장내 미생물(프로바이오틱스)에 의해 SCFA(포스트바이오틱스)로 변할 수 있기 때문이다. 자연계에는 무수한 종류의 섬유질이 있고, 모든 식물은 독특한 조합의 섬유질을 제공하므로 이를 처리하려면 전혀 다른 미생물 조합이 필요하다. 갖가지 식이섬유와 저항성 녹말이 포함된 식단은 이를 처리하기 위해 필요한 미생물종에 도움을 준다. 하드자 부족을 통해 입증된 것처럼, 섬유질을 많이 섭취하고 식물 다양성을 높일수록 미생물종의 다양성도 높아진다. 다양성이 중요한 이유는 무엇일까? SCFA의 치유력이 발휘될 수 있는 것은 장내 미생물의 적응성 덕분이기 때문이다. SCFA의 모든 이점을 얻으려면 다양한 미생물이 필요하다.

미국인의 위장관 프로젝트에서는 다양한 식물을 섭취한 사람들에게서 SCFA를 생성하는 세균이 더 많이 나타나는 것을 확인했다. 3장에서 섬유질로 장을 훈련시키는 것을 다뤘다. 규칙적인 운동은 근육을 강하게 만든다. 마찬가지로 섬유질로 장을 규칙적으로 훈련시키면 섬유질의 대사 작용으로 SCFA를 생성하는 미생물의 출현이 증가한다. 결과적으로 SCFA를 매우 효율적으로 생성한다. 장이 적응하고 더 강해진 것이다. 연습을 많이 할수록 실력이 좋아진다. 우리의 장도 마찬가지다.

우리의 마이크로바이옴 구성은 대체로 우리가 섭취하는 식품에 의해 결정된다. 선택한 음식에 따라 시시각각 장내 미생물의 부침이 일어난다. 모든 식물 유형에는 먹이가 있으면 번성하고 먹이가 없으면 쇠약해지는 장내 미생물종이 있다. 그러므로 마이크로바이옴 내의 다양성은 우리 식단에 포함된 식물 다양성에 비례한다는 주장은 무척 타당하다.

식품 기술이 빠르게 발전하고 식품 가용성이 증가했지만, 우리 식단의 다양성은 급격히 떨어지고 있다. 지구상에는 대략 40만 종의 식물이 존재하고, 이 중 약 30만 종은 식용이다. 하지만 우리는 200여 종의 식물만 먹는다. 이는 식용식물 1500종당 1종만 먹는다는 의미다.

쌀, 밀, 옥수수 이 세 가지 작물이 인간이 식물에게 얻는 칼로리와 단백질의 거의 60%를 차지한다. 식량 생산 체계에 있어서도 다양성을 지원하는 것보다 수확량이 많은 작물로 통합하는 것이 훨씬 쉽다. 전 세계 농업 종사자들이 유전적으로 동일하고 수확량이 많은 품종을 이용하라는 압박에 시달리면서 지난 세기에만 식물 다양성 75%를 포기했다. 다시 말해 현대의 식량 체계는 칼로리를 효율적으로 생산하기 위해 식물 다양성을 희생하고 있는 것이다.

이는 우리 식단에서 식물의 다양성을 자연스럽게 회복시키기는 힘들 거라는 뜻이다. 오히려 지금의 식량 산업 체계가 원하는 방향과 다르게 식물 다양성을 식습관 철학으로 삼아야 가능하다. 다행히 이 장에서는 자연의 보상을 기념하는 의미에서 식물 다양성을 극대화하는 방법을 소개할 것이다.

식습관의 황금률

다양한 종류의 식물식은 삶과 건강을 바꿀 만큼 강력한 힘이 있다. 이 황금률을 따르면 우리는 모든 것을 가질 수 있다. 이전보다 더 활력 넘치고 건강하게 만드는 음식, 안색이 밝아지고 기분이 좋아지고 더 오래 살게 하는 음식, 장 마이크로바이옴을 치유하고 개선하는 음식을 즐길 수 있다. 내가 직접 경험했고, 환자들한테서도 확인한 사실이다.

최대한 다양한 식물을 먹는 것은 건강해지기 위한 선택이다. 장내 미생물을 무너뜨려 병의 근원인 디스바이오시스에 이르게 하거나 에너지를 빼앗는 식품이 아닌 영양을 공급하고 최적의 건강 상태를 유지시키는 식품을 선택하는 것이다. 식물 다양성에 중점을 둠으로써 다양한 영양소를 활용하고 건강 문제를 개선하고 심지어 스스로 걸린 것도 알지 못했던 질환을 치료할 수 있다. 또한 장 건강의 가장 중요한 요소인 마이크로바이옴에 영양분을 공급하고 SCFA의 효과가 몸 전체에 미치게 할 수 있다.

우리는 피해야 하는 장황한 식품 목록, 탄수화물과 단백질, 지방 사이의 복잡한 비율, 제거식이요법, 칼로리 계산, 심지어 음식 무게 측정 등으로 건강의 개념을 너무 복잡하게 만들었다. 게다가 이 모든 규칙에도 불구하고 건강은 더 나빠지기만 했다. 더 이상 복잡할 필요가 없다. 다양한 식물식이면 충분하다. 성가신 식품 목록은 필요 없다. 이 규칙만 따르면 더 건강해질 것이다.

다양한 식물식에 대해 이런 궁금증이 생길 수도 있다. "콩을 포함해 식물성 단백질로 연명하면 영양 결핍으로 고생하지 않나요?" 비건 식단이나 식물성 식단에 대한 큰 우려 중 하나는 중요한 미량영양소를 놓칠 수 있다는 점이다. 안심하자. 2014년 한 연구에서 여러 가지 식단(비건, 채식주의, 세미 베지테리언, 페스코 베지테리언, 잡식성)의 전반적인 영양 가치를 비교한 결과, 비건 식단이 영양학적으로 가장 완벽했던 반면 잡식성 식단이 가장 낮은 점수를 받았다.

식사법에 대한 이런 접근은 항상 기대 이상의 결과를 준다. 예를 들어 당뇨병을 고치기 위해 특정 식단을 실천한다면, 그 과정에서 아직 문제가 되지도 않았던 질환까지 고치게 된다. 식물의 다양성이라는 황금률은 치료와 예방 두 가지 효과가 있으며 그 효과는 믿기 어려울 정도로 강력하다.

매일의 식단에 다양한 식물식에 대한 철학을 담는다면 이 단순한 규칙만으로 엄청난 가능성이 열릴 것이다. 더 이상 칼로리를 계산하거나 맛없는 다이어트 음식을 먹거나 1회 제공량을 제한할 일이 없다. 먹고 싶은 만큼 먹고도 최적의 체중을 유지하며 더 건강해질 수 있다. 정말이다. 수십 년 동안의 우리의 건강과 식생활 문화를 보면 말도 안 되는 발상으로 들릴 수도 있다. 하지만 진짜 그렇다. 온갖 종류의 허브, 다양한 식물성 식품의 맛과 식감을 무제한으로 즐길 수 있다. 이것은 엄청난 일이다. 그리고 정말 신나는 일이다.

식물 속 섬유질 조합의 특징

· 보리에는 베타글루칸β-Glucan이라는 프리바이오틱스 섬유질이 있어서 유익한 미생물의 증식을 촉진하고, 총콜레스테롤 수치와 LDL 콜레스테롤 수치를 낮추고, 혈당 조절을 돕는다. 참고로 보리에는 셀레늄Selenium도 풍부하다. 셀레늄은 갑상선 건강에 중요하고 자가면역성 갑상선 질환을 예방하는 효과가 있다.

· 통귀리도 베타글루칸 함량이 높다. 더욱이 귀리에는 항산화 기능과 염증 퇴치 효과가 있는 페놀산Phenolic Acid이 들어 있다.

· 아마씨에는 아라비아풀 점액에서 추출되는 수용성 프리바이오틱스 섬유질이 20~40% 들어 있어 상쾌한 배변 활동을 돕는다. 또한 장내 미생물이 활발히 활동하도록 자극한다.

· 밀기울(Wheat Bran, 밀 알곡의 겉껍질을 벗긴 다음에 나오는 고운 속껍질로, 밀을 빻아 체로 쳐서 남은 속껍질-감수자)에는 아라비노자이란 올리고당Arabinoxylan Oligosaccharides으로 만들어진 특별한 종류의 섬유질이 들어 있다. 이 섬유질은 비피도박테리아 같은 건강한 장내 미생물을 활성화하고 헛배 부름이나 복통 같은 소화 관련 증상을 감소시킨다. 밀기울은 항산화 및 항암 효과도 있다. 우리 세대의 위대한 과학자 가운데 한 명으로 손꼽히는 밸푸어 사토어(Balfour Sartor, 노스캐롤라이나대학교 의과대학원 의학·미생물학·면역학 석좌 교수-옮긴이) 박사는 사람들이 밀을 탐탁찮아 할 때조차 밀기울의 이점을 적극적으로 알렸다. 밀기울은 씨앗을 보호하는 단단한 외피로, 주로 식품 가공 과정에서 제거된다. 정제 곡물을 선택하거나 글루텐이 들어 있지 않은 식품을 섭취한다면 밀기울의 이점을 누리지 못할 것이다. 글루텐에 대한 궁금증은 뒤에서 더 풀어보도록 하자.

· 감자는 저항성 녹말의 훌륭한 공급원이다. 여기서 말하는 것은 가공하지 않은 것이다. 프렌치프라이나 감자칩은 분명 몸에 좋지 않다. 다행히 내 몸속 아일랜드계 혈통의 미생물은 맛있는 으깬 감자를 좋아한다. 으깬 감자는 프리바이오틱스인 저항성 녹말의 공급원이다. 한 연구에 따르면 감자는 치커리 뿌리에 들어 있는 이눌린(Inulin, 식물의 뿌리나 땅속 줄기에 들어 있는 다당류-옮긴이)보다 SCFA 수치를 증가시키는 것으로 나타났다. 팁을 하나 주자면 감자를 식히는 과정에서 저항성 녹말이 더 많이 만들어진다. 만약 감자를 반복해서 데우고 식힌다면 저항성 녹말이 계속 늘어나는 셈이다. "으깬 감자 남은 거 없나요?"

· 해조류는 50~85%의 수용성 프리바이오틱스 섬유질을 함유하고 있다. 해조류를 자주 섭취하는 일본인의 장수 요인이기도 하다. 9장에서 자세히 살펴보겠지만, 해조류는 섬유질이 풍부한 식단에 추가할 수 있는 아주 좋은 식재료다.

파이토케미컬: 섬유질 그 이상의 게임체인저 ....

섬유질, 식물성 단백질, 탄수화물, 건강에 좋은 지방, 비타민, 미네랄 등 식물마다 독특한 영양소 조합이 있다. 주로 섬유질을 말했지만, 파이토케미컬Phytochemical의 효능도 간과할 수 없다. '파이토Phyto'는 '식물'을 의미하는 접두사로 파이토케미컬은 오로지 식물성 식품에서만 찾을 수 있는 영양소다. 적어도 8천 가지가 있지만 대부분은 우리가 알지 못한다. 연구된 것은 150가지 정도에 불과하다. 하지만 거듭된 연구를 통해 확인된 결과는 파이토케미컬이 몸에 좋다는 점이다.

예를 들어 서양에 이런 속담이 있다. '하루에 사과 하나면 의사가 필요 없다.' 이 오래된 속담은 사실일까? 최근 연구에 따르면 그렇다. 사과는 뛰어난 섬유질 공급원이다. 중간 크기의 사과 1개에는 4.4g의 섬유질이 들어 있다. 3분의 2는 불용성 섬유질이고 3분의 1은 수용성 섬유질이다. 이것은 시작에 불과하다. 사과에는 수많은 파이토케미컬이 들어 있다. 몇 가지만 꼽아보면 퀘르세틴3갈락토시드Quercetin3Galactoside, 퀘르세틴3글루코시드Quercetin-3-Glucoside, 퀘르세틴3람노시드Quercetin-3-Rhamnoside, 카테킨Catechin, 에피카테킨Epicatechin, 프로시아니딘Procyanidin, 시아니딘3갈락토시드Cyanidin3Galactoside, 쿠마르산Coumaric Acid, 클로로겐산Chlorogenic Acid, 갈산Gallic Acid, 플로리진Phloridzin 등이다. 사과에는 껍질이나 과육 혹은 과심 등 부위별로 다른 조합의 파이토케미컬이 들어 있다.

파이토케미컬은 제각각 독특한 치료 효과가 있다. 퀘르세틴은 폐암, 대장암, 관상동맥질환, 제2형 당뇨병, 천식, 간 손상을 예방한다. 카테킨에는 폐암, 관상동맥질환, 뇌졸중, 만성폐쇄성 폐 질환 예방 효과가 있다.

사과에도 프로바이오틱스가 있다는 것을 알고 있는가? 프로바이오틱스 캡슐을 내려놓고 사과를 들자. 사과 1개에는 무려 1억 마리의 세균이 들어 있을 수 있다. 식물 또한 마이크로바이옴을 가지고 있다. 인간과 마찬가지로 미생물은 사과나무에서 꽃이 피고 사과가 열릴 때까지 지대한 영향을 미친다. 사과는 엄청나게 다양하다. 말 그대로 수천 품종이 있다. 유기농법으로 생산된 사과는 미생물 다양성이 더 증가할 뿐만 아니라 락토바실리 같은 인간의 건강에 도움이 되는 프로바이오틱스의 수치가 높다. 현재 과학자들은 식물의 마이크로바이옴과 인간의 장 마이크로바이옴 사이의 이런 교류가 인간의 건강에 특히 중요하며 중요한 미생물 공급원이라고 생각한다. 우리 모두는 생명의 순환을 구성하는 한 부분이며, 우주의 모든 것이 서로 연결되어 있다는 것을 보여주는 또 다른 예다.

사과의 각 품종마다 독특한 조합의 건강 증진 요소가 있다. 하지만 모든 품종에 있는 섬유질, 파이토케미컬, 미생물은 어떤 식으로든 인간의 건강에 도움을 준다. 사과가 암, 심장질환, 천식, 제2형 당뇨병의 발병 위험을 줄이는 이유가 여기에 있다.

그렇다면 매일 사과를 한 무더기씩 먹어치워야 할까? 그렇지 않다. 이 기회에 과일과 채소가 가진 마법 같은 효능을 살펴보려는 것뿐이다. 사과는 여러 과일 중 하나다. 과일, 채소, 통곡물, 콩류, 씨앗류, 견과류 모두 주목할 만한 독특한 조합의 섬유질, 파이토케미컬, 미생물이 들어 있다.

식물에서 볼 수 있는 다채로운 색깔은 식물이 함유하고 있는 파이토케미컬 때문이다. 사람들이 "무지개색을 먹자"라고 말하는 이유가 바로 여기에 있다. 그것은 '식물식의 다양성'을 의미하는 최고의 암호다.

무지개색 섭취의 효능			
색깔	식물	파이토케미컬	효능
붉은색	토마토, 수박	리코펜Lycopene	항산화 성분 제공, 전립선암 예방

적황색	당근, 고구마, 호박	베타카로틴β-Carotene	피부 건강, 눈 건강, 면역체계 개선
오렌지색-노란색	오렌지, 레몬, 복숭아	리모노이드Limonoid, 플라보노이드Flavonoid	심장질환 예방, 항암 효과
녹색	시금치, 케일, 콜라드	클로로필Chlorophy ll, 루테인Lutein	항암 효과, 눈 건강 개선
녹색-흰색	브로콜리, 방울양배추, 양배추, 콜리플라워	인돌Indole, 이소티오시아네이트Isothiocyanate	강력한 항암 효과
흰색-녹색	마늘, 양파, 차이브, 아스파라거스	알릴황화물Allyl Sulfide	콜레스테롤 수치 및 혈압 저하, 위암과 심장질환 위험성 감소
푸른색	블루베리, 블랙베리	안토시아닌Anthocyanin	항산화 성분 제공, 기억력 개선, 암 예방
보라색	포도, 자두	레스베라트롤Resveratrol	콜레스테롤 수치 저하, 응혈 방지
검은색	통곡물, 콩류	섬유질Fiber	3장을 읽을 것!

서로 다른 두 식물이 만나 시너지 효과를 내기도 한다. 자연계의 천생 연분인 셈이다. 예를 들어보자.

- **과카몰리**(Guacamole, 으깬 아보카도에 토마토, 양파, 향신료 등을 넣은 소스-옮긴이)**에 들어가는 토마토와 아보카도:** 토마토는 리코펜이 풍부해서 암 발병 위험성과 심혈관질환을 줄여준다. 아보카도에 들어 있는 건강에 좋은 지방은 리코펜의 생물학적 가용성을 한층 높여준다. 좋은 지방, 만세!
- **모둠 과일:** 코넬대학교에서 발표한 연구에 따르면 여러 과일을 조합했더니 항산화 활동이 더욱 활발해지면서 항산화 효과가 향상되는 동시에 시너지 효과도 나타났다. 이를 바탕으로 연구진은 건강을 향상시키려면 다양한 과일에서 항산화 성분을 섭취해야 한다고 권

고했다.

- **케일과 레몬**: 케일은 식물성 식단의 철분 공급원이다. 비헴Non-Heme 형태의 철분이고 생물학적 가용성이 낮다. 동물성 식품에서 얻는 헴Heme 형태의 철분은 생물학적 가용성이 높지만, 염증을 잘 일으키고 관상동맥질환, 대장암, 제2형 당뇨병과 연관이 있다. 레몬에 들어 있는 비타민 C는 철분 흡수를 높이고, 심장질환, 대장암, 당뇨병을 유발하지 않는 공급원, 즉 식물성 영양소 섭취에 도움을 준다.
- **강황과 후춧가루**: 강황에 들어 있는 활성성분인 커큐민은 강력한 소염 기능이 있어서 관절 통증에 효과적이다. 카레에 후춧가루를 뿌리면 커큐민의 생물학적 가용성이 2000%나 증가한다.

식사 때마다 좋아하는 음식을 먹는 모습을 상상해 보자. 접시는 밝은 녹색과 붉은색, 밝은 노란색과 적황색 등 다채로운 색깔로 가득하다. 단맛, 짠맛, 쓴맛, 신맛, 감칠맛 등 모든 맛이 담겨 있다. 냄새 역시 아주 기가 막혀서 이제껏 먹어본 최고의 맛에 대한 기억이 떠오르고, 속이 따뜻해지고, 침이 고인다. 부드럽고 쫄깃한 식감에 바삭바삭한 식감이 균형을 이룬다. 식사를 마쳤을 때 더할 나위 없는 기분이 든다. 식후 후유증을 상쇄하기 위해 엄청난 양의 커피를 마실 일도 없다. 몸은 가볍고 활기가 넘친다. 아주 최상의 상태다. 복잡한 규칙이나 음식 목록을 지켜야 한다는 걱정 없이 색깔이나 맛, 식감 위주의 식사를 즐길 수 있다면 얼마나 자유롭겠는가?

바로 내가 상상하는 건강한 삶이다. 생동감 넘치게 다채롭고, 유쾌하며 새롭다. 별다른 노력이 없어도 건강하다. 다양한 식물식은 식품을 무조건 제한하는 것과는 정반대다. 우리는 온갖 다이어트 방법으로 식품을 더 까다롭게 제한하고 있지만, 효과가 없었다. 진정한 해결책은 극단적인 결핍이 아니라 근본적인 풍부함에 있기 때문이다. 이를 염두에 두고 이제부터 섭취를 제한했던 식품들의 숨겨진 과학적 원리를 살펴보자. 이 식품들을 섭취하고도 과거에는 더 건강했다는 것을 보여주고자 한다.

통곡물의 힘

많은 사람들이 통곡물은 염증을 유발하고 현대 농업의 해로운 부산물이라고 믿고 있다. 이런 믿음은 무척 당황스럽다. 통곡물을 설탕 같은 정제된 곡물과 하나로 묶으면 안 된다. 통곡물과 정제된 곡물은 완전히 다르다. 통곡물은 프리바이오틱스 섬유질의 훌륭한 공급원이며 다양한 식물식에 반드시 포함된다. 의심이 든다면 연구 결과 몇 가지를 소개하겠다.

45건의 연구를 체계적으로 검토하고 메타분석한 결과, 매일 통곡물 식빵 2조각을 추가하면 관상동맥성 심장질환, 심혈관질환, 전체 암 발병 위험성이 낮아질 뿐 아니라 호흡기질환, 전염병, 당뇨병, 암 이외의 모든 비심혈관성 질환 등으로 인한 사망 위험성을 낮추는 것으로 나타났다. 아직 납득이 되지 않는가?

그렇다면 증거를 더 제시하겠다. 간호사 건강연구Nurses' Health Study와 건강전문가 추적연구Health Professionals FollowUp Study의 메타분석 결과에서 매일 통곡물을 섭취하면 사망 위험성은 5%, 심혈관질환으로 인한 사망 위험성은 9% 감소하는 것으로 나타났다.

• 대략 25만 명을 대상으로 한 메타분석 결과, 통곡물을 가장 많이 섭

취한 사람은 가장 적게 섭취한 사람에 비해 뇌졸중에 걸릴 위험성이 14% 낮은 것으로 밝혀졌다.

- 2011년 여러 전향적 연구를 메타분석한 결과, 하루 3번 적당량의 통곡물을 섭취하면 대장암 위험성이 20% 감소하고, 통곡물 섭취량이 늘어날수록 그 위험성이 더 낮아지는 것으로 나타났다.
- 15건의 연구와 약 12만 명을 대상으로 한 메타분석 결과, 하루 3번 적당량의 통곡물을 섭취하면 체질량지수가 낮아지고 복부 지방이 줄어드는 것으로 나타났다.
- 코호트 연구 16건을 메타분석한 결과, 하루 3번 통곡물을 섭취하면 당뇨병 위험을 3분의 1로 줄일 수 있는 것으로 나타났다. 그렇지만 정제된 곡물은 효과가 없었다. 통곡물 빵, 통곡물 시리얼, 밀기울, 현미는 당뇨병 예방 효과가 있는 반면 백미는 당뇨병 위험성을 높이는 것으로 밝혀졌다.

통곡물을 섭취할 때 우리의 장내 미생물에 일어나는 현상을 언급하지 않을 수 없다. 무작위 대조군 연구에서 정제 곡물 대신 통곡물을 섭취한 피실험자들은 SCFA를 생성하는 세균 라크노스피라Lachnospira가 증식하고, SCFA 수치가 높아지고, 전염증성 장내세균Enterobacteriaceae이 감소한 것으로 나타났다. 또한 면역체계가 개선되고 장 염증에는 아무런 영향을 미치지 않았다. 다시 말해 통곡물은 장 건강에 좋은 것이다. 2장에서 다룬 것처럼 장기간 팔레오 다이어트를 하면 TMAO는 늘고 SCFA는 줄면서 장내 미생물의 건강이 약화되는데, 연구진은 통곡물을 제한했기 때문이라고 지적했다.

염증은 어떨까? 통곡물이 염증을 유발할까? 무작위 대조군 교차 연구에서 통곡물을 섭취한 피실험자는 염증 지표인 C 반응성 단백질C-Reactive Protein이 21% 감소한 반면 식단에서 통곡물을 제외한 피실험자는 12% 증가했다. 10년간 식습관을 조사한 연구에서 37개 식품군 가운데 통곡물이 염증 방지 효과가 가장 뛰어난 것으로 나타났다.

이제, 탄수화물을 논할 때는 건강을 해치는 정제된 곡물과 건강을 증진시키는 통곡물을 구분하자. 통곡물은 섬유질의 훌륭한 공급원이다. 3장에서 살펴봤듯, 섬유질은 장내 미생물의 영양분이 되어 비만, 심장질환, 뇌졸중, 제2형 당뇨병을 예방하는 SCFA의 생성을 돕는다. 통곡물은 염증을 일으키지 않는다. 오히려 정반대다. 탄수화물을 악당 취급하려면 정제된 곡물을 비난하고, 장내 미생물에 영양분을 공급하고 건강을 증진시키는 통곡물은 내버려두자.

그렇다면 글루텐은?

최근 몇 년간 글루텐이 화제가 되고 있다. 글루텐은 밀, 보리, 귀리, 이 세 가지 특정 통곡물에서 발견되는 단백질이다. 물론 밀, 보리, 귀리를 함유한 식품에도 글루텐이 들어 있다. 우리가 자주 먹는 빵, 파스타, 피자, 시리얼 등을 글루텐을 함유한 가공식품이라고 말할 수 있다. 이는 글루텐이 들어 있지 않은 글루텐프리 식단을 실천할 때 사람들이 기분이 나아지는 주요 이유 중 하나이기도 하다. 나는 식단에서 정제 탄수화물 등 고도가공식품을 제외하는 것을 100% 지지한다. 하지만 모든 글루텐 함유 제품을 없애는 것이 타당할까?

셀리악병을 앓고 있는 사람들에게 글루텐은 골칫거리다. 셀리악병이 있다면 논쟁의 여지없이 글루텐프리 식생활을 해야 한다. 하지만 글루텐이 염증을 일으키고 새는 장과 자가면역질환을 유발하기 때문에 모두 글루텐프리 식생활을 해야 한다는 인식이 있다. 다수의 시험관 연구를 통해 조성된 이런 분위기는 미국인의 3분의 1이 적극적으로 글루텐 섭취를 제한하는 상황으로 확대되었다. 만약 이 시험관 연구가 정확하고 글루텐이 새는 장을 유발한다면 글루텐프리 식단을 실천했을 때 장 건강이 개선되어야 한다.

하지만 그렇지 않다. 실제로는 정반대 상황이 확인된다. 셀리악병을 앓고 있지 않은 건강한 피실험자가 1개월 동안 글루텐프리 식단을 실천한 결과, 피칼리박테리움 프로스니치, 락토바실리우스, 비피도박테리움 같은 유익한 세균의 수치는 감소한 반면 대장균, 장내세균 같은 유해한 세균은 증가했다.

무작위 대조군 교차 연구에서 '저低글루텐' 식단은 유익한 비피도박테리움, 부티르산을 생성하는 아네로스티페스 하드루스Anaerostipes Hadrus와 유박테리움 할리Eubacterium Hallii를 감소시키는 것으로 드러났다. 과연 글루텐이 염증을 유발하고 면역체계에 영향을 미치고 심지어 장 투과성 증가를 일으킬까? 연구진은 임상시험에서, 글루텐 섭취와 관련된 염증이나 면역 활성화 혹은 장 투과성 증가의 어떤 증거도 찾지 못했다. 하지만 시험관 연구에서는 면역 반응성에 차이가 있었다. 앞서 언급했듯 실험실 연구가 항상 사람을 대상으로 하는 연구에 적용되는 것은 아니다.

또 다른 연구에서는 통밀이 유익한 비피도박테리움을 증가시켰고, 장 안정성을 개선하고 장 투과성을 감소시키는 대사물질을 생성하는 것으로 나타났다. 재차 강조하지만, 통밀은 장 안정성을 개선하고 장 투과성(또는 새는 장)을 감소시켰다.

여기서 실험실 연구와 사람 대상 연구의 차이를 볼 수 있다. 실험실에서는 특정 분자를 추출하여 분리 연구할 수 있으며, 흔히 시험관에 농축된 형태로 연구한다. 이는 우리가 글루텐 함유 식품을 먹을 때와는 다르다. 개인적으로 이런 실험실 연구는 참고 삼아 보고 자연스러운 조건에서 일어나는 사람 대상 연구를 더 신뢰한다. 건강한 사람이 밀이나 다른 글루텐 함유 식품을 섭취할 때 실제로 장이 더 건강하다. 또한 글루텐이 없거나 제한된 식단은 SCFA를 생성하는 미생물을 감소시키고 염증을 유발하는 미생물을 증가시키는 것으로 보였다.

또한 '저低글루텐' 식단은 탄수화물 대사를 담당하는 유전자를 감소시킨다. 3장에서 언급했듯, 인간에게는 복합 탄수화물의 소화효소인 글리코사이드 하이드로라제가 17가지밖에 없다. 반면 우리의 장내 미생물에는 이런 효소가 6만 가지 이상 있다. 글루텐을 배제함으로써 우리는 탄수화물 처리 과정을 일부 잃게 되는 셈이다. 그렇게 장은 약해지고 복합 탄수화물을 처리하거나 분해하는 일을 하지 못한다. 그 결과 다시 복합 탄수화물을 식단에 포함시키면 어려움을 겪는다. 식품 민감성이 생기는 것이다.

마지막으로, 식단에서 글루텐을 제외하면 무엇으로 대체할 것인가의 문제가 있다. 이미 통곡물의 중요성을 살펴봤고, 글루텐 함유 식품은 통곡물의 주요 공급원이다. 6500명을 227만 3931인년(Person-Year, 연구 대상을 관찰한 기간의 합계를 의미 – 옮긴이)에 걸쳐 관찰한 전향적 코호트 연구에서 글루텐을 많이 섭취할수록 허혈성심장질환(Ischemic Heart Disease, 관상동맥의 혈류 장애로 심장에 혈액 공급이 부족한 질환 – 옮긴이)의 위험성이 낮아지는 것으로 밝혀졌다. 연구진은 이를 글루텐이 함유된 통곡물 덕분이라고 봤다. 다시 말해, 식단에서 글루텐을 제외하면 미국인의 사망 원인 1위인 허혈성심장질환의 위험성이 높아진다. 셀리악병을 앓고 있는 사람들은 다르다는 것을 주의해야 한다. 셀리악병 환자의 경우, 글루텐을 섭취하면 동시다발적으로 염증을 유발해서 심장질환의 위험성을 높일 수 있다.

글루텐은 단순한 주제가 아니다. 그렇기에 각자에게 맞는 선택을 하도록 깊이 있는 조언을 할 수 있으며 과학적 원리를 철저히 검증한 전문가가 필요하다. 5장에서 글루텐을 계속 섭취할 것인지를 결정하기 위한 방법을 자세히 살펴볼 것이다. 미리 귀띔을 하자면 대부분의 사람은 글루텐을 섭취해야 한다. 하지만 글루텐을 식단의 중심으로 삼으라는 것이 아니다. 나는 식물식의 다양성을 지지하고, 건강에 좋은 식품을 배제하지 않을 것을 주장할 뿐이다. 식단에서 식물성 식품의 범위를 줄일수록 마이크로바이옴의 다양성도 줄어들기 때문이다. 이것은 밀에도 해당된다.

장수의 상징, 콩의 기적

미국인은 평균적으로 1년에 약 2.9kg의 콩류을 섭취한다. 50년 전에 비해 20% 하락한 수치다. 게다가 일부에서는 콩류가 현대 유행병의 원인이라고 주장하는데, 이는 사실이 아니다. 콩류에는 섬유질이 가득하다. 1컵을 기준으로 완두콩에는 7g, 렌틸콩에는 16g, 강낭콩에는 30g의 섬유질이 들어 있다. (콩류에는 대두 이외에 강낭콩, 완두콩, 팥, 렌틸, 병아리콩 등의 식물들이 포함되며, 대두는 대두 이외의 콩류와는 확연히 다른 특징이 있어 이를 구분할 필요가 있다. - 감수자)

어떤 이들은 콩을 먹는 게 싫을 수 있다. 그렇지만 콩류의 이점은 논쟁 거리가 될 수 없다. 콩류 함량이 높은 식단을 먹으면 과체중이 감소하고 허리 치수가 줄어든다. 약을 줄일 수 있을 정도로 혈압과 콜레스테롤 수치가 떨어진다. 혈당 수치가 균형을 유지하고 당뇨병이 사라진다. 심장마비나 대장암 발병 위험성도 절반으로 줄어든다.

콩류의 효능을 뒷받침하는 연구는 수백 건에 이른다. 그중 하나만 예를 들면, 콩류가 포함된 식단과 콩류가 포함되지 않은 식단을 비교하는 무작위 대조군 시험에서 연구진은 칼로리가 아니라 영양소에 주목하기 위해 칼로리 수치를 일정하게 유지했다. 콩류가 포함된 식단 그룹의 결과는 놀라웠다. 염증 지표인 C 반응-단백질이 40% 떨어졌다. 혈압과 콜레스테롤 수치 모두 하락했다. 가장 흥미로운 점은 동일한 양의 칼로리를 섭취했음에도 불구하고 체중이 더 줄었다는 것이다. 1장에서 다뤘듯 우리의 장 마이크로바이옴은 체중 조절에 큰 역할을 한다. 이는 칼로리, 그 이상의 문제다.

대두를 먹어도 될까?

대두에 들어 있는 에스트로겐 때문에 콩에 대한 논쟁이 있지만, 식물성 에스트로겐, 즉 파이토에스트로겐Phytoestrogen은 에스트로겐이 아닐뿐더러 인간의 에스트로겐과 같은 역할을 하지 않는다. 파이토에스트로겐은 대두에 들어 있는 독특한 식물성 화학물질 가운데 하나인 이소플라본Isoflavone이다. 대두 이소플라본은 제니스테인Genistein, 다이드제인Daidzein, 글리시테인Glycitein 세 가지가 있고, 다양한 효과가 있다. 콜레스테롤 수치를 낮추고, 뼈를 튼튼하게 하고, 갱년기 증상을 치료하고, 관상동맥성 심장질환의 위험성을 낮추고, 전립선암과 대장암, 유방암, 난소암의 발병 위험성을 낮춘다.

대두의 장점을 더 알고 싶은가? 대두 이소플라본을 이퀄Equol이라고 하는 유익한 화합물로 바꿀 수 있는 장내 세균이 있다. 심혈관질환, 뼈 건강, 갱년기 증상과 관련하여 더 많은 효과가 있는 강력한 이소플라본이지만 안타깝게도 이를 위해서는 특정 세균이 필요하다. 동양인의 50~60%는 이퀄을 생산하지만, 서양인은 그 비율이 30%에 불과하다. 탄수화물(실제 섬유질을 의미) 비중은 높고 포화지방 비중은 낮은 식단은 이퀄 생산과 관련이 있는 반면 항생제는 이퀄 생산을 방해하는 것으로 보인다.

유전자변형을 하지 않은 유기농 대두를 자연식품의 형태로 섭취할 것을 추천한다. 예를 들면 에다마메(Edamame, 완전히 여물지 않은 콩을 깍지 채 삶은 것−옮긴이), 두부, 미소(Miso, 일본식 된장−옮긴이), 템페(Tempeh, 콩을 쪄서 발효시켜 만든 인도네시아 음식−옮긴이), 타마리(Tamari, 일본식 간장−옮긴이), 무가당 두유 등이 있다. 아시아에서 대두를 섭취하는 방식을 따라 대두를 먹어보자. 대두를 맛있게 먹는 방법은 10장에 소개하는 레시피에서 확인하자.

콩류는 장내 미생물에 어떤 영향을 미칠까? 생쥐 실험에서 흰강낭콩과 검은콩 모두 SCFA 생산 증가와 동시에 SCFA를 생성하는 유익한 세균의 수를 증가시켰고, 장 내벽의 안정성을 증진시켰고, 세균 내독소 수치를 감소시켰다.

무작위 교차 연구에서 일반 식단에 병아리콩을 추가하여 3주간 섭취했더니 SCFA를 생성하는 세균(피칼리박테리움 프로스니치)의 증식이 상승했고 병원성 또는 부패성 세균(클로스트리디움 히스톨리티쿰Clostridium Histolyticum, 클로스트리디움 리투세부렌세C. Lituseburense)의 증식은 감소했다. 연구진은 병아리콩이 인간의 장 건강을 증진시키기 위해 장내 미생물 조합을 조절할 가능성이 있다고 결론지었다.

완두콩의 단백질은 락토바실리와 비피도박테리아 같은 건강에 유익한 세균의 증식을 촉진한다. SCFA의 수치가 높아지면서 세균 대사물질 사이에서 그에 상응하는 변화가 보였다. 연구진의 결론은 이렇다. "이런 미생물 조합의 변화는 장내 환경에 유익한 영향을 미쳐서 인간의 건강을 증진시키는 효과를 발휘한다."

무척 흥미로운 결론이다. 이 모든 것을 종합했을 때 세계 각국의 식습관을 연구한 결과에서 콩류가 인간의 장수와 관련이 있다고 밝혀졌다는 것은 전혀 놀라운 일이 아니다.

렉틴은 어떨까?

렉틴이란 무엇일까? 렉틴은 단지 하나의 물질이 아니다. 탄수화물 결합 단백질이라고 알려진 렉틴은 자연계에서 발견되는 단백질 화합물을 통틀어 이르는 말이다. 자연계 어디에나 존재하는 물질이다. 인간, 동물, 식물, 진균, 미생물 모두 렉틴을 가지고 있다. 여러 식품에는 다양한 양의 렉틴이 들어 있다. 우유, 달걀, 콩, 땅콩, 렌틸콩, 토마토, 감자, 가지, 과일, 밀, 기타 곡물 등이 렉틴 함량이 높다. 최근 몇 년 사이 렉틴이 염증을 유발한다는 인식이 퍼지고 있다. 구체적으로 우리의 장 내벽을 손상시키고 면역체계를 과도하게 활성화시킨다는 것이다. 그 결과, 렉틴이 21세기 유행병의 원인이 아닐까, 라는 생각에 이르렀다. 이 주장에 따르면, 대응 방법은 모든 곡물(유사 곡물 포함), 콩과 콩과식물, 견과류, 과일과 채소를 줄이거나 제외하는 것이다. 대부분을 제외하거나 경우에 따라서는 무조건 제외하는 것이다. 과연 그것이 올바른 방법일까?

렉틴이 질병을 일으킬 수 있다는 발상은 새롭지 않다. 주로 1970년대와 1980년대 시험관 및 동물실험 연구를 바탕으로 수십 년 동안 의학 문헌의 변방을 떠돌고 있었다. 그런 연구만 제시하면 렉틴은 아주 무서운 물질처럼 보인다.

하지만 저명한 저널이나 세계적인 의사와 영양학자가 렉틴을 두려워하거나 콩과 식물을 멀리하지 않는 이유가 있다. 다른 측면에서 보면, 밀, 누에콩, 대두, 버섯, 바나나, 메밀, 잭프루트(Jackfruit, 열대 과일의 일종—옮긴이)에 들어 있는 렉틴은 모두 암을 예방한다고 알려져 있다.

전문가들은 시험관 및 동물실험 연구가 실생활에 충분히 적용되지 않는다는 사실을 알고 있다. 글루텐에 대한 연구와 마찬가지로 렉틴의 임상시험 결과를 확인할 필요가 있다. 그렇지 않으면 우리를 호도하거나 더하여 우리에게 해를 끼칠 수 있는 엉터리 결과물을 얻을 위험이 있다.

그렇다면 콩류와 통곡물의 임상시험을 통해 우리는 어떤 효과를 알 수 있을까?

다들 이미 알고 있다. 체중 감소, 혈압 및 콜레스테롤 수치 저하, 인슐린 저항성 개선, 염증 저하, SCFA 생성을 촉진하는 마이크로바이옴의 변화, 심혈관질환과 암 예방, 기대수명 증가 등이다. 수많은 연구에서 콩류와 통곡물은 우리의 건강과 장 건강에 무척 중요하다는 것이 밝혀졌다. 콩류와 통곡물은 섬유질의 훌륭한 공급원이고, 식단에서 제외시킨다면 어떤 식품으로도 대체할 수 없는 독특한 효능을 가지고 있다. 잊지 말자. 건강한 장 마이크로바이옴을 예측하는 가장 중요한 요인은 바로 다양한 식물식이다.

콩류와 통곡물을 조금 더 이야기해 보자. 콩과 통곡물을 섞으면 완벽한 단백질 조합을 이뤄 섬유질이 증가하고, 저칼로리 고영양 식물성 공급원에서 단백질을 얻을 수 있다. 단백질 공급원이 중요하다는 것을 잊지 말자. 동물성단백질을 식물성단백질로 바꾸면 더 건강하고 오래 사는 것이 확인되었다. 코스타리카는 미국보다 보건의료에는 적은 비용을 쓰지만 콩과 쌀 중심의 식단 덕분에 기대수명이 훨씬 앞선다. 코스타리카만이 아니다. 콩류와 통곡물은 블루존 다섯 곳 모두에서 각광받고 있다. 장수 식품이며, 장 건강의 토대다.

슈퍼푸드의 함정

건강에 좋은 식단이란 신체가 제 기능을 할 수 있는 최적의 양으로 영양소를 극대화하는 것이라는 주장에 동의하는가? 이것은 '영양소 밀도 Nutrient Density'의 개념이다. 즉, 우리는 섭취하는 칼로리에서 가능한 많은 영양소를 얻으려 한다는 의미다. 하지만 영양소 밀도만으로는 이상적인 식단을 설명하기에 충분치 않다. 만약 하루 종일 케일만 먹고 다른 것을 먹지 않는다면 어떻게 될까? 과연 건강할까?

절대 그렇지 않다. 케일은 슈퍼푸드지만 먹는 것이 케일뿐이라면 케일에 들어 있는 영양소만 과도하게 축적하고 다른 채소에서 얻을 수 있는 영양소나 섬유질, 미생물은 놓치는 것이다. 예를 들어 하루에 2000kcal의 케일을 섭취한다면 필요한 양에 비해 구리는 30배, 비타민 A는 80배, 비타민 C는 80배, 비타민 K는 360배 더 많이 섭취하는 것이다. 그냥 소변으로 빠져나가기를 바라지만, 좋은 것도 너무 많으면 해가 될 수 있는 지점이 있다. 그러는 사이 토마토에 들어 있는 리코펜, 브라질너트에 들어 있는 셀레늄, 아보카도에 들어 있는 비타민 B5가 절실해질 것이다. 결국 영양소 결핍 증상이 나타난다. 매일 150g에 가까운 섬유소를 얻지만 모두 같은 종류다. 식물 다양성이 없어서 장내 미생물에 다양한 섬유질을 공급할 수 없다. 다른 식물성 식품에서 얻을 수 있는 미생물종은 전부 다 놓치게 되는 것이다.

우리는 슈퍼푸드에 집착하는 경향이 있다. 식품계의 연예인이라도 되는 양, 특정 식품을 단상 위에 올려놓고 영양소 밀도와 특별한 효능에 찬사를 보낸다. 8장에서 내가 좋아하는 식품 몇 가지를 소개할 것이고 무척 중요한 식품이지만 그 식품만 먹는다면 식단에 다양한 식물을 추가한 사람만큼 건강한 식단을 꾸릴 수 없을 것이다. 내가 소개할 식생활 방식은 우선 식물의 다양성을 극대화하는 데 초점을 맞추고 그다음 슈퍼푸드를 포함시킨다.

우리는 살아 있지만 신체 활동은 죽어가고 있다. 우리는 하나의 신체 기관이 다른 기관에 어떻게 영향을 미치는지 알고 있다. 어느 한 기관이 제 기능을 하지 못하면 다른 기관의 기능까지 떨어지면서 연쇄반응이 일어나 여러 장기의 기능 부전으로 이어지고 결국 사망에 이르게 된다. 이와 반대인 경우도 있을까? 동시에 모든 장기의 기능을 향상시킬 수 있다면 어떨까? 식물성 식단을 통해 하나의 문제를 고치는 게 아니라 모든 문제를 해결하고 그 과정에서 몸속 장기의 기능을 최적화할 수 있다. 단지 병에 걸리지 않거나 병을 치료하는 것이 아니라 몸을 최적의 상태로 만들고 더 건강해지는 것이다. 스스로 최상의 상태를 만드는 것이다.

우리가 할 일은 자연이 제공하는 모든 영양소와 색깔, 맛으로 가득한 식단을 먹는 것뿐이다. 절대 변하지 않을 황금률을 기억하자.

첫째도, 둘째도, 셋째도 모두 다양한 식물식을 먹는 것이다.

*이 장에서 인용한 참고 문헌 45건은 www.theplantfedgut.com/research에서 확인할 수 있다.

5장

예민한 장을 위한 맞춤형 식물식
: 복부팽만, 체내 가스, 복통, 잦은 배변 습관 완화

지금쯤 많은 이들이 생각할 것이다. '어떻게 하면 좋지? 그런 음식은 먹기 싫은데, 내 몸이 섬유질을 싫어하면 어쩌지?' 통계적으로 15~20%에 해당되는 사람들이 식물식을 실천할 때 불편을 느낄 수 있고, 과민성 대장증후군이 있는 사람의 50~80%는 식품 민감성이 있다. 그들이 건강해지기 위해서는 장을 고쳐야 한다. 그리고 장을 고치려면 섬유질과 다양한 식물식이 필요하다.

그렇다면 섬유질이나 특정한 유형의 식물성 식품을 처리하는 데 어려움이 있다는 것은 무슨 말일까? 이는 장이 손상되었다는 의미다. 물론 소화 장애가 있는 사람들은 소화시키는 일이 더 힘들 것이다. 하지만 그들만이 아니다. 알레르기나 면역체계 이상이 있는 사람들도 해당된다. 편두통이나 불안 또는 우울증 등의 증상은 1장에서 다룬 디스바이오시스와 관련이 있다. 디스바이오시스가 있으면 식품 민감성도 확인할 수 있을 것이다. 만약 그 경우에 해당된다면 이 책이 도움이 될 것이다. 문제의 근본 원인을 바로잡고 동시에 음식을 즐길 수 있도록 도와주기 때문이다.

그렇다고 쉬울 거라는 말은 아니다. 누구나 자신의 문제를 해결하기 위한 방법을 찾고 있지만, 지난 15년 동안 제시된 해결책이란 고작 이 정도였다. "그럼 그냥 제외시키세요." 그러면 단기간에 건강이 좋아질 수 있다. 하지만 장기적으로도 좋아질까? 대체로 그렇지 않다. 특히나 무조건 식품을 제외하는 건 단기적으로는 이익일지 몰라도 장기적으로는 고통이다.

분명 이 책에서 제시하는 황금률은 전체 식물군을 제외하는 발상과 직접적으로 상충된다. 4장에서 봤듯, 식품군을 제외하는 일은 식품에서 얻는 건강상의 이점을 없애버리고 장내 미생물의 균형을 바꿔서 디스바이오시스가 발생하기 유리한 환경을 만드는 것이다.

사람들은 왜 콩, 곡물, 가지를 제외하는 걸까? 일부는 이런 식품이 복부팽만, 체내 가스, 복통, 이상한 소리처럼 장과 관련해 불편한 증상을 유발하기 때문이다. 같은 날에 임신한 것처럼 불룩하게 튀어나온 배와 납작한 배를 찍은 사진을 인터넷에서 봤을 것이다. 많은 환자들이 이런 사진을 들고 병원을 찾는다. 스마트폰 등으로 찍은 자신의 분변 사진만큼 도움되지 않지만, 무언가 잘못되었다는 것을 보여주고 싶은 마음은 이해한다.

문제는 이런 소화 장애 증상을 두고 잘못된 해석을 내린다는 것이다. 인터넷에서 수많은 사람들, 심지어 일부 의사조차 식물성 식품으로 인해 복부팽만과 체내 가스가 생긴다는 건 식물성 식품이 염증을 유발한다는 의미라고 주장해 왔다. 하지만 4장에서 살펴봤듯, 식물성 식품은 정반대다. 즉, 염증을 막는 효과가 있다는 것이 거듭 입증되었다. 내가 진료했던 환자들 중에도 소화 장애 증상이 있으면 식물성 식품을 제거하는 것이 순리라고 생각하는 이들이 많았다.

이런 식으로 생각해 보자. 무릎에 관절염이 있다면 전동 스쿠터를 구입하고 걷지 말아야 할까? 물론 걷기를 그만두면 다시는 무릎에 불편함을 느낄 일이 없을 것이다. 하지만 운동량이 줄어들고 다리 기능이 쇠퇴하고 체중이 늘면서 결국 혈압, 콜레스테롤, 당뇨병을 관리하기 위해 여러 가지 약을 복용하게 되고, 우울하고 쇠약해진다. 물론 무릎은 아프지 않다. 이렇게 해야 할까?

그보다는 걷고, 물리치료를 받고 다리와 무릎 운동을 한다면 통증을 줄이는 동시에 몸 전체의 건강을 유지할 수 있을 것이다. 관절염이 있는 사람이 운동과 물리치료를 시작하는 건 처음에는 고통스럽다. 그러나 초반의 고통을 견디면 무릎이 강해지고, 기능이 좋아지고, 무릎 이외의 다른 신체 부위도 더 건강해지는 보상을 얻을 수 있다. 식품 민감성도 마찬가지다. 단기적으로는 쉽지 않겠지만 장기적으로는 훨씬 나은 방법이라는 사실을 받아들인다면 함께 이겨나갈 수 있다. 건강하지 않은 생활 습관을 내버려두면 의도치 않은 결과가 발생할 수 있다. 하지만 반대 상황도 있다. 건강하기로 마음먹고 다양한 식물식을 선택했을 때 의도치 않은 결과가 나타날 수 있다.

이어서 식품 민감성이 생기는 이유를 과학적으로 분석하고 그 대처 방안을 알아볼 것이다. 서두르지 않고 서서히 식물성 식품을 추가한다면 단기적인 고통에 대한 장기적인 보상을 받을 것이다. 장이 튼튼해지는 것은 물론 장 이외의 다른 신체 부위도 더 건강해질 것이다.

메시지를 공유하자

장 건강을 위해 식물식의 다양성을 실천해야 한다는 메시지를 들어야 하는 사람이 많다. 이 책은 책꽂이에 꽂혀 있으면 아무것도 아니다. 독자의 손에 있을 때 강력한 힘을 가진다. 만약 그 힘을 경험했다면 다른 사람과 공유하자. 이야기하고, 추천하고, 빌려주고, 선물하고, 도서관에 기증하고, 마음에 드는 내용은 SNS에 올려보자. 식물 다양성의 중요성을 인식시키고 누군가의 치료를 도울 수 있는 특별한 역할을 할 수 있다. 한 사람에게 이 책을 읽게 해서 그 사람의 건강이 완전히 달라졌을 때 자신이 이룬 성취를 생각해 보라. 우리 모두는 더 나은 세상을 위한 변화의 도구가 될 수 있다.

음식 민감성이 생기는 이유

바로 장내 미생물 때문이다. 지금 겪고 있는 불편함은 내색하지 않은 채 무표정한 얼굴을 유지하려고 애쓰는 동안 식스빈 칠리(Six-Bean Chilli, 여섯 가지 종류의 콩에 갖은 양념과 토마토소스를 넣어 끓인 멕시코풍 음식 – 옮긴이)를 한없이 먹어대는 친구의 모습을 지켜보며 세상을 저주하고 있을 때 그것이 내 탓이 아니라는 점만은 알아두자. 내 몸속 미생물 때문이다. 물론 나는 맞은편에 앉아 있는 사람과 유전적으로 99.9% 동일하다. 하지만 장 마이크로바이옴은 완전히 다르다. 온전히 독특한 나만의 장내 미생물이 있다. 장내 미생물은 지문만큼이나 개별적이다. 말 그대로 지구상에 나와 똑같은 장 마이크로바이옴을 가진 사람은 없다. 만약 일란성 쌍둥이라면 쌍둥이 형제와 가장 비슷하고 그다음으로는 어머니겠지만, 그럼에도 불구하고 전혀 다르다.

장 마이크로바이옴은 사람마다 그 특유의 장단점을 가진다. 콩은 아주 능숙하게 처리하지만, 마늘과 양파를 처리하는 데는 애를 먹을 수도 있다. 만약 장의 장단점을 식단으로 정확하게 보완할 수 있다면 음식 민감성 문제는 전혀 없을 것이다. 절대로.

식단과 마이크로바이옴은 대단히 밀접하게 관련되어 있기 때문에 마이크로바이옴만큼이나 식단도 개별적이어야 한다. 나에게 맞는 최적의 식단을 찾기 위해서는 어느 정도 시행착오를 거쳐야 한다. '건강해지기 위한 하나의 황금률'이라고 단언하자마자 '누구에게나 다 맞는 것은 아니다'라고 말하는 것이 모순적으로 보일 수 있다. 하지만 단순하다. 매 끼니마다 최대한 다양한 채소를 섭취한다는 황금률을 따르지만, 동일한 식품을 선택한 옆 사람과 내가 어떻게 다른지 인식하자.

목표는 내가 선택한 식단이 내 몸속 장의 장단점과 완벽하게 어울려서 마법이 일어나는 '스위트 스폿(Sweet Spot, 배트나 라켓 등에 공이 맞았을 때 가장 잘 날아가는 최적의 지점 – 옮긴이)'을 찾는 것이다. 소화 장애 없이 채소를 최대한 섭취해 장과 몸을 치료하는 것이다. 장의 장단점 몇 가지를 확인하고, 특정 식품을 제외하는 것이 아니라 서서히 시도하면서 미세한 조정을 시작해 보자. 나만의 '스위트 스폿'을 찾게 될 것이다.

가장 중요한 건 완벽할 필요가 없다는 점이다. 당연히 복부팽만이나 체내 가스, 불편함을 느끼거나 배변 활동이 잦을 수 있다. 나 또한 때때로 그런 일을 겪는다. 우리가 하려는 일은 장을 최적의 상태로 만드는 것이고, 그렇게 해서 이 증상들을 더 이상 신경 쓰지 않거나 삶에 영향을 미치지 않을 정도로 만드는 것이다.

우리 몸속 장을 근육처럼 다뤄야 한다. 우리가 식사하기 위해 자리에 앉을 때마다 장은 스포츠센터에 가는 것이다. 육체의 건강은 스포츠나 일상 속 신체 활동을 통해 최적의 성과를 내고 영양 섭취, 운동, 충분한 휴식을 취하며 건강과 행복을 얻는다. 우리의 장이 일종의 근육이라면 장 건강은 섬유질로 영양분을 공급받고 다양한 식물식을 통해 장을 훈련시킴으로써 얻을 수 있는 소화기 건강을 말한다.

스포츠센터에서 항상 이두근 운동만 하고 삼두근 운동을 하지 않으면 어딘가 균형이 맞지 않고 우스꽝스럽게 보일 것이다. 어떤 근육군을 운동하지 않으면, 그 근육군은 위축이 된다. 사용하지 않으면 잃기 마련이다. 똑같은 규칙이 장에도 적용된다. 만약 어떤 식품군을 제외하면 그 식품군을 섭취하는 능력이 감소한다.

만약 다쳐서 몇 개월 동안 움직일 수 없다면 어떻게 될까? 스포츠센터에 간 첫날 100kg이 훌쩍 넘는 무게를 들려고 하면 다치게 된다. 같은 맥

락에서 만약 콩을 먹지 않다가 식스빈 칠리 한 그릇을 급하게 먹으면 그런 기분이 들 것이다. 몸은 내가 하는 일에 적응되거나 훈련이 되지 않았기 때문이다.

스포츠센터에서 할 수 있는 최고의 방식은 무엇일까? 모든 근육군 운동을 한다. 다치지 않고 근육을 발달시킬 수 있을 만큼만 한다. 때로는 모든 근육이 유지되거나 커질 정도로 한다. 우리가 식품을 대하는 방식도 마찬가지다. 모든 식물군으로 우리의 장을 훈련시켜야 한다. 너무 혹사시키지 말고, 저항력을 키울 수 있을 정도로 해야 한다. 각각의 식물군을 하나의 근육군 운동이라고 생각해 보자. 식물식의 다양성을 중시하면서 장이 원하는 역동적인 운동을 시키는 것이다. 그러므로 모든 식물군을 매일은 아니더라도 우리의 장 건강을 유지할 수 있을 만큼 자주 식단에 포함시켜야 한다.

우리가 너무 많이 섭취하고 있음에도 불구하고 아직 충분하지 않다고 걱정하는 것이 있다. 바로 단백질이다. 하지만 장을 근육으로 본다면, 그 근육을 형성하는 기본 구성 요소를 알아야 한다. 바로 섬유질이다. 섬유질 없이 건강한 장을 만들 수 없다.

운동과 마찬가지로 장은 훈련을 통해 더욱 건강해지고 우리가 하려는 일에 잘 적응하게 될 것이다. 이 책의 중요한 핵심 메시지다. 장은 적응력이 뛰어나서 우리가 선택한 식품에 맞춰 적응한다.

예를 들어 탄자니아의 하드자 부족을 생각해 보자. 수렵·채집 생활을 하는 하드자 부족은 하루 100g 이상의 섬유질을 섭취하고 1년에 600여 종의 식물을 섭취한다. 보통 미국인에 비해 장내 미생물의 다양성이 40% 이상 많다. 하드자 부족은 계절에 따라 영양 섭취 방식이 바뀌어서 장내 미생물에도 계절적인 변화가 나타난다. 11월부터 4월까지 이어지는 우기에는 베리류를 채집하고, 5월부터 10월 사이의 건기에는 수렵에 나선다. 그럼에도 1년 내내 덩이줄기 등 다양한 식물을 먹어 매일 100g 이상의 섬유질을 섭취한다.

연구진은 하드자 부족의 마이크로바이옴을 조사하면서 많은 종의 세균이 한 계절 동안 사라졌다가 다시 나타나는 것을 확인했다. 그 결과 마이크로바이옴의 기능적 역량이 달라졌다. 또한 연구진은 더 자주 섭취하는 식품이 있으면 그 식품을 소화시키는 데 필요한 효소가 늘어나는 것을 발견했다. 하드자 부족이 베리류를 많이 섭취하는 우기에는 프럭탄(Fructan, 식물에서 생성되는 다당류 – 옮긴이)이라는 베리류의 특정 성분을 처리하는 데 필요한 효소가 늘어났다. 효소에 관해서는 뒤에서 좀 더 자세히 살펴보기로 하자.

또 다른 예를 들면, 젖당(락토오스Lactose)은 유제품에서 발견되는 짧은 사슬탄수화물(또는 당류)이다. '당류'라는 용어를 사용했지만, 일반 설탕이나 포도당Glucose을 말하는 것이 아니라 섬유질이나 녹말과 대조되는 단순 탄수화물이다. 젖당을 분해하려면 젖당분해효소(락타아제Lactase)가 필요하다. 하지만 세계 인구의 75%는 이 분해 효소의 결핍으로 젖당을 소화시키지 못하는 젖당불내성을 가지고 있다. 그러므로 4명 중 3명은 유제품을 섭취하면 복부팽만이나 체내 가스, 소화 불량, 잦은 배변 습성에 시달릴 가능성이 있다.

젖당불내성을 개선시킬 수 있을까? 장에서 젖당을 처리하도록 훈련시킬 수 있을까? 젖당불내성의 경우, 용인할 수 있는 젖당의 양이 있다. 만약 누군가의 혀에 스포이트로 우유 2방울을 떨어뜨린다고 갑작스레 설사를 일으키지는 않을 것이다. 그 정도의 젖당불내성을 가진 사람은 거의 없다. 그러므로 증상을 유발하기 위해 넘어야 할 문턱이 있는 셈이다.

둘째, 장은 젖당에 자주 노출되면 적응하게 된다. 예를 들어 10일 동안 젖당을 규칙적으로 섭취했더니 젖당분해효소 분비가 활성화되고, 소화불량이 줄어들고, 체내 가스 생산이 감소하면서 대장의 세균이 적응했다. 또 다른 연구에서는 10일 동안 규칙적으로 젖당을 섭취했더니 젖당 소화 효율성이 개선되고 체내 가스 생산이 세 배 감소했다.

이런 연구 결과가 의미하는 바는 무엇일까? 첫째, 젖당을 허용할 수 있는 한계점이 존재한다. 그 한계점을 넘으면 젖당불내성이 나타나지만, 한계점을 넘지 않으면 편안함을 느낄 것이다. 둘째, 장은 우리가 먹는 식품에 적응한다. 즉, 과민반응을 보이는 식품을 견딜 수 있도록 장을 훈련시킬 수 있다. 셋째, 장을 훈련시키려면 영양분을 공급해야 한다. 다시 말해, 제거식이용법은 식품 민감성만 높일 뿐이다.

우유를 마신다고?

나는 젖당을 처리하도록 장을 훈련시키는 것을 옹호하지 않는다. 2장에서 동물성단백질과 포화지방이 장에 미치는 영향에 대해 알아봤다. SCFA를 생산하는 세균은 줄어들고, 염증을 유발하는 세균은 늘어나고, TMAO 생성이 증가하고, 장 투과성이 증가하고, 세균 내독소가 늘어난다. 과거에 했던 것처럼 식품의 각 성분이 아니라 식품 전체로 살펴봤을 때, 유제품은 전립선암, 파킨슨병과 관련이 있는 것을 발견했다. 또한 뼈 건강 효과는 근거 없는 믿음으로 밝혀졌다. 9만 6000명을 대상으로 22년에 걸쳐 실시된 전향적 연구에서 10대에 우유를 섭취했다고 나중에 고관절 골절이 예방되는 건 아니라고 나타났다. 오히려 연구에서는 10대에 우유를 많이 마신 사람들이 실제 고관절 골절 위험성이 높았다. 스웨덴 여성을 대상으로 한 연구에서 우유를 많이 섭취하는 것이 뼈 골절, 심장질환, 암, 조기 사망의 위험성과 관련이 있는 것으로 나타났다. 복부팽만이나 체내 가스, 설사 증상이 있는 환자들에게 제일 먼저 취하는 조치는 식단에서 유제품을 제외하는 것이다. 이것만으로도 얼마나 많은 환자들의 증상이 개선되는지 믿지 못할 것이다. 유감스럽지만, 우유는 우리 몸에 좋지 않다. 아이러니하게도 유제품과 관련하여 그 위상을 제대로 만회한 것은 오랫동안 악당 취급을 받았던 젖당일 것이다. 젖당은 프리바이오틱스이고 장내 미생물에 유익한 영향을 미치기 때문이다.

앞서 살펴본 내용을 잠시 돌이켜 보자. 3장에서 인간에게는 글리코사이드 하이드로라제라는 탄수화물 소화효소가 17가지밖에 없다는 것을 다뤘다. 반면 우리의 장내 세균에는 이런 소화효소가 6만 가지는 있을 것으로 추정된다. 우리는 그동안 탄수화물 분해를 아웃소싱했다는 의미다. 우리가 다양한 식단과 환경에 적응할 수 있는 것은 이 아웃소싱 덕분이다.

또한 섬유질을 포함한 탄수화물을 분해하려면 그에 맞는 유익한 장내 미생물군이 있어야 한다는 의미다. 장을 손상시키고 미생물 다양성을 떨어뜨리면 장에서 소화효소의 수와 종류 역시 줄이는 셈이다. 요즘 많은 이들이 탄수화물을 소화시키는 데 애를 먹는 이유이기도 하다. 우리는 장을 훈련시키기 위해 충분한 양의 탄수화물을 섭취하지 않고, 가공식품이나 육류, 유제품 섭취, 항생제나 약물 치료, 과도한 살균 소독, 좌식 생활 등 여러 측면에서 우리의 장을 손상시키고 있다.

아이러니하게도 우리 식단에는 복합 탄수화물이 필요하다. 복합 탄수화물은 우리의 프리바이오틱스 식품이다. 우리가 섬유질을 공급하고 SCFA의 치료 효과를 얻는 방식이다. 그러므로 이런 악순환이 나타난다. 복합 탄수화물은 소화 장애를 유발하고, 이는 탄수화물 섭취를 줄이거나 심하게는 탄수화물을 제거하도록 자극하게 되고, 그렇게 되면 미생물이 약해지고 탄수화물 분해 능력이 떨어져서 다음에 탄수화물을 섭취하면 소화 장애가 더 심각해진다. 그다음에는 모든 탄수화물이 염증을 유발하고 건강에 좋지 못하다는 딱지를 붙인다. 실제 탄수화물이 해결책인데도 말이다. 수많은 유행 다이어트의 흔한 오류다.

장에 염증을 유발하는 식품

과일, 채소, 콩, 통곡물에서 볼 수 있는 복합 탄수화물은 염증을 유발하는 물질이 아니라는 연구 결과가 계속 나오고 있다. 실제로는 염증 유발을 방지한다. 우리는 복합 탄수화물을 분해하기 위해 장내 미생물에 의존한다. 만약 장에 손상이 있으면 탄수화물 분해에도 문제가 생겨서 소화 장애로 이어진다. 이는 염증이 아니라 분해 과정이 매끄럽지 못한 것뿐이다. 급성 증상 외에는 불편한 점이 없다. 문제는 동물성 제품을 섭취할 때 나타나는 결과다. 즉, SCFA를 생성하는 유익한 세균은 줄어들고, 염증을 유발하는 세균은 늘어나고, 장 투과성이 증가하고, 세균 내독소가 분비되고, 암을 유발하는 속발성 담즙염, 다환방향족 탄화수소Polycyclic Aromatic Hydrocarbons, N-니트로소 화합물N-Nitroso Compounds, 이종고리 방향족 아민화합물Heterocyclic Aromatic Amines, 혈관질환을 유발하는 TMAO가 생성된다. 물론 우리 몸은 육류를 소화하고 처리하는 것이 더 쉽다. 복합 탄수화물을 소화시킬 때만큼 장내 미생물에 의존하지 않기 때문이다. 그래서 불편함을 느끼지 못할 수도 있지만, 몸속에서 벌어지는 일들을 보자. 조용하지만 치명적인 일이 벌어지고 있다.

변비, 알레르기, 글루텐 민감 증상

그렇다면 이 악순환을 어떻게 끊을 것인가? 탄수화물을 조정해야 한다. 본격적으로 시작하기 전에 처리해야 할 장애물부터 해결하자.

변비가 있다면?

복부팽만과 체내 가스가 있다면 변비가 없는지 확인해 보자. 우리 병원에서는 복부팽만과 체내 가스의 원인 1위는 단연코 변비다. 여기에도 악순환이 존재한다. 메탄가스는 장의 운동을 둔화시켜서 변비를 일으킨다. 그러면 변비는 우리가 섭취한 음식에서 생성되는 가스의 양을 늘린다. 즉, 가스는 변비를 일으켜 더 많은 가스를 발생시킨다. 나는 진료를 하면서 환자들이 규칙적인 배변 활동을 하고 변비를 고치면 기분이 훨씬 좋아지고 복부팽만과 체내 가스 문제가 사라지는 것을 확인했다. 우선 변비가 있는지 없는지 알아야 한다. 변비는 훨씬 흔하다.

당장 변비에 걸리지 않았어도 변비에 걸린 적이 있거나 힘을 줘서 변을 보거나 토끼 똥처럼 변을 보거나 간혹 하루 종일 변을 보지 못한 적이 있다면 귀가 쫑긋할 것이다. 정말 기막힌 점은 설사를 한다고 해도 변비에 걸릴 수 있다는 것이다. 가장 심한 변비는 설사를 동반한다. 그 과정은 이렇다. 단단해진 분변 덩어리가 대장 어딘가를 꽉 막고 있어서 고체 찌꺼기는 '정체된 덩어리'를 따라 쌓이지만 액체 찌꺼기는 틈새 사이로 새어나가 항문에 도달해서는 설사처럼 나올 수 있다. 심한 변비가 설사 증상으로 나타나기 때문에 의사와 환자 모두 혼란스러운 일이다. 이런 증상을 범람성 설사^{Overflow Diarrhea}라고 한다. 치료법은 장에서 숙변을 제거하여 막힌 상태를 해소하는 것이다. 그러므로 배변 습관에 변화가 있거나 변비 가능성이 있다면 담당 의사에게 복부 엑스레이검사를 의뢰해서 변비 가능성을 배제하거나 (의사의 지시에 따라) 구연산 마그네슘을 마시고 숙변을 제거한 뒤 새롭게 출발해야 한다.

변비가 있는 상태에서는 섬유질 섭취를 늘리려고 해도 성공하지 못할 것이다. 우리 병원에서는 변비를 고치기 전까지 식단 변화를 고려조차 하지 않는다. 담당 의사 혹은 위장병 전문의와 상의해서 변비를 제대로 관리한 다음 식이요법 진단으로 넘어갈 것을 추천한다.

식품 민감성 vs 식품 알레르기 ·······························

다음으로는 식품 민감성이 있는지 식품 알레르기를 겪고 있는지 알아야 한다. 많은 이들이 복부팽만이나 체내 가스를 식품 알레르기라고 생각한다. 알레르기를 일으키는 것으로 판명된 식품이 있다면 그 식품을 제외하는 것은 의학적으로 타당하다. 식품 알레르기에 내성을 기르는 건 기술적으로는 가능하지만, 의사의 감독이 필요한 조심스럽고 복잡한 과정이다. 대부분은 그 식품을 제외하고 말 것이다. 식품 알레르기는 특정 식품에 의해 자극을 받았을 때 나타나는 면역체계의 반응이기 때문이다.

가장 흔하게 알레르기를 일으키는 식품은 우유, 생선, 조개, 달걀, 땅콩, 밀, 콩이다. 알레르기가 있는 사람이 이 식품을 섭취하면 면역체계가 공격에 나서고 알레르기항원을 공략하기 위해 면역글로블린 E(Immunoglobulin E, 항체 단백질의 일종 – 옮긴이) 항체를 미사일처럼 발사한다. 이 과정에서 알레르기 반응을 유발하는 화학물질이 분비된다. 알레르기 반응에는 가려움, 두드러기, 부은 입술, 목구멍 막힘, 호흡 곤란, 심지어는 의식 상실 등이 있다. 식품 민감성과는 완전히 다르다. 식품 민감성은 복부팽만, 체내 가스, 설사, 소화 불량, 피로가 나타난다. 이는 중요한 차이점이다.

만약 식품 알레르기가 있다면 반드시 그 식품을 제한해야 한다. 하지만 식품 민감성이라면 면역체계가 반응하는 것이 아니므로 장을 훈련시켜서 과민반응에 대응할 수 있다. 혹시라도 의문점이 있다면 의사와 상의해서 식품 알레르기인지 식품 민감성인지 판단해야 한다. 이 의문점에 답할 수 있는 신뢰성 있는 검사는 하나도 없으므로 자격을 갖춘 전문 의료인의 도움이 필요하다.

글루텐

마지막으로 글루텐에 대해 알아보자. 글루텐을 섭취하면 안 되는 3개의 그룹이 있고, 글루텐을 섭취해야 하는 2개의 그룹이 있다. 모든 사람은 이 5개 그룹 중 하나에 속한다. 중요한 점은 미국 인구의 90% 이상이 글루텐을 섭취해야 하는 2개 그룹에 속한다는 것이다. 각 그룹을 차례로 살펴보면서 자신이 어느 그룹에 해당되는지 알아보자.

만약 다음의 경우에 해당된다면 글루텐을 섭취하면 안 된다.

셀리악병

셀리악병이 있다면 평생 100% 글루텐프리 식생활을 해야 한다. 글루텐을 지속적으로 섭취하면 면역력의 균형이 깨지는 것만이 아니라 치명적인 소장 T세포 림프종(T-Cell Lymphoma, 몸에서 면역기능을 담당하는 림프계에서 T세포 림프구가 비정상적으로 증식하는 질환 – 옮긴이)으로 이어져 생명이 위험할 수 있다. 미국인의 약 1%는 셀리악병을 앓고 있다. 셀리악병의 전형적인 증상은 설사, 복부팽만, 체내 가스, 복통, 체중 감소다. 때로 변비에 걸린 사람에게서도 셀리악병을 확인할 수 있다. 철분 수치가 낮은 경우에도 셀리악병이 의심된다. 셀리악으로 인한 장 손상은 주로 철분이 흡수되는 소장에 영향을 미친다. 이런 증상이 있거나 셀리악병이 걱정되는 경우 셀리악병 유무를 정확히 판단할 수 있는 두 가지 검사가 있다.

HLA-DQ2 또는 HLA-DQ8 유전자 검사: 셀리악병은 세 가지 기준을 충족시켜야 한다. 특정 유전자를 가지고 있고, 글루텐을 섭취하고, 디스바이오시스를 통해 유전자가 활성화되어야 한다. 다시 말해, 관련 유전자가 없으면 셀리악병에 걸리는 일은 불가능하다. 셀리악 유전자가 있는지는 혈액 분석으로 알 수 있다. 유전자가 없다면 셀리악이 없는 것이다. 유전자가 있어도 반드시 셀리악병에 걸렸다거나 언젠가 걸릴 거라는 의미는 아니다. 유전자가 있음에도 불구하고 셀리악병에 걸리지 않을 확률이 97%다. 하지만 유전자 검사에서 양성이라면 셀리악병이 생길 수 있다는 의미이므로 셀리악병 유무를 판단하기 위해 추가 검사가 필요하다.

상부내시경을 통한 소장의 생체 조직검사: 셀리악병의 유무를 판단하는 절대 표준 검사다. 기본적으로 이 시술은 위장병 전문의의 진찰이 필요하다. 환자에게 진정제를 투여한 뒤에 의사가 카메라와 라이트가 달린 새끼손가락 굵기(너무 큰 새끼손가락이 아니라 작고 귀여운 새끼손가락)의 튜브를 위와 소장까지 내려 보내 소장의 생체 조직을 떼어낸다. 십이지장의 첫 번째 부분에서 2조각, 두 번째 부분에서 4조각 떼어낸다. 전체 과정은 5분밖에 걸리지 않는다. 글루텐이 장 손상을 유발하는지 확인할 수 있는 유일한 방법이기 때문에 시술하는 날까지 며칠 동안 글루텐을 섭취해야 한다. 이 생체 조직검사 결과로 전반적인 상태를 파악할 수 있다. 병리학자는 마시 분류Marsh Classification라는 셀리악병을 평가하는 특별한 기준을 이용해 어떤 손상이 있는지 판단한다. 마시 분류는 1단계에서 4단계로 구분되고, 4단계가 가장 심각한 수준이다. 통상적으로 3단계나 4단계는 셀리악병으로 분류된다. 이것은 일종의 범위이고, 최근 몇 년 사이에는 1단계와 2단계도 셀리악병이라는 연구가 나왔다. 이렇게 자세히 설명하는 이유는 셀리악병을 판단하는 혈액검사에서 3단계나 4단계는 대개 양성으로 나오지만, 1단계나 2단계는 대체로 음성으로 나오기 때문이다. 그러므로 혈액검사에서 음성이 나와도 틀릴 수 있다. 만약 셀리악병이 의심된다면 혈액검사는 건너뛰고 유전자 검사를 하거나 조직검사를 실시해야 한다. 내가 진찰한 셀리악병 환자의 대부분은 마시 분류 1단계에 해당해서 글루텐프리 식단 처방으로 아주 건강하게 잘 지낸다. 만약 통상적인 혈액검사만 실시했다면 정확한 진단을 내리지 못했을 것이다.

밀 알레르기

글루텐에 대한 반응이 아니라 밀에서 발견되는 단백질에 대한 반응이다. 다른 식품 알레르기와 마찬가지로 대체로 심각한 편이다. 가려움증, 입술이나 목구멍 부어오름, 호흡 곤란, 아나필락시스(Anaphylaxis, 심한 쇼크 증상처럼 과민하게 나타나는 항원 항체 반응 – 옮긴이)가 생길 수 있다. 또한 설사나 복통 같은 소화기 증상이 나타날 수도 있다. 밀 알레르기는 거의 유년기에 발생하며, 미국 아동의 0.4%가 밀 알레르기를 겪는다. 성인이 밀 알레르기가 생기는 경우는 극히 드물다. 밀 알레르기가 있다면 완전히 밀을 배제해야 할 수도 있지만 글루텐 때문이 아닐 수 있으므로 보리나 호밀은 식단에 포함시킬 수도 있다. 밀 알레르기 검사는 셀리악병 검사만큼 명확하지 않기 때문에 자격을 갖춘 전문 의료인과 상의하는 것이 최선이다. 만약 어떤 식품을 먹고 가려움증, 입술이나 목구멍 부어오름, 호흡 곤란 또는 아나필락시스가 생긴다면 그 식품 섭취를 중단할 것을 권한다. 아주 간단하다.

장외 증상이 있는 비셀리악성 글루텐 민감성

글루텐 섭취 여부와 관련된 다섯 가지 가운데 우리가 가장 열심히 공부하는 부분이다. 문제는 우리가 하나의 진단법을 이용해 여러 질환을 설명한다는 것이다. 게다가 이 질환은 매우 드물다. 희귀 질환을 가진 이종집단을 연구하는 일은 상상 이상으로 어렵고, 이런 희귀 질환은 셀리악병보다 훨씬 더 드물다. 장 밖에서 생길 수 있고, 다시 글루텐과 연관될 가능성이 있고, 글루텐프리 식단을 실천하면 개선될 수도 있다. 구체적인 증상으로는 관절이나 근육의 통증, 팔이나 다리의 마비, 의식 장애나 균형감 상실 또는 근육 조절 이상 같은 신경계 증상, 발진이 있다. 전형적인 발진은 포진성피부염Dermatitis Herpetiformis이라고 하며 소포성 발진이 팔꿈치, 무릎, 엉덩이, 몸통에 대칭적으로 나타나는 것이 특징이다. 건선 또한 셀리악병과 관련지을 수 있다. 본인 스스로 혹은 의사가 셀리악병을 의심한다면 우선 검사가 필요하다. 예를 들어 포진성피부염을 가진 성인의 85%는 실제 셀리악병을 앓고 있다. 마찬가지로 글루텐에 대한 항체는 글루텐과 관련된 신경계 질환을 가진 사람의 85%에서 발견되는데, 종종 마시 분류 1단계와도 연관이 있다. 만약 셀리악병 검사에서 확실히 음성이 나왔지만 글루텐 때문에 관절염이나 팔과 다리의 마비, 신경계 질환 또는 발진이 나타난다고 의심이 들면 글루텐프리 식단을 몇 개월 동안 실시해서 반응을 평가한다. 만약 좋아진다면 식단에 다시 글루텐을 포함시키고, 반대로 증상이 다시 나타나면 답은 이미 나와 있다. 당연히 이 모든 과정은 자격을 갖춘 전문 의료인의 지시 아래 실시되어야 한다.

만약 다음의 경우에 해당된다면 글루텐을 섭취해야 한다.

완전한 무증상

이 경우는 간단히 짚고 넘어가겠다. 셀리악병 등을 의심할 만한 증상이나 이유가 전혀 없다면 글루텐프리 식단을 먹을 필요가 없다. 4장에서 살펴봤듯 우리는 의도치 않게 내장을 손상시키고, 관상동맥질환 같은 다른 질환의 위험성을 높이고 있다. 더 이상 말하지 않겠다!

소화기 증상만 동반하는 비셀리악성 글루텐 민감성

글루텐 함유 식품을 섭취한 후 복부팽만이나 체내 가스, 복통, 설사, 변비 같은 소화기 증상이 있다면 반드시 셀리악병 검사를 받을 필요가 있다. 하지만 검사에서 셀리악병이 아닌 것으로 확실히 입증되면 재분류가 필요하다.

최근 연구에 따르면 많은 이들에게 문제의 원인은 글루텐이 아닐 수 있다. 연구진은 글루텐 민감성이 있는 사람들에게 1주일 동안 매일 오트밀 바를 줬다. 오트밀 바 안에는 글루텐, 프럭탄Fructan, 위약 물질(설탕) 중 하나를 넣었다. 프럭탄은 글루텐이 함유된 식품(밀, 보리, 호밀)에 있는 짧은 사슬 탄수화물이다. 모든 사람은 몸이 원상태가 되도록 1주일을 쉬었다가 다른 오트밀 바를 돌아가며 섭취했다. 매주 연구진은 모든 사람의 평균 GI 증상 점수를 측정했다. 그 결과, 위약 물질과 비교했을 때, 글루텐 바를 먹은 1주일 동안 소화기 증상이 더 적게 나타났다. 잊지 말자. 반면 프럭탄 바를 먹었을 때는 위약 물질 바나 글루텐 바에 비해 소화기 증상이 크게 증가했다. 즉, 비셀리악성 글루텐 민감성이 있는 대다수 사람들은 글루텐에 과민반응을 보이지 않고 프럭탄에 과민반응을 나타냈다. 게다가 증상이 유발되는 이유는 과민성대장증후군과 더불어 기본적으로 디스바이오시스가 있기 때문이다. 이 프럭탄은 무엇일까?

글루텐 없이 장에 영양분을 공급하는 방법

그렇다면 글루텐을 섭취하는 현명한 방식은 무엇일까? 반드시 글루텐을 없애야 한다면 통곡물 섭취에 특별히 신경 써야 한다. 미국의 경우, 통곡물의 주된 형태는 밀이지만 다행히 일상적으로 섭취할 수 있는 맛있고도 글루텐이 함유되지 않는 통곡물이 있다. 퀴노아, 메밀, 기장, 수수, 귀리, 현미 같은 통곡물을 섭취해 보자. 글루텐이 포함되는 식단은 권하지 않는다. 대부분의 글루텐 함유 식품은 가공식품이다. 가공을 덜 하거나 최소한으로 가공한 밀, 보리, 호밀 섭취를 권장하는 바다. 필요하다면 통곡물로 만든 빵이나 파스타를 찾아보자. 과도한 섭취는 금물이라는 것을 잊지 말자. 적당히 섭취하는 것으로도 충분하다.

포드맵 조절 식단이 필요한 이유

앞에서 장 마이크로바이옴이 젖당에 어떻게 적응력을 발휘하는지 살펴봤다. 또한 탄자니아 하드자 부족의 계절별 식단 변화와 베리류를 더 섭취할 때 프럭탄을 소화시키기 위해 어떻게 마이크로바이옴을 훈련시키는지도 알아봤다. 그다음 글루텐으로 인한 소화기 증상을 가진 대다수는 글루텐 때문이 아니라 프럭탄에 의해 유발되는 과민성대장증후군을 가지고 있을 가능성을 다뤘다. 이제 무슨 이야기를 해야 할까? 포드맵 이야기를 할 차례다. 어쩌면 이 용어를 들어봤을지 모르겠다. 포드맵 FODMAP은 식물성 식품에서 발견되는 단순 탄수화물 또는 짧은사슬탄수화물을 말한다. 장내에서 발효되기 쉬운Fermentable 올리고당Oligosaccharides, 이당류Disaccharides, 단당류Monosaccharides, 그리고and 폴리올Polyols의 머리글자를 딴 약자다.

정의에 따르면 포드맵은 발효되기 쉬운 식품이다. 또한 흡수가 잘되지 않는다. 즉, 장에 수분을 끌어들여 설사를 유발할 수 있다. 포드맵은 소화 과정을 피해 장내 세균이 서식하는 장 하부에 도달한다. 장내 세균은 이 탄수화물을 섭취하고, 그 과정에서 수소 가스와 함께 다른 부산물을 생성한다. 우리는 장내 미생물이 부리는 마법에 의존해서 글리코사이드 하이드로라제 효소로 포드맵 식품을 분해시킨다. 과민성대장증후군이 있는 경우처럼 미생물군이 손상된 사람들에게 소화 능력 상실은 소화 불량, 복부팽만, 체내 가스, 복통, 설사로 이어질 수 있다.

포드맵에는 다섯 가지 종류가 있다. 식품 민감성에 시달리고 있다면 특정한 부류에 속한 식품을 주의하라. 과민반응이 있는 식품이 하나 이상인가?

젖당Lactose: 일부 치즈나 우유, 아이스크림 같은 유제품에서 볼 수 있는 이당류. 앞서 언급한 이유로 식단에서 젖당을 제외하는 것을 찬성한다. 많은 이들이 이 간단한 조치로도 소화기 증상이 개선되는 것을 확인했다.

과당Fructose: 과일(체리, 수박, 사과)이나 채소(아스파라거스, 돼지감자), 고과당 옥수수 시럽, 꿀에서 볼 수 있는 단당류.

프럭탄Fructan: 과일과 채소(마늘, 양파)뿐만 아니라 글루텐을 함유한 곡물(밀, 보리, 호밀) 등 다양한 식품에서 볼 수 있는 올리고당.

갈락토올리고당Galacto-Oligosaccharide: 보통 콩에서 볼 수 있는 복합당류.

폴리올Polyol: 만니톨Mannitol, 솔비톨Sorbitol처럼 주로 인공감미료나 몇몇 과일이나 채소에서 볼 수 있는 당알코올(Sugar Alcohol, 설탕보다 낮은 열량을 함유하고 있어 설탕의 대체 식품으로 활용 – 옮긴이).

포드맵이 소화기 증상을 유발할 수 있으므로 당장 포드맵을 제외해야 한다고 생각할 것이다. 미리 단정하지 말자. 식품 속 포드맵은 우리 건강에 좋을 수도 있으므로 비방에는 신중할 필요가 있다. 예를 들어 프럭탄과 갈락토올리고당은 프리바이오틱스다. 3장에서 살펴봤듯, 이는 장내 유익한 세균을 증식시키고 궁극적으로 SCFA를 더 많이 생성하기 위한 영양분이라는 의미다.

저低포드맵 식단에 대해 들어봤을 것이다. 포드맵을 적절히 제한하면 과민성대장증후군이 있는 사람의 소화 장애를 줄일 수 있다는 발상이다. 일부 과민성대장증후군 환자에게는 이 방식이 효과가 있다. 문제는 의사를 포함해 많은 사람들이 포드맵을 영구적으로 제한해야 한다는 의미로 잘못 해석한다는 것이다. 이는 황금률에 어긋난다. 식물식의 다양성은 건강한 장을 가늠하는 가장 중요한 척도다. 다시 말하지만, 포드맵은 건강에 좋고 대부분은 프리바이오틱스다.

영구적으로 포드맵을 제한한다면 어떻게 될까? 유익한 세균에 해를 끼칠 수 있고 세균 수치가 감소할 것이다. 그러면 SCFA를 생산하는 세균이 줄어들고 동시에 프리바이오틱스를 제한하게 된다. 이는 포스트바이오틱스인 SCFA의 감소를 초래하는 악수일 뿐이다.

마지막으로 저低포드맵 식단의 제한적 속성 때문에 미량영양소의 결핍이 나타날 수 있다. 한 연구에서 저低포드맵 식단은 레티놀(Retinol, 비타민 A의 일종 – 옮긴이), 티아민(Thiamin, 비타민 B 복합체의 일종 – 옮긴이), 리보플래빈(Riboflavin, 비타민 B 복합체의 일종 – 옮긴이), 칼슘 같은 중요한 미량영양소가 현저하게 감소하는 것으로 밝혀졌다. 즉, 건강한 장을 원한다면 프럭탄과 갈락토올리고당이 필요하다.

오스트레일리아 모내시대학교에서 개발한 저低포드맵 식단은 영구적인 제외식이요법이 아니었다. 2~6주 동안 일시적으로 포드맵 제한 식단을 실시한 뒤에 단계적으로 포드맵을 포함시키는 것이었다. 가장 중요한 점은 우리의 식품 민감성은 포드맵의 종류에 따라 다를 수 있고, 이 사실을 알아야 현명한 소비자가 될 수 있다는 것이다. 이 포드맵의 정확한 사용법은 이렇다. 만약 포드맵 가운데 어느 한 종류를 처리하는 데 어려움이 있다면 장의 약점이 무엇인지 알게 된 셈이니 약점을 서서히 장점으로 만들 필요가 있다. 특정 포드맵에 해당되는 식품 목록이 필요한 경우, 이메일fodmap@theplantfedgut.com로 요청하면 궁금한 내용을 확인할 수 있을 것이다.

다시 원점으로 돌아오면, 우리는 황금률을 따르고 식단에 식물 다양성을 극대화하는 것이 장이 더 건강해지는 비결임을 알고 있다. 식물 다양성은 프리바이오틱스인 섬유질과 미량영양소를 골고루 다양하게 제공한다. 이는 건강을 위한 섬유질 연료다. 그 결과 건강한 장내 미생물은 신체 기관의 모든 실린더에 연료를 공급하여 우리 몸 전체가 최적의 건강을 유지하게 만든다.

하지만 많은 이들은 식물성 탄수화물, 특히 섬유질과 포드맵을 처리하는 데 어려움이 있다. 우리 인간은 이 처리 과정을 장내 미생물에게 전적으로 의존하기 때문이다. 따라서 장이 손상되면 어려움을 겪는다.

장이 더 튼튼해지기 위해 필요한 식물성 식품과 장이 손상된 사람들에게 소화 불량을 유발하는 식품이 동일하다는 것을 이해해야 한다. 물론 막막한 문제다. 하지만 원리적으로 그렇고 우리는 그 결과를 알고 있으니 게임의 규칙을 아는 것만으로 충분하다. 어떻게 이 악순환을 끊고, 장 건강을 되찾고, 더 많은 식물성 식품을 즐길 수 있을까? 우리의 장을 근육처럼 다루고 훈련시켜야 한다. 영화 〈록키Rocky〉에서 주인공 록키가 필라델

피아 거리를 달리고 미술관 계단을 오르내리는 모습을 떠올려보자. 록키는 어느 날 아침에 일어나 승리한 것이 아니다. 챔피언에 이를 정도의 체력을 키우는 데는 시간과 노력이 필요했다. 바로 섬유질이 풍부한 4주 식단이 담고 있는 내용이다.

궁극적으로 이 식단은 장에 좋은 포드맵과 장의 도움이 필요한 포드맵을 이해하는 데 도움이 될 것이다. 섬유질과 포드맵을 순차적으로 포함시키기 위해 낮은 단계에서 시작해 서서히 진행하는 일이 중요하다. 이것이 우리의 모토다. 이해가 되는가? 장의 체력을 키우는 록키식 방법이다. 당신도 할 수 있다. 내가 도울 테니 말이다.

*이 장에서 인용된 참고 문헌 25건은 www.theplantfedgut.com/research에서 확인할 수 있다.

6장

발효식품의 부상

: 장 건강을 위한 좋은 발효식품 찾기

내가 섭취하는 식품의 영양 가치를 알고 다양한 식물식을 즐길 준비
가 되었는가? 그렇다면 내가 아는 비장의 식품을 소개하려고 한다. 바로
발효식품이다. 나는 발효식품에 푹 빠져 있다. 몇 단계를 거쳐 완전한 변
신을 하는, 정말 멋진 음식이다. 이미 맛있는 재료에 약간의 발효 마법(혹
은 과학)을 더하면 건강에 좋은 식품으로 탈바꿈한다.

　발효는 장내 미생물과 식품의 교차점에 위치한다. 사우어크라우트
(Sauerkraut, 잘게 썬 양배추를 발효시킨 독일 요리 – 옮긴이)가 발효되고 있는 유
리병 안은 우리 장 안의 축소판이다. 동일한 개념과 동일한 과정이 주방
에서 벌어지고 있다. 눈에 보이지 않는 수백만 마리의 미생물들이 서로
어울리며 조화를 이루고 움직인다. 우리는 그 미생물들을 볼 수 없지만,
미생물들이 만들어낸 변화를 눈으로 확인하고 맛볼 수 있다. 대단히 놀라
운 일이다.

　인류는 모든 문화에서 전통적으로 발효식품을 먹었다. 독일에는 사우
어크라우트, 러시아에는 크바스(Kvas, 러시아의 호밀 맥주 – 옮긴이), 한국에는
김치, 일본에는 낫토와 미소, 인도네시아에는 템페(Tempeh, 인도네시아의
콩 발효식품 – 옮긴이)가 있다. 에티오피아 음식을 먹어본 적이 있다면 스펀
지같이 폭신폭신하지만 시큼한 맛이 나는 발효 빵 인제라Injera를 알 것이
다. 밀가루를 발효시켜 만든 사워도우 빵도 미국 캘리포니아와 캐나다 클
론다이크의 골드러시에서 비롯되었다. 산속에서 금을 캐던 이들이 먹었
던 음식이다. 어느 문화든지 음식 역사를 살펴보면 그 중심에 발효가 있

다는 것을 알게 된다. 안타깝게도 우리는 식품 업계에서 내놓은 화학물질로 가득한, 과다 살균된 즉석식품을 선택하는 대가로 전통식품을 포기했다. 하지만 "이제 그만!"이라고 말할 때가 되었다. 식물식의 다양성을 찾아가는 여정의 다음 개척지로 발효식품을 생각해 보자. 매일 발효식품을 조금씩 섭취하는 것만으로도 큰 도움이 된다.

나의 발효식품 입문기

어렸을 때는 내가 발효식품에 푹 빠질 거라고는 꿈에도 생각하지 못했다. 하지만 SCFA, 장내 미생물, 장 건강을 위한 식물의 힘에 대해 알게 될수록 발효에 대한 호기심이 커졌다. 그런 의미에서 한 환자가 찾아와 자신의 소화기 문제에 사우어크라우트와 피클이 얼마나 도움이 되었는지 열변을 토한 일은 뜻밖의 행운이었다. '바로 그거야.' 나는 하루도 더 기다릴 수 없었다.

나는 사우어크라우트를 만들기로 했다. 알고 보니 레시피와 과정이 참신하리만큼 시시했다. 물, 소금, 양배추만 있으면 끝이다. 아주 간단하다. 종균 배양액을 추가할 필요가 없다. 필요한 미생물은 이미 양배추의 마이크로바이옴에 있다. 잘게 썬 양배추에서 즙이 나오고 연해지도록 양손으로 버무릴 때는 음식과 교감하는 기분이 들었다. 살아 있는 음식이었다.

유리 용기에 물과 소금, 양배추를 담고 주방 조리대 위에 몇 주 동안 뒀다. 솔직히 아내와 나는 약간 겁이 났다. 냉장고에 보관하지 않은 음식을 먹는다는 것이 너무 이상했다. "이런 음식을 먹어도 괜찮을까?"

몇 주 뒤 맛을 봤다. 뭐랄까, 매우 아삭아삭했다. 예상 밖이었다. 톡 쏘고 시큼한 맛도 났다. 그리고 맛있었다. 몇 입 더 먹다가 아주 많이 먹어버렸다. 나는 발효의 세계에 들어갔고 사우어크라우트는 내 일상이 되었다.

건강한 토양 속에 감춰진 세균의 효과

아마도 음식 분해에 대해 생각해 본 적이 없을 테지만, 루이 파스퇴르(Louis Pasteur, 프랑스의 화학자·미생물학자 – 옮긴이)는 바로 음식 분해를 생각하다가 1860년대에 현대의 세균 이론을 발견했다. 그는 포도로 와인을 만드는 방법과 우유가 상하는 과정을 연구하면서 미생물이 그 핵심이라는 것을 이해하게 되었다. 식품의 분해를 이해하는 것은 식품의 영양 가치를 알기 위한 중요한 과정이다.

부패하기 쉬운 식재료가 분해되는 것은 세균 때문이다. 그렇다면 세균은 나쁜 것이 아닌가? 물론 아보카도의 그 짧은 유통기한을 놓쳤다거나 냉장고 뒤편에 있다는 것을 잊어버리는 바람에 끔찍한 과학 실험 결과물처럼 보이는 양상추를 찾았을 때는 짜증이 난다. 먹을 수 없는 상태가 되면 골치가 아프다. 하지만 자연은 이렇게 말할 것이다. "너희에게는 이 음식을 먹을 기회가 있었다. 이제 내가 도로 가져가겠다."

그냥 가져가는 건 아니다. 음식으로 퇴비를 만드는 건 자연이 우리에게 음식을 재처리하도록 권한을 주는 것이다. 소화 작용과 마찬가지로 미생물은 무리를 이루어 갖가지 효소를 이용해서 음식물을 분해하고 변형시킨다. 죽은 식물체가 자연스러운 수명 주기를 거치면 부식물질이 생성된다. 휴믹산Humic Acid, 풀빅산Fulvic Acid, 휴민Humin 같은 부식물질은 건강한 토양의 토대를 형성하고, 건강한 토양은 건강한 식물을 키운다. 건강한 식물은 장내 미생물에 영양분을 공급해서 우리가 건강한 사람이 되도록 돕는다. 아름다운 순환이다.

현재는 토양 건강이 과소평가되고 있지만, 우리와 지구의 건강을 위해 심각하게 생각해야 한다. 결국 우리의 음식은 토양만큼만 건강할 뿐이다. 이 말인즉, 우리 몸도 토양의 상태보다 건강할 수 없다는 것이다. 우리에게는 미생물과 부식물질이 풍부한 토양이 절실히 필요하다. 물론 처음에는 음식이겠지만 부식물질로 변하는 과정을 거치다 보면 마지막에는 먹을 수 없는 상태에 이른다. 이것을 두려워하지 말자. 단지 음식의 수명주기가 인간의 영양분 역할을 거쳐 이제는 토양의 영양분 역할로 이동하고 있다는 것을 인정하면 된다.

그리고 여기서 마법이 시작된다. 분해를 일으키는 것은 미생물이지만, 이 미생물을 변형시키면 분해 과정을 완전히 바꿀 수 있다. 간단히 말해 발효시키는 것이다. 식물이 변질되고 분해되는 대신 다른 종류의 세균을 넣어 식물의 수명을 연장하고 변화시키는 것이다. 본래 식물에 서식하는 세균으로 가능하다. 이 세균은 그 식물이 가지고 있는 마이크로바이옴의 일부분이다. 우리는 발효가 성공할 수 있도록 알맞은 조건만 만들면 된다.

사우어크라우트를 예로 들면, 양배추를 발효시킬 때 가장 먼저 생기는 일은 혐기성세균이 용액의 pH를 떨어뜨리기 위해 건강한 산을 생성하는 것이다. 혐기성은 산소가 없는 곳에서 잘 자란다는 의미다. 즉, 양배추를 물속에 넣어서 혐기성세균이 자랄 수 있는 적절한 조건을 만드는 것이다. 이렇게 되면 많은 세균에 비해 산성 수치가 너무 높아지고, 류코노스톡 메센테로이데스Leuconostoc Mesenteroides라는 세균이 24시간 안에 대량 증식해 더 건강한 산을 생산하여 pH를 더욱 떨어뜨린다. 집에서 사우어크라우트를 만드는 경우, 거품이 보이기 시작하면 류코노스톡이 서식한다고 생각하면 된다. 그다음 주가 되면 양배추는 점차 산성을 띠게 되고,

양배추가 사우어크라우트로 바뀌는 데 중요한 역할을 하는 세균 락토바실러스 플란타룸Lactobacillus Plantarum이 증식된다.

3장에서 SCFA가 어떻게 대장의 pH를 감소시키는지 살펴봤다. 대장의 pH가 감소하면 병원성세균의 증식이 억제되고 SCFA를 생산하는 공생 세균의 증식은 촉진된다. 동일한 개념을 발효에 적용할 수 있다. pH를 낮추면 분해성 세균뿐만 아니라 병원성세균이 억제되고 발효를 담당하는 세균의 증식은 촉진된다. 유리 용기 안에서 벌어지는 과정이 우리 장에서 벌어지는 일과 얼마나 흡사한지 보여주는 첫 번째 예다. 세균의 조합을 바꿈으로 식물의 부패를 막고 수명을 연장할 수 있다는 것이 놀랍지 않은가?

미생물의 놀라운 치유력

자연계에서 미생물의 정화·복원력을 보여주는 사례로 2010년 딥워터 호라이즌 Deepwater Horizon 원유 유출 사고를 들 수 있다. 이 사고로 멕시코만에 약 420만 배럴의 원유가 유출되었다. 스타벅스 벤티 사이즈로 10억 잔이 넘는 원유가 바다에 버려진 것이다. (나는 벤티 사이즈 1잔의 원유를 버리는 것도 잘못된 일이라고 본다.) 해저에서 해수면까지 해양생물과 해양생태계에 광범위한 피해를 입혔고, 심해부터 연안의 감조습지(해수면의 높이가 주기적으로 변화하여 물에 잠겼다 드러났다 하는 습지-옮긴이)까지 피해가 번진 미국 역사상 최악의 해상 원유 유출 사고였다. 하지만 이제 멕시코만의 바다나 해변 지역에서 더 이상 원유는 보이지 않는다. 그렇다면 바다는 어떻게 정화되었을까?

최근 로렌스버클리 국립연구소(Lawrence Berkeley National Laboratory, 다양한 과학 연구를 수행하는 미국 에너지국 산하 연구소-옮긴이)의 연구진은 여러 종의 세균이 원유 덩어리 속에서 살아남았고, 이 세균들이 협력하여 420만 배럴에 달하는 원유를 분해하는 문제를 해결했다고 밝혔다. 연구에 따르면 적절한 세균이 적시에 서로 협동하여 바다를 정화시켰다. 세균이 가진 놀라운 치유력을 실시간으로 목격하는 것은 경이로운 일이 아닐 수 없다. 알맞은 미생물이 나타나 알맞은 시기에 함께 나서서 제 역할을 하는 개념은 발효, 건강한 토양 생성, 심지어 우리 몸속의 탄수화물 소화 과정에서도 볼 수 있다. 눈에 보이지 않는 미생물들은 도처에 존재하며 우리가 인식하지도 못하는 사이에 놀라운 일을 하고 있다.

발효와 식품 보존의 간단한 역사 ·······················

인류 기원 설화의 중심에는 발효식품이 있다. 우리 선조들에게는 극복해야 할 중대한 문제가 있었다. 식량을 보존할 방법이 없었다. 그 때문에 부족을 늘릴 수 없었고, 식량 찾기에 끊임없이 골몰해야 했으며, 어쩔 수 없이 식량을 찾아 유목 생활을 해야 했다. 정착할 수가 없었다. 조직화된 사회, 도시, 경제 체제 형성 등 인류 문명이 발전하기 위해서는 굶주림에서 벗어나 식량을 비축하고 수확을 늦추는 생존 방식을 통해 식량 안정성을 확보해야 했다. 다시 한번 미생물이 인류를 구원했다.

인류가 발효를 발견한 정확한 시점은 알지 못한다. 최근 요르단의 나투피안Natufian 수렵·채집 취락지에서 1만 4000년된 빵이 발견되었다. 이스라엘의 동굴에서는 1만 3000년 전에 밀과 보리로 만든 맥주 혼합물이 발견되었다. 스웨덴에는 어류를 대량으로 보존하기 위해 사용된 920년된 구덩이가 있다. 중국에서는 9000년 전의 쌀, 꿀, 곡주와 비슷한 과일주가 발견되었다. 발효는 비슷한 시기에 세계 여러 문화권에서 나타났고, 인류 문명의 발원에 중대한 기여를 했다.

수천 년 동안 발효는 인류가 식량을 보존하는 기본적인 형태 중 하나였지만 19세기와 20세기에 식품을 보존하는 새로운 방식이 개발되었다. 통조림 가공, 저온살균, 수많은 방부제, 냉장, 냉동 등의 방식이다. 발효에 의존해 식품을 보존하는 방식은 밀려났다. 특히 미국처럼 다민족·다인

종·다문화 국가에서는 발효식품을 포함한 전통 음식이 사라졌다. 어쩌면 인류는 새로운 형태의 식품 보존으로 전환하면서 커다란 실수를 저지른 것이 아닐까? 나는 그렇다고 생각한다.

모든 식품 보존 기술의 원리는 미생물을 바꿔주는 데 있다. 예를 들어 통조림 가공은 살균을 통해 이뤄진다. 세균을 죽이기 위해 식품을 가열한 다음 진공 용기에 밀봉한다. 밀봉 살균된 내용물은 식품을 분해하는 미생물의 효소에 노출되지 않기 때문에 통조림을 개봉할 때까지 보존 상태가 유지된다. 그렇다면 이 방식은 완벽히 무해한가? 앞서 살펴봤듯, 사과의 마이크로바이옴에는 1억 마리의 미생물이 있고, 대부분은 인간에게 유익한 것으로 알려져 있다. 살균은 식물의 마이크로바이옴을 파괴하고 마이크로바이옴에서 얻을 수 있는 모든 건강상의 이점을 없애버리는 것이다.

가공식품에 들어 있는 수천 가지의 화학방부제는 어떨까? 식료품점 냉장고에 몇 개월씩 놓여 있다가 가끔 몇 조각씩 판매되는 칠면조나 햄을 생각해 보자. 빵은 딱딱해지거나 곰팡이가 피지 않은 채 몇 주 동안 부드러운 상태를 유지한다. 상자에 포장된 크래커는 제조한 날처럼 갓 만든 상태다. 가공식품은 일상의 일부분이기 때문에 우리는 가공식품에 의문을 제기하지 않는다.

이제 내가 무슨 말을 하려는지 알 것이다. 저온살균은 미생물을 일시적으로 죽이고 식품을 살균하는 것이다. 오늘날 대부분의 식품은 차원이 다르다. 살균만 하는 것이 아니라 미생물과 미생물에 들어 있는 식품 처리 효소를 억제할 목적으로 개발된 화학방부제로 이종 교배되어 있다.

미국 식품의약국Food and Drug Administration에서는 이런 가공식품을 '양호' 또는 '무독성'이라고 표시한다. 나는 미생물 증식을 지연시키는 목적을 가진 이런 화학물질이 장내 미생물에 어떤 작용을 하는지 생각하지 않을 수 없다. 어떤 연구에서 아황산염은 프로바이오틱스계의 4대 슈퍼스타 락토바실러스 카제이Lactobacillus Casei, 락토바실러스 플란타룸L. Plantarum, 락토바실러스 람노서스L. Rhamnosus, 스트렙토코커스 서모필러스Streptococcus Thermophilus를 손상시키는 것으로 나타났다. 이 네 가지 세균만 대상으로 실시한 실험 결과이므로 다른 세균에는 어떤 영향을 미치는지는 알 수 없다. 우리의 장내 미생물을 손상시키지 않고 식품을 보존할 수 있도록 더 많은 연구가 이뤄져야만 한다. 그때까지 나는 기꺼이 유기농 과일과 채소를 먹을 것이다.

발효식품의 잠재력을 깨우자

식품 보존이라고 해서 항상 미생물을 파괴해야 하는 것은 아니다. 발효는 식품을 훨씬 더 건강하게 만드는 식품 가공의 드문 사례 중 하나다. 발효 하면 변화를 떠올리면 된다. 맛과 모양이 새로워진다. 새로운 미생물이 배양되고, 섬유질이 변하고, 생리활성 펩티드와 폴리페놀이 생성된다. 식품의 모든 부분이 달라질 수 있다. 발효는 과학계가 이제 막 이해하기 시작한 대단히 흥미로운 연구 대상이다.

발효식품은 보통 신맛이 난다. 사우어크라우트 만드는 법에서 봤듯, 발효 과정에서 산성 물질이 배출되어 pH를 낮추고 세균의 균형을 바꾼다. 이런 산성 물질은 단지 세균의 균형을 바꾸는 것에 그치지 않고 건강을 촉진하는 효과가 있다. 예를 들어 락틱산Lactic Acid은 장의 염증을 줄이고 항산화 효과가 있다. 그러므로 발효식품에 들어 있는 락틱산의 일부가 소장까지 전달되면 건강에 좋을 수밖에 없다. 알코올 발효의 산물인 식초는 인슐린 민감성을 개선하고, 식사 후 포만감을 상승시켜 체중 감소를 촉진하고, 혈압과 콜레스테롤을 낮춘다는 연구 결과가 나왔다. 산성을 띤 환경은 적합한 미생물을 기르는 데 도움이 된다. 활성 배양균을 함유한 발효식품에는 1g 혹은 1㎖당 10억 마리 이상의 미생물이 들어 있을 수 있다. 발효식품을 섭취하면 서구 사회의 과도하게 살균된 식단보다 미생물 수치가 1만 배까지 증가할 수 있다. 식물성 식단과 동물성 식단을 5일 동안 실시한 연구에서 로렌스 데이비드 박사와 피터 턴바우 박사는 식품을 통해 전달되는 미생물이 이동 과정을 견디고 살아남아 신진대사 활동을 했다는 사실에 놀랐다. 이는 음식에서 자연적으로 생기는 미생물이 인간에게 이롭다는 것을 보여준다.

하지만 이 미생물들은 장을 통과하는 여정을 시작하기에 앞서 식품에 숨겨진 영양소를 분해한다. 정비사가 도구를 사용하는 것처럼 효소를 사용하여 무리를 지어 작업한다. 예를 들어 락토바실러스종은 체리류와 브로콜리에 들어 있는 플라보노이드를 생체 활성 대사물질로 바꾸도록 유도하는 글리코사이드 하이드로라제, 에스테라아제Esterases, 데카르복실라아제Decarboxylases, 페놀산 리덕타아제Phenolic Acid Reductases 같은 효소를 가지고 있다. 프리바이오틱스 섬유질을 섭취할 때 우리 장속에서 증식하는 것과 동일한 락토바실러스종이다. 앞서 섬유질 분해에 사용되는 효소인 글리코사이드 하이드로라제가 발효식품에도 등장한다. 핵심은 발효 과정에서 미생물이 하는 일이 소화 과정과 아주 흡사하다는 것이다.

미생물 효소는 천연 의약품?

나토키나아제Nattokinase는 일본의 전통 음식인 낫토를 만들기 위해 삶은 대두를 발효시킬 때 만들어지는 효소다. 낫토는 수백 년 동안 심장질환과 혈관질환을 치료하는 민간요법으로 사용되었지만, 이제야 그 이유를 알게 되었다. 최근 연구에서 나토키나아제에는 혈전 제거, 혈압 강하, 콜레스테롤 수치 조절, 혈소판 응집 억제, 혈액 속 노폐물 제거 등의 효과가 있는 것으로 밝혀졌다. 본질적으로 아스피린(Aspirin, 혈전 생성 억제제-옮긴이), 헤파린(Heparin, 혈액 응고 억제제-옮긴이), 혈압약, 스타틴(Statin, 혈관 내 콜레스테롤 억제제-옮긴이)을 한꺼번에 복용하는 것과 같다. 심장질환용 완벽한 칵테일 약인 셈이다. 제약회사에서 이 모든 효능을 알약 하나에 넣기 위해 애쓰는 것은 놀라운 일이 아니다. 하지만 그냥 낫토를 먹으면 될 일이 아닐까?

이런 효소는 우리 몸속 미생물들에게 이전에는 없던 영양소를 생성하도록 한다. 예를 들어 이 미생물 마법사들은 비非비타민 전구체에서 비타민 K와 비타민 B(엽산, 리보플라빈, B12)를 합성할 수 있다. 멜라토닌Melatonin과 감마아미노부티르산γ-Aminobutyric Acid도 모두 합성물이다. 멜라토닌은 위산 역류가 있는 사람에게 효과적인 강력한 항산화 물질이고, 감마아미노낙산은 뇌를 진정시키는 효과가 있으며 혈압 조절에 도움이 된다.

발효 과정에서 식품의 모든 부분이 변형될 수 있다. 예를 들어 미생물은 엑소폴리사카라이드Exopolysaccharides라는 더 강력한 형태의 섬유질을 생성한다. 이 섬유질은 유해한 미생물을 억제하고, 면역체계를 조절하고, 염증을 가라앉히고, 콜레스테롤 수치를 낮추고, 심지어 암을 예방하는 것으로 나타났다. 3장에서 살펴본 프리바이오틱스 섬유질과 포스트바이오틱스 SCFA가 하는 일과 비슷하지 않은가? 정확히 그 일이 벌어지고 있기 때문이다. 발효 과정에서 생성된 엑소폴리사카라이드(프리바이오틱스)는 장내 미생물에 의해 발효되어 SCFA(포스트바이오틱스)를 분비한다. 우리의 장은 다양한 섬유질을 공급받아 건강해지고, 엑소폴리사카라이드를 생성함으로써 섬유질의 다양성을 높여서 장 마이크로바이옴을 보호한다.

발효식품과 미생물이 만들어내는 생리활성 분자에 관한 연구는 이제 시작했을 뿐이다. 식품 속에 들어 있는 단백질, 파이토케미컬, 폴리페놀 모두 발효 중에 변형될 수 있다. 몇 가지 사례를 소개한다.

- 홍삼을 발효시키면 생리활성 물질인 사포닌 수치가 증가해 혈당 조절에 도움이 된다.
- 25가지의 항산화 펩티드가 다양한 형태의 사워도우에서 발견되었다.
- 락토바실러스 파라카세이Lactobacillus Paracasei 또는 락토바실러스 플란타룸으로 두유를 발효시키면 이소플라본이 활성화되어 뼈의 부피와 두께가 증가해 골다공증 예방 효과가 있다.

발효는 빼기를 통해 덧셈을 한다. 즉, 영양에 방해가 되는 화합물을 줄임으로써 영양적 특성을 향상시킨다. 구체적으로 발효는 글루텐, 피트산 함량, 포드맵을 낮추는 것으로 알려졌다. 과민성대장증후군이 있는 사람들이 밀로 만든 빵보다 사워도우로 만든 빵을 더 잘 소화시키는 것도 이와 같은 이유다. 생명을 위협한다고 오명을 쓴 물질 렉틴을 기억할 것이다. 발효 작용으로 렉틴의 95%가 제거된다.

유출된 원유를 정화하는 것처럼 세균은 식물 표면의 살충제 잔여물을 자연분해하고 줄이는 데도 효과적이다. 계속해서 등장하는 주제이기 때문에 내가 하려는 말이 짐작이 될 것이다. 미생물 군집에는 살충제를 분해하고 비활성화시키는 가수분해 효소가 있다.

발효식품 Q&A

발효식품이 그렇게 좋다면 단점은 하나도 없을까? 몇 가지 우려 사항을 살펴보자.

발효식품을 먹어도 안전할까?

발효가 제대로 되었다면 전적으로 안전하다. 발효는 건강에 해롭고 오염된 식품을 만드는 것이 아니라 정화 작용을 한다. 사람들은 나쁜 바이러스나 위장염을 걱정하지만, 식중독 보고 사례는 없다. 살모넬라나 대장균의 대규모 발병은 생채소의 오염과 관련이 있다. 이런 발병에 대해서는 두 가지를 알아야 한다. 첫째, 발효 과정에서 이런 병원성세균이 제거된다. 고대에 와인을 물에 탔던 이유다. 둘째가 더 중요한데, 이것이 바로 산업형 축산업의 결과라는 것이다. 배설물을 처리할 좋은 방법이 없고, 결국 커다란 못을 이룬 배설물은 비가 내리면 흘러넘쳐 농작물을 오염시킨다.

보툴리눔독소증은 어떨까?

보툴리눔독소증Botulism은 클로스트리디움 보툴리눔Clostridium Botulinum 이라는 세균이 원인인 매우 심각한 신경성 희귀 질환이다. 사람들이 흔히 보툴리눔독소증을 발효와 연결시키는 이유는 잘못된 식품 보존의 결과가 보툴리눔독소증이라고 생각하기 때문이다. 정확히 말하면 보툴리눔독소증은 발효가 아니라 통조림 제조와 관련이 있다. 보툴리누스균은 포자를 생산할 수 있는데, 이 포자는 고온에 강해 통조림의 저온살균 단계를 이겨내고 산소가 부족한 통조림 속에서 잘 자란다.

이와 반대로 발효는 의도적으로 고온을 피하고(유익한 종을 포함해서 세균을 죽이기 때문에), 대신 발효 친화적인 미생물이 산성 물질을 생산하게 해서 C. 보툴리눔을 파괴한다.

적합한 세균을 키우는 법

이건 간단한 문제다. 발효 과정을 관찰할 때 자신의 감각을 이용해 기민하면서도 직감적인 태도를 취하자. 곰팡이처럼 생긴 것이 보이는가? 발효 대상 표면에 푸른색이나 검은색 혹은 분홍색을 띠는 둥근 솜털 같은 것이 보이는가? 곰팡이를 그냥 걷어내도 되지만, 만일을 대비하여 다시 만들기를 추천한다. 또한 발효 중에 냄새가 나거나 의심스럽게 보이는 게 있어도 다시 시작한다. 요점은 신중을 기한다는 것이다.

발효식품이 암을 유발할까?

모든 발효식품을 말한다면, 그렇다. 가공육이나 가공 생선은 대장암, 비인두암, 식도암, 폐암, 위암, 췌장암과 관련이 있다. 발효 채소의 경우에는 주로 위암에 대한 우려가 있다. 동아시아의 역학 연구에 따르면 위암과 발효 채소의 섭취 사이에 관련이 있는 것으로 나타났다. 위암은 동아시아에서 두 번째로 흔한 암일 정도로 심각한 문제다. 대부분의 경우는 헬리코박터 파일로리Helicobacter Pylori 때문이다. 헬리코박터 파일로리는 한국인과 일본인의 위에 약 60~70% 서식하는 발암성 세균이다. 하지만 헬리코박터 파일로리가 서식한다고 해도 소수만이 위암에 걸린다. 그렇다면 발효 채소의 무엇이 문제일까? 소금과 그 부산물이 위장 점막의 염증과 암 발생을 촉진하는 것으로 드러났다. 그렇다면 소금으로 발효시킨 채소를 피해야 할까? 그렇지 않다. 소금 섭취량을 조절하면 된다. 이는 만들 때 조절할 수 있는 현명한 조치다. 또한 동아시아에서는 발효식품을 매 끼니 섭취하는 반면 서구에서는 소량 섭취한다. 게다가 미국에서는 헬리코박터 파일로리의 발병률이 훨씬 낮으며 대부분의 균주가 암과 무조건 연관이 있는 것은 아니다.

여기서 짚고 넘어갈 두 가지가 있다. 첫째, 어떤 것이든 과도하게 섭취하는 것은 건강에 좋지 않다. 우리는 살기 위해 산소가 필요하지만, 순수한 산소는 독성이 있다. 둘째, 모두 심호흡을 좀 하자. 한편으로는 그저 긴장을 풀기 위해서이고, 다른 한편으로는 산소 역시 너무 많으면 위험할 수 있지만 흡입량이 정상일 때 전적으로 안전하다는 점을 강조하기 위해서다.

맛있고 건강한 발효식품 6가지

발효식품은 맛있을 뿐만 아니라 우리의 장을 치료하는 놀라운 효능을 가진 초강력 식물성 식품이다. 지금 발효식품을 많이 먹지 않는다고 해도 걱정할 필요는 없다. 섬유질이 풍부한 4주 식단을 통해 무리하지 않고 편안하게 시도할 수 있을 테니 말이다. 매일 조금씩 섭취하는 것만으로도 도움이 된다. 그리고 마지막에는 발효의 열반에 들어설 것이다. 이제 발효식품 분야의 슈퍼스타를 찾아보자.

사우어크라우트

만약 세계에서 가장 건강에 좋은 식품의 순위를 정한다면 양배추를 어디에 두겠는가? 상위 10위권? 아니면 상위 5위권? 양배추가 건강에 좋다는 사실은 이미 알고 있다. 칼로리는 낮고, 비타민 C 같은 영양소는 풍부하며, 장 건강에 도움이 되고 몸 전체에 SCFA를 배출하는 프리바이오틱스 섬유질이 풍부하다. 양배추는 브로콜리, 콜리플라워, 방울양배추, 케일과 함께 십자화과에 속한다. 십자화과는 일종의 올스타 목록인 셈이다. 십자화과 채소에는 강력한 암 예방 효과가 있는 파이토케미컬 글루코시놀레이트Glucosinolate가 들어 있다. 문제는 암을 퇴치하려면 글루코시놀레이트가 이소티오시아네이트Isothiocyanate라는 활성 형태로 바뀌어야 한다는 것이다. 2002년 핀란드 연구진은 양배추를 발효시키면 이소티오시아네이트를 배출하는 데 필요한 효소가 생성되는 것을 알아냈다. 이미 건강에 좋은 채소가 발효를 통해 한 단계 더 좋아지는 것을 보여주는 확실한 사례다.

나만의 사우어크라우트 만들기

시작하기에 앞서, 새로운 것을 실험하고 시도하는 일도 발효식품을 만드는 과정이라고 말하고 싶다. 인터넷에서 재료의 비율을 검색하기보다 그냥 과감하게 재료를 유리 용기에 넣고 무슨 일이 일어나는지 확인하기를 권한다.

1. 양배추를 가볍게 헹군다. 너무 과하게 헹구면 세균을 죽일 수 있다. 바깥쪽 잎을 2겹 정도 벗겨낸다.

2. 양배추를 원하는 두께로 썬다. 개인적으로 두껍게 썬 것을 좋아한다. 양손으로 양배추 조각을 흐트러뜨려 부드럽게 한다. 양배추와의 교감을 느껴보라.

3. 1L짜리 유리 용기에 담는다. 취향에 따라 마늘이나 캐러웨이씨 또는 양념을 넣는다. 레시피는 따로 없다. 재미있는 실험 같다. 나는 유리 용기에 양배추를 채울 때 나무 절굿공이를 이용한다. 유리 용기의 75% 정도만 채운다.

4. 양배추 위에 발효용 누름돌을 올린다. 유리로 만든 발효용 누름돌을 구입할

수 있다. 돌을 씻어서 이용하거나 손질하면서 벗긴 양배추 잎으로 채우는 이들도 있다. 모든 재료가 물에 잠길 정도로 무거운 것을 사용하면 된다.

5. 물 1컵에 바다 소금 1¼작은술을 섞어서 염수를 준비한다. 나는 계량하지 않고 그냥 맛을 보고 정한다. 짠맛이 나야 하지만, 한 모금도 마실 수 없을 정도로 짜면 안 된다. 물은 염소 성분이 없어야 하기 때문에 증류수를 이용하거나 물을 끓여서 상온 정도로 식혀서 사용한다. 소금에는 요오드(Iodine, 최근 표기법에 맞게 이하 아이오딘으로 표기-편집자) 성분이 없어야 한다. 바다 소금을 이용하는 이유다.

6. 자른 양배추 위에 염수를 붓고 발효용 누름돌로 덮는다. 위쪽에 약간의 공간을 남겨두고 양배추와 누름돌이 완전히 잠기게 한다. 위로 떠오르는 양배추 조각이나 부스러기는 제거한다.

7. 유리 용기를 닫는다. 진공 밀폐가 되면서도 가스를 뺄 수 있도록 고무마개가 있는 뚜껑이 좋다. 고무마개를 열어 가스를 배출시킬 수 없다면 안에 쌓이는 가스의 압력을 배출할 수 있도록 하루에 1번씩 양배추를 '트림'시켜야 한다.

8. 1~4주 동안 서늘한 장소에서 발효한다. 이상적인 온도는 섭씨 21° 이하다. 1주일쯤 지나면 맛을 보자. 시간이 지날수록 맛이 좋아진다.

9. 표면에 가루 같은 하얀 효모가 눈에 띄면 그건 곰팡이 효모다. 흔히 있는 일이고 곰팡이도 아닌 데다 건강에 해롭지 않다. 종이 타월을 이용해 걷어내면 그만이다. 파란색이나 녹색에 솜털 모양이며 곰팡이처럼 보인다면 곰팡이가 맞다. 어떤 이들은 곰팡이를 제거하고 먹지만 나는 버리고 다시 만든다.

10. 발효에 큰 영향을 미치는 것은 보관 온도와 염수의 염도다. 온도가 서늘할수록 발효 과정이 더디다. 이는 좋은 일이다. 발효 과정이 너무 빠르면 곰팡이가 생길 수 있다. 또한 염도가 높으면 발효 과정이 느려지고 곰팡이 생성을 막는다. 언제라도 발효를 멈추고 싶다면 유리 용기를 냉장고에 넣으면 된다. 이는 미생물에게 "꼼짝 마!"라고 외치는 것과 같다. 발효는 중단되고 사우어크라우트는 몇 개월 동안 냉장고에 보관해도 괜찮다.

김치

김치와 사우어크라우트는 차이가 크지 않다. 발효시킨 양배추를 두고 지구 반대편에 있는 두 문화권의 두 가지 표현 방식일 뿐이다. 김치는 주로 양파, 마늘, 고추, 무 등 다른 채소와 함께 버무려서 만든 매콤한 발효식품이다. 여기서도 미생물이 에이스 역할을 한다. 김치는 발효 과정에서 파이토케미컬, 건강에 좋은 산, 휘발성 화합물, 유리아미노산이 생성된다.

김치는 한국의 유명한 전통 음식이고, 지역마다 특색 있는 김치가 있다. 한국에서는 거의 매 끼니 김치를 곁들이고, 한국인은 평균적으로 연간 약 22kg의 김치를 먹는다. 김치의 효능은 다음과 같다.

- 위산에 죽지 않고 장 건강에 효과가 있는 것으로 밝혀진 여러 종류의 프로바이오틱스 세균을 생성한다.
- 콜레스테롤을 낮춘다.
- 체중 감소를 촉진한다.
- 염증 예방 효과와 잠재적으로 노화 방지 효과가 있다.
- 인슐린 민감성을 개선하여 당뇨병을 예방하거나 개선한다.
- 여러 메커니즘을 강화하여 암을 예방한다.

나는 매콤한 풍미 때문에 김치를 아주 좋아하지만, 김치가 모두의 입맛에 맞지 않는다는 점을 기꺼이 인정한다. 아내는 사우어크라우트는 좋아하지만, 매운맛을 좋아하지 않는 탓에 김치 마니아가 되지는 않았다. 나는 김치를 양념처럼 이용하거나 수프나 밥에 곁들여서 독특한 풍미와 매운맛을 더하는 것을 좋아한다. 조금만 넣어도 충분하다.

미소

나는 미소의 광팬이다. 미소는 아스퍼질러스 오리자에Aspergillus Oryzae라는 곰팡이로 대두를 발효시켜 만든 일종의 페이스트다. 먹어본 적이 없다면 어떤 식품인지 짐작도 쉽지 않을 것이다. 짜면서도 풍미가 있어서 감칠맛이 난다. 추운 날에 물만 데워서 미소를 한 숟가락 넣으면 즉석 미소수프가 된다. 해조류를 넣고 신선한 차이브를 올리면 더 맛있다. 미소의 효능은 다음과 같다.

- 항암 효과가 있다. 미소는 유방암, 대장암, 간암 예방에 도움이 된다. 미소에 들어 있는 콩과 이소플라빈의 효과로 콩과 이소플라빈은 일부에서 비난하는 그 무서운 '파이토에스트로겐'이다. 오해를 바로잡는 일은 중요하다.
- 소금 함량과 혈압이 걱정되는가? 연구에 따르면 소금 함량에도 불구하고 미소는 혈압을 상승시키지 않는 것으로 나타났다.
- 뼈를 건강하게 한다. 칼슘, 비타민 K, 이소플라본 모두 골다공증 예방에 효과적이다.

오후에 건강한 피로회복제로 미소 음료를 즐긴다면 에너지 드링크나 커피, 심지어 차를 마실 이유가 있을까? 섬유질이 풍부한 4주 식단에도 소개하는 레시피지만, 원한다면 오늘부터 시작할 수 있다. 발효된 유기농 미소부터 구입하자. 다양한 색의 미소를 찾을 수 있다. 색이 짙으면 더 짜고 맛이 진하다. 흰색은 단맛이 더 나고, 노란색은 구수한 풍미가 있고, 붉은색은 감칠맛이 대단하다. 개인적으로 붉은색 미소를 가장 좋아하지만, 일부 레시피는 순한 맛이 더 어울린다. 따뜻한 물에 미소를 넣고 충분히 저어서 푼 다음 마시면 그만이다. 핵심은 물이 미지근할 때 미소를 넣는 것이다. 물이 데일 듯이 뜨거우면 미소 안에 살아 있는 세균을 죽이게 된다. 데일 듯이 뜨겁지는 않지만 적당히 따뜻한 물에 미소를 넣으면 마시기에도 좋고 건강상의 효능도 유지된다.

템페 ....

템페는 인도네시아의 콩 발효식품이다. 단단한 질감에 견과류의 풍미가 있다. 첨가하는 향신료나 소스의 풍미를 흡수하는 경향이 있어서 요리하는 재미가 있다. 맛있고 영양소가 풍부하면서도 다양하게 활용할 수 있다. 템페 역시 발효시킨 대두로 만들기 때문에 건강상의 효능은 미소와 동일하다. 템페의 특징은 그 사용 방식에 있다. 형태가 변하지 않는 훌륭한 단백질 공급원으로 찌거나 튀기거나 또는 샐러드나 수프 위에 날 것 그대로 부스러뜨려 먹을 수 있다. 칠리, 볶음 요리, 샌드위치, 스튜, 샐러드, 수프에 잘 어울린다. 내가 좋아하는 템페 요리 중 하나는 템페 루벤 Temphe Reuben이다. 맛있는 호밀빵에 템페를 얹고 사우전드 아일랜드 드레싱(마요네즈에 파슬리, 피클, 케첩 등을 섞어 만든 드레싱 – 옮긴이)을 뿌리고 사우어크라우트를 곁들인 샌드위치다.

발효 유제품은 어떨까?

케피어(Kefir, 주로 동유럽 국가에서 마시는 전통 발효유–옮긴이)나 요거트, 기타 발효 유제품을 좋아하지 않는 이유는 무엇일까? 이 식품에 대해 더 자세히 알아보자. 알고 있듯이, 발효는 식품을 변화시키고 소화를 쉽게 만든다. 특히 발효 과정에서 대부분의 젖당이 제거되는 유제품이 그렇다. 젖당불내성이 있는 사람도 대체로 경질 치즈, 케피어, 요거트는 잘 소화시킨다. 또한 케피어, 요거트, 기타 발효

유제품이 건강에 이로운 효과가 있음을 시사하는 일부 연구도 있다. 하지만 이런 연구는 방법론적 한계를 안고 있으며 낙농업계에서 공개적으로 연구 자금을 지원했다.

본질적으로는 마케팅의 일종이며 결과는 식품 보호 차원에서 섣불리 공개하지 않는다고 하는데 이런 기업 후원의 연구를 왜 믿어야 할까? 발효시킨 비유제품 케피어나 요거트를 찾을 수 있는 상황에서 왜 위험을 감수하는지 궁금할 따름이다. 개인적으로 캐나다에서 판매되는 코코넛 밀크 케피어를 좋아한다. 어떤 것을 선택하든 반드시 설탕 함량을 확인하자. 설탕 함량은 모든 시판 제품의 중대한 문제 중 하나다. 또한 워터케피어는 우유와 전혀 상관이 없고 콤부차와 훨씬 비슷하다는 점에 주의해야 한다.

사워도우 빵

내가 사워도우 빵을 좋아하는 이유 중 하나는 만들기가 간단하다는 점이다. 밀가루와 물만 있으면 된다. 효모는 넣지 않는지 궁금할 텐데 일반적으로 빵을 구울 때는 발효를 위해 제빵용 효모 사카로마이세스 세레비지에Saccharomyces Cerevisiae가 필요하다. 사워도우 빵은 시판하는 일반 효모 대신 독특한 조합의 천연 효모를 함유한 발효종을 사용한다. 이것이 사워도우 빵의 장점이다. 꼭 발효종을 구입할 필요는 없다. 천연 효모는 도처에 있다. 공기 중이나 밀가루 속이나 포도 표면 등 어디에나 있다. 따라서 물과 밀가루만 이용해 나만의 발효종을 만드는 것이 가능하다. 발효종에 천연 효모가 자연스럽게 이식되어 빵이 발효될 것이다. 일단 발효종을 배양하면 거의 영구적으로 사용할 수 있다. 미국 샌프란시스코의 유명한 빵집 부댕 베이커리Boudin Bakery는 170여 년 전에 창업자 이시도어 부댕Isidore Boudin이 만든 것과 동일한 배양 효모를 사용하고 있다.

내가 사워도우 빵을 좋아하는 다른 이유도 있다. 첫째, 정말 맛있다.

톡 쏘는 풍미, 부드러운 속살, 얇은 껍질을 정말 좋아한다. 둘째, 일부에서 우려하는 영양소 흡수를 방해하는 물질 일부가 발효 과정에서 제거된다. 예를 들어 피트산이 62% 감소한다. 앞서 살펴봤듯, 사워도우 빵은 글루텐 함량이 더 적어서 글루텐 불내증이 있는 사람도 소화를 더 잘 시킨다. 마지막으로 다른 빵보다 혈당 지수가 낮다. 즉, 혈당 스파이크나 인슐린 반응을 일으키는 일이 더 적다. 굳이 식단에 빵의 양을 늘리지는 않지만, 빵을 먹을 때는 대개 사워도우 빵을 선택한다. 호밀빵이나 유기농 통밀빵도 좋다.

콤부차

요즘 인기를 끌고 있는 콤부차는 가벼운 발포성 발효차 음료다. 건강에 대한 사람들의 기대에 부합하면서 콤부차의 판매가 급증하고 있다. 개인적으로도 콤부차를 정말 좋아하지만, 콤부차 열풍을 조금 가라앉힐 필요는 있다. 사람들이 열을 올리는 것처럼 콤부차는 생명을 구하는 약이 아니다. 게다가 콤부차를 너무 많이 마시는 건 좋지 않다.

콤부차를 만들기 위해 기존의 달콤한 차에 세균과 효모를 알맞게 섞는다. 세균과 효모는 당분을 섭취하고 달콤한 차를 시큼한 산성 음료로 바꾼다. 이 과정에서 음료 표면에 스코비SCOBY라는 섬유질로 된 유동 장막을 형성한다. 세균과 효모의 공생 배양Symbiotic Culture of Bacteria and Yeast을 의미하는 스코비는 버섯 모양과 비슷하다. 나는 스코비를 무서워했다. 하지만 콤부차를 만들면서 나만의 스코비를 아주 좋아하고 존경하게 되었다. 콤부차의 '프리바이오틱스' 성분을 과장하는 경향이 있지만, 나는 비타민 B1, B6, B12, C와 항산화제인 폴리페놀, 건강에 좋은 산 같은 다른 성분을 좋아한다. 그리고 콤부차에는 알코올 성분도 조금 들어 있다. 알코올 중독 이력이 있다면 피해야 하겠지만, 알코올 성분이 있다는 이유로 콤부차를 마실 만큼의 함량은 아니다.

콤부차를 식단에 포함시켜도 좋지만, 콤부차만으로 우리의 삶이 바뀌지는 않을 것이다. 하지만 영양 공급에서 중요한 것은 건강에 좋은 대체 식품을 찾는 것이다. 만약 탄산음료를 내려놓고 약간의 콤부차를 마신다면 좋은 일이다. 나는 나만의 콤부차를 만들고 새로운 맛의 콤부차를 찾는 것을 좋아한다. 모두에게 적극 추천한다. 하지만 콤부차를 하루에 0.1L 이상은 마시지 말아야 한다고 생각해서 항상 콤부차를 물에 희석시켜 마신다. 여전히 풍미는 좋지만 신맛이 강하지는 않다. 콤부차의 산성이 치아의 에나멜을 부식시킨다는 걱정도 덜 수 있다.

*이 장에서 인용한 참고 문헌 45건은 www.theplantfedgut.com/research에서 확인할 수 있다.

7장

장 건강 보충제의 힘
: 프리바이오틱스, 프로바이오틱스, 포스트바이오틱스

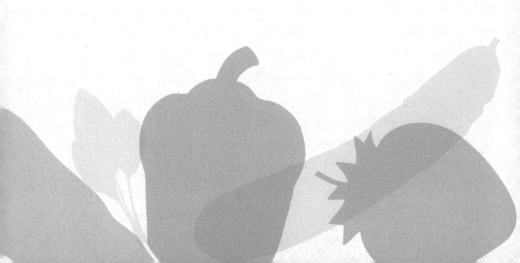

나는 건강한 식단의 중추는 식물이라고 생각하고, 식물식의 다양성을 극대화하는 황금률을 전적으로 신뢰한다. 음식이 우선이다. 항상.

하지만 프리바이오틱스와 프로바이오틱스 보충제는 섬유질이 풍부한 식생활을 가속화하는 데 도움이 된다. 장 손상 때문에 섬유질을 소화시키는 것이 어렵다면 특히 그렇다. 장질환에 시달리는 환자에게 프리바이오틱스와 프로바이오틱스를 보충하면 장에 다른 부담을 주지 않은 채 콕 집어서 프리바이오틱스 섬유질이나 건강한 미생물을 늘릴 수 있어서 좋다.

프리바이오틱스와 프로바이오틱스 보충제로 강력하고 광범위한 치료 효과를 얻을 수 있다. 섬유질과 포드맵을 분해하는 능력이 좋아지고, 장 마이크로바이옴 손상과 디스바이오시스로 인한 소화 불량이 줄어든다. 운동에 비유하면, 어깨 운동을 했더니 벤치프레스 능력이 향상되는 것과 같다. 제대로 장 훈련을 하려면 섬유질과 포드맵을 낮은 단계부터 서서히 시도한다. 이때도 장 건강 보조제가 도움이 된다. 자세히 알아보자.

프리바이오틱스 보충제의 효과

복부팽만, 헛배 부름 등 장질환에 시달리고 있다면 프리바이오틱스 보충제가 도움이 된다. 프리바이오틱스 보충제에 관한 연구에서 확인된 긍정적인 결과 몇 가지를 소개한다.

- 비피도박테리움, 피칼리박테리움 프로스니치 같은 SCFA를 생성하는 장내 미생물의 증가
- 박테로이데스 인테스티날리스Bacteroides Intestinalis, 박테로이데스 불가투스Bacteroides Vulgatus, 프로피오니박테리움Propionibacterium 같은 유해 미생물 감소
- 세균 내독소 수치 감소
- C 반응단백질, 인터류킨-6(Interleukin-6, 면역 담당 세포가 분비하는 면역 매개 물질 – 옮긴이), 종양괴사인자(Tumor Necrosis Factor, 백혈구의 대식 세포가 생산·분비하는 단백질 – 옮긴이) 같은 염증 지표 감소
- 식후 혈당 저하, 인슐린 농도 감소 등 당뇨병의 매개 변수 개선
- 총콜레스테롤 감소
- 트리글리세리드(Triglyceride, 콜레스테롤과 함께 동맥경화를 일으키는 혈중 지방 성분으로, 중성지방으로도 부른다 – 감수) 감소
- HDL 콜레스테롤(좋은 콜레스테롤) 증가
- 체지방 감소
- 포만 호르몬인 GLP-1과 펩티드 YY 상승으로 포만감 증가
- 칼슘과 마그네슘 흡수력 개선

과민성대장증후군(설사와 잦은 변비 증상 포함) 환자를 대상으로 실시한 무작위 위약 대조군 시험에서 프리바이오틱스인 갈락토올리고당은 비피도박테리아 같은 건강한 장내 미생물의 증식을 촉진시키고, 분변의 농도를 개선하여 원활한 배변 활동을 유도하고, 헛배 부름과 복부팽만을 감소

시키고, 과민성대장증후군의 보편적인 증상을 개선시키는 것으로 나타났다.

이 정도 효과도 좋지만, 연구의 세부적인 내용을 들여다보다가 눈길이 가는 지점이 있었다. 연구진은 참가자들에게 프리바이오틱스 1회 복용량을 주고 결과를 확인한 것이 아니었다. 고용량과 저용량 프리바이오틱스 두 가지 가운데 하나를 주었다. 흥미로운 점은 저용량 섬유질을 복용했을 때 개선 효과가 더 컸다. 즉, 복부팽만과 헛배 부름이 줄어들었다. 어떻게 그럴 수 있을까? 그 답은 우리의 모토와 연결된다. 섬유질과 포드맵 문제를 개선하려면 낮은 단계부터 서서히 시도하는 것이 방법이다. 그러므로 프리바이오틱스 보충제를 처음 시도할 때는 많은 양을 섭취한다고 더 좋은 것은 아니다. 적절한 저용량으로 시작해 시간을 두고 서서히 양을 늘려가자.

나에게 맞는 프리바이오틱스 선택하기

프리바이오틱스 보충제를 섭취하기로 결정했다면 다음 문제는 이것이다. '어떤 보충제를 섭취할 것인가?' 섬유질은 수백만 종류가 있고 모두 다르다. 마찬가지로 다양한 프리바이오틱스 보충제가 있고 정확히 어떤 것이 나에게 맞는지 알기 어렵다. 특정 프로바이오틱스가 내 몸속에 서식하는 장내 미생물과 어떻게 조화를 이루는지가 중요하다.

나와 환자들이 사용하는 몇 가지 보충제를 소개한다.

- **베타글루칸**: 귀리, 보리, 밀, 호밀에서 발견된다. 해조류, 영지버섯, 표고버섯, 잎새버섯에서도 볼 수 있다.
- **차전자피**: 차전자 식물 씨앗 중 외피 부분, 즉 겉껍질을 말한다.

- **부분 가수분해 구아검**: 주로 인도와 파키스탄에서 자라는 콩과식물 구아의 씨앗에서 추출한다.
- **아카시아 분말**: 아프리카 원산의 아카시아 나무 수액을 굳힌 아카시아검을 갈아서 만든다. 가루나 캡슐, 알약 형태로 섭취할 수 있다.
- **밀 덱스트린**: 가장 쉽게 구할 수 있다. 미국에서는 거의 모든 슈퍼마켓이나 드럭스토어에서 베네파이버(Benefiber, 섬유질 보충제 브랜드ー옮긴이) 제품을 찾을 수 있다. 밀 덱스트린은 글루텐과는 다르지만, 밀에서 추출한다는 점에서 셀리악병이나 밀 알레르기 환자는 먹지 않는 게 좋다.
- **이소말토올리고당**: 발효에 의해 만들어지는 프리바이오틱스 섬유질이다. 미소, 간장, 꿀 등에서 발견할 수 있으며 장에 부담을 주지 않는다.

모두 식물에서 추출한 천연 프리바이오틱스 수용성 섬유질 보충제이며 일반적으로 건강에 좋다. 유익한 장내 미생물의 증식을 촉진하고, SCFA를 분비하고, 대장의 pH를 억제하는 병원성세균을 줄이고, 디스바이오시스를 개선하고, 설사와 변비를 고치고, 콜레스테롤 수치를 떨어뜨리고, 혈당을 조절하고, 대장암을 예방한다. 또한 이 특정 프리바이오틱스 보충제가 다른 프로바이오틱스 보충제보다 더 효과적이다. 시중에서 흔히 사용되는 이눌린Inulin이라는 프리바이오틱스를 몇 번 사용해 봤는데, 매번 헛배 부름과 체내 가스가 증가하는 것을 감지했다. 개인적으로는 이눌린을 선호하지 않는다.

그러면 가장 좋은 건 무엇일까? 그건 말하지 않겠다. 모든 보충제를 먹어보았고 수많은 환자들에게 확인해 본 결과, 섬유질은 각자의 독특하고 개별적인 장내 미생물과 서로 영향을 미치기 때문에 사람마다 반응이 달랐다. 시험해 보는 것이 중요하다.

섬유질 보충제를 식단에 추가하는 방법은 복잡하지 않다. 당뇨병이 있거나 콜레스테롤 수치가 높은 경우가 아니라면 언제 복용하는지는 그다지 중요하지 않다. 식사할 때 복용하는 편이 좋고 가장 중요한 점은 꾸준히 복용하면서 낮은 단계부터 서서히 내성을 키우는 것이다. 몸에서 보충제를 편안히 받아들이도록 하루에 1회 복용량을 섭취하자. 나는 하루 복용량의 프리바이오틱스를 모닝커피에 넣는다. 수용성 섬유질이어서 액체에 쉽게 용해된다. 솔직히 섬유질 보충제가 들어 있는지조차 모른다.

마지막으로 기억할 점은 황금률이다. 즉, 식물식의 다양성이 프리바이오틱스에도 적용된다는 것이다. 몇 가지 다른 종류의 프리바이오틱스를 섞어서 1주일 동안 복용해 보자. 그렇게 하면 각각의 프리바이오틱스가 가진 효과를 모두 얻을 수 있다. 하지만 초반에, 특히 장이 손상된 상태라면 낮은 단계부터 서서히 시작하고, 하나의 섬유질 보충제만 복용해 한 가지 종류의 섬유질로 장을 훈련시키자.

프로바이오틱스 보충제의 과대광고 속 진실

다시 한 번 우리의 공식을 짚어보자.

프리바이오틱스 + 프로바이오틱스 = 포스트바이오틱스

이제 식단과 보충제로 프리바이오틱스가 포함되었다. 또한 식물 다양성을 염두에 두고 대장에 섬유질을 공급함으로써 프로바이오틱스 세균도 증가한다. 하지만 중요한 문제가 있다. '프로바이오틱스 보충제로 장 치료의 수준을 한 단계 더 높일 수 있을까?'

그렇다면 프로바이오틱스는 정확히 무엇일까? 쉽게 말하면 살아 있는 미생물이며 일반적으로 세균이나 효모를 말한다. 하지만 그저 살아 있는 미생물이 아니다. 정의에 따르면, 프로바이오틱스는 적절한 양을 투여했을 때 숙주에게 건강한 효능을 주는 살아 있는 미생물이다. 프로바이오틱스의 원리는 우리가 가지고 있는 미생물군의 효능을 모방한 것이다. 다시 말해 장내 유익한 미생물과 마찬가지로 프로바이오틱스는 우리의 면역체계를 최적화하고, 염증을 줄이고, 병원성세균의 증식을 억제하고, 새는 장을 고치고, 장 내벽을 온전한 상태로 복구하고, 장 운동성을 회복하고, 심지어 기분 좋게 만든다. 동물실험에서 프로바이오틱스의 효과를 확인했지만, 과연 인간에게도 적용될까?

거두절미하면, 프로바이오틱스를 둘러싼 과대광고가 과학적 논리를 압도하고 있는 형편이다. 안타깝게도 프로바이오틱스는 마케팅 측면에서 모든 이들이 원하는 것이다. 즉, 최신 이론이며 천연 물질인 데다가 아무런 노력을 하지 않아도 모든 질병을 고칠 수 있는 새로운 약이라는 타이틀로 인기를 얻었다. 하지만 프로바이오틱스로 나쁜 식습관을 고칠 수는 없다. 저탄수화물·저섬유질 식습관을 하면서 프로바이오틱스 보충제만으로 장을 고칠 수는 없다. 우리의 공식으로 돌아가면, 프리바이오틱스 없이 포스트바이오틱스를 얻을 수 없다. 그리고 보충제로 식물식의 다양성을 얻을 수는 없다. 이제 그런 식은 통하지 않는다.

또한 프로바이오틱스가 그대로 남아 있지 않는다는 사실을 알아야 한다. 즉, 프로바이오틱스는 우리 장에서 영원히 군락을 이루지 않는다. 이미 장에 세균 군집이 서식하고 있는데다가 새로운 물질이 들어오면 저항하기 때문이다. 우리는 새로운 세균이나 잃어버린 세균을 다시 추가하는 것이 아니다. 만약 프로바이오틱스 섭취를 중단하면 2~5일 내에 섭취하지 않았던 예전 상태로 돌아갈 것이다. 따라서 프로바이오틱스의 효과는 일시적으로 장을 통과할 때 발생하는 것으로 보인다. 그러나 그 과정에서 그들은 프리바이오틱스에서 SCFA가 분해되어 나오도록 도움을 준다. 그렇게 우리의 선천성 미생물에게 도움을 주지만 결국 그 후에는 사라져버린다.

발효식품 vs. 프로바이오틱스

발효식품과 프로바이오틱스의 차이점은 무엇일까? 두 가지 모두 살아 있는 세균을 가지고 있다는 점을 제외하면 매우 다르다. 프로바이오틱스는 제한된 수의 세균주가 고농축된 형태이며, 대개 캡슐 형태로 전달된다. 반면에 발효식품은 미생물의 종류는 더 다양하지만 그 수는 더 적다. 하지만 발효식품으로 건강에 좋은 다른 좋은 성분인 엑소폴리사카라이드 프리바이오틱스Exopolysaccharide Prebiotics, 비타민, 건강한 산, 생리활성 펩티드, 폴리페놀 등을 얻을 수 있다. 때로 장에 활력을 주기 위해 특정 세균주의 농축물이 필요한 경우가 있는데, 그때가 바로 프로바이오틱스가 필요할 때다. 발효식품을 규칙적으로 먹는 것은 건강한 장을 위한 장기적 계획의 일부가 되어야 한다.

프로바이오틱스의 과학적 원리

프로바이오틱스 보충제를 신뢰하지 않는 것처럼 보일 수 있지만, 매일 병원에서 프로바이오틱스를 추천하고 좋은 결과를 확인하고 있다. 독자들 가운데도 프로바이오틱스의 효과를 경험한 경우가 있을 것이다. 먼저 프로바이오틱스의 과학적 원리부터 살펴보자. 그다음 프로바이오틱스를 효과적으로 사용하는 방법을 알아보자.

프로바이오틱스는 흔히 소화기 증상에 도움이 되고 복통, 복부팽만, 설사, 변비, 과민성대장증후군의 증상을 개선하는 것으로 나타났다. 염증성장질환의 경우, 프로바이오틱스가 궤양성대장염과 주머니염(pouchitis, 궤양성 대장염 수술 후 생긴 회장루 주머니에 발생하는 염증 - 감수자) 환자에게 효과를 보였다. 반면 크론병에 효과가 있다는 신뢰할 만한 연구는 아직까지 없다.

항생제 사용 후 프로바이오틱스를 섭취해도 될까?

답을 들으면 놀랄 것이다. 프로바이오틱스는 성인의 항생제 관련 설사를 치료하는 것으로 알려져 있다. 또한 C. 디피실레 감염을 예방한다고 했다. 나는 오랫동안 항생제에서 회복하는 가장 좋은 방법은 몇 주 동안 프로바이오틱스를 섭취하는 것이라고 믿었다. 하지만 최근 연구를 보고 생각을 완전히 바꿨다.

이스라엘 연구진은 프로바이오틱스가 항생제 투여 후 안정을 찾고 평소 상태로 돌아가는 미생물군의 능력을 떨어뜨리는 것을 납득할 수 있게 보여줬다. 프로바이오틱스가 회복을 더디게 하는 것이다. 그래서 의사의 권고가 없는 한 항생제 사용 직후 프로바이오틱스 섭취는 피한다. 그 대신 식단에 집중한다.

식물식의 다양성을 극대화한 뒤에 장내 미생물이 빠르게 회복할 수 있도록 프리바이오틱스를 추가하자. 화학물질, 포화지방, 살충제가 들어간 식품은 피하자. 금주하고, 운동하고, 활력을 회복하자. 일찍 잠자리에 들어 8시간 이상 수면을 취하자. 가장 중요한 점은 불필요한 항생제 사용을 피하는 것이다.

앞서 프리바이오틱스인 갈락토올리고당이 젖당 소화를 향상시킨다는 것을 알아봤고, 장을 튼튼히 하면 음식물을 처리하고 소화시키는 능력도 좋아진다는 것을 확인했다. 비슷한 방식으로 프로바이오틱스는 젖당 처리 능력을 향상시킬 수 있다. 이것이 중요한 이유는 프로바이오틱스에 들어 있는 소화효소가 탄수화물을 분해하고 효과를 얻도록 도움을 준다는 것을 암시하기 때문이다.

지금은 프로바이오틱스가 장 팽창에 효과적일 수 있다는 여러 연구가 있다. 연구에서 효과적인 것으로 밝혀진 특정 균주는 락토바실러스 플란타룸 비피도박테리움 인판티스Bifidobacterium Infantis, 락토바실러스 아시도필루스Lactobacillus Acidophilus, 비피도박테리움 락티스Bifidobacterium Lactis다. 심지어 건강한 사람들조차 매일 프로바이오틱스를 섭취하면 배변 활동이 더 원활해진다고 말했다.

구체적인 프로바이오틱스의 역할

프로바이오틱스는 광고처럼 우리의 모든 문제를 해결할 수 있는 특효약일까? 절대 그렇지 않다. 그런 것은 과학이라기보다 과대광고다. 허구와 사실을 구분하려면 프로바이오틱스의 원리를 이해해야 한다. 동시에 나에게 가장 적합한 것을 선택할 수 있는 똑똑한 소비자가 되는 법을 알아야 한다.

그럼 제일 중요한 식단부터 살펴보자. 보통 인간은 평생 4만kg의 음식을 섭취한다. 따라서 보충제로는 절대 식단을 이기지 못한다. 프리바이오틱스와 프로바이오틱스 보충제는 SCFA의 수치를 최적화하고 장 건강을 회복하는 데 도움이 되는 추가 도구인 셈이다. 건강에 좋은 식단을 구성하기 위한 우선순위는 다음과 같다.

1. 다양한 식물식의 황금률

2. 프리바이오틱스

3. 프로바이오틱스

개인의 마이크로바이옴을 분석해 장단점을 파악한 다음 최적의 건강 상태를 만들거나 문제를 해결하기 위해 필요한 정확한 균주를 정확한 비율로 투여할 수 있는 날이 빨리 왔으면 좋겠다. 맞춤형으로 프로바이오틱스 군락을 조성할 수 있다는 연구 결과가 나오고 있지만 안타깝게도 실용적으로 사용하는 날까지는 시간이 걸린다. 현재 우리는 어둠 속에서 총을 쏘고 있는 상황이다. 자신에게 딱맞는 미생물군인지 알지 못한 채 무턱대고 프로바이오틱스를 선택하고 있다. 잘 맞기를 기대할 뿐이고, 항상 잘 맞는 것도 아니다. 우리는 시행착오를 받아들여야 한다. 효과가 있고 차이점이 감지되면 계속 섭취하고, 효과가 없다면 다른 것을 시도해 보라. 세상에서 가장 좋은 프로바이오틱스라도 나에게 잘 맞는다는 의미는 아니다.

반드시 장 건강 보충제가 필요할까?

이 질문의 의미는 이렇다. "특정 증상이나 건강 문제 때문에 프리바이오틱스와 프로바이오틱스를 섭취하는 게 아니라도 우리의 건강을 증진시킬 수 있을까?" 그런 상황이라면 프리바이오틱스의 효능이 더 좋다고 주장하겠다. 건강한 성인의 경우, 프리바이오틱스가 대사 매개 변수를 개선하는 것으로 나타났다. 예를 들면 프리바이오틱스는 식후 혈당을 조절하고, 인슐린 농도를 낮추고(인슐린 민감성을 개선), 포만감을 높여서 배부른 느낌이 더 빨리 들게 한다. 나는 거의 매일 프리바이오틱스를 이용하고 식물식의 황금률을 충실히 따르기 때문에 종종 몇 가지 종류를 돌아가며 활용한다. 또한 가끔 잊어버리는 날도 있어서 그 차이점을 확실히 느낀다. 프리바이오틱스를 섭취하면 쾌변을 경험한다. 여기까지만 말하겠다.

프로바이오틱스의 경우, 일반 감기(인플루엔자가 아닌)의 발병률, 지속 기간, 증상을 감소시키는 결과를 보면 면역 효과가 있다는 것을 알 수 있다. 콜레스테롤 수치, 체중, 혈당, 인슐린 같은 대사 매개 변수에 미치는 영향은 미미했다.

질환이 없을 때 프리바이오틱스와 프로바이오틱스를 섭취하는 것이 타당한지 아닌지 판단하기 위해 두 가지를 고려한다. 첫 번째는 안전성이다. 프리바이오틱스와 프로바이오틱스 모두 수십 년 동안 널리 사용되어 왔고, 안전성 기록은 건강과 질병 기준 모두 훌륭하다. 프로바이오틱스에 의한 감염 합병증 사례 보고가 일부 있고, 심각한 급성췌장염 환자가 프로바이오틱스를 섭취하면 위험성이 높아진다는 연구 1건이 있고, 심각한 운동 장애를 가진 이들에게 프로바이오틱스가 가역성 브레인 포그를 일으켰다는 연구 시리즈가 1건 있다. 이런 사례를 보면 무서울 수 있다. 하지만 수백 만 명의 사람들이 수십 년 동안 매일 프로바이오틱스를 섭취하고 있으며 그런 결과는 극히 드물다는 점을 생각해 보자. 말할 필요도 없이 이 문제는 의사와 상의해야 하고, 스스로 생각하기에 부작용을 유발하는 약이나 보충제는 반드시 복용을 중단해야 한다. 그렇지만 프리바이오틱스와 프로바이오틱스 모두 안전성 기록은 매우 양호하다.

두 번째 고려할 점은 비용이다. 프리바이오틱스는 그렇게 비싸지 않지만, 좋은 프로바이오틱스는 가격이 만만치 않다. 물론 저렴한 가격대의 프로바이오틱스를 찾을 수도 있지만, 효과가 그리 크지 않으므로 사우어크라우트 1통을 사는 편이 더 낫다. 각자의 주머니 사정에 맞게 선택하면 된다. 다른 결과가 입증될 때까지 나는 프로바이오틱스보다 프리바이오틱스를 보충하는 것을 더 신뢰할 것이다. 만약 현재 건강하고, 그 상태를 유지하고 싶다면 말이다.

어떤 프로바이오틱스로 시작할 것인지 고민 중이라면 이 질문부터 해보자. '목적이 무엇인가? 완화시키고 싶은 증상이 있는가?' 프로바이오틱스를 섭취하기로 결정한 이유가 있어야 한다. 이유가 없다거나 단지 장 건강이 좋아지기를 바라는 경우라면 음식으로 섭취하는 것이 더 좋다. 기억하겠지만, 모든 식물에는 고유한 미생물군이 있다. 우리가 식품을 섭취하면 미생물 공유가 일어난다. 살아 있는 식품을 섭취하는 장점 중 하나다. 매일 발효식품을 소량 섭취한다면 다음 단계로 넘어간 것이다.

하지만 목적이 있다면, 자신이 가진 특정 질환에 가장 효과적인 종류가 있는지 알아보기 위해 그동안 실시된 연구를 찾아보는 것이 좋다. 우리 홈페이지www.theplantfedgut.com에 각자에게 맞는 프로바이오틱스를 알아보고 선택하는 데 도움이 되는 자료가 있다. 핵심은 자신의 치료 목적에 맞는 프로바이오틱스를 찾는 것이다. 효과를 입증한 연구를 찾아보고, 해당 프로바이오틱스를 선택해 사용해 보는 것도 좋다. 예를 들어 변비를 고치려 한다면 위약 대조 실험에서 변비에 효과가 있었던 비피도박테리움 락티스가 172억 CFU(미생물의 군락 형성 단위) 이상 들어 있는 프로바이오틱스를 찾아야 한다.

나는 연구 결과를 보면서 어떤 프로바이오틱스를 어느 정도 섭취해야 하는지 확인하는 일 외에도 프로바이오틱스의 질을 중요하게 여긴다. 다음은 프로바이오틱스의 질이 충분한지 판단하기 위한 항목이다.

- **세균의 수**: 많을수록 좋다. 소화기계 질환을 고치고 싶다면 최소 250~500억 CFU의 프로바이오틱스를 찾는다.
- **개별 균주의 수**: 이 역시 많을수록 좋다. 우리는 세균이 '길드'처럼 무리를 이뤄 활동한다는 것을 알고 있다. 그렇기에 세균은 따로 활동하는 것보다 무리를 이루게 하는 편이 낫다. 일반적으로 단일 균주 프로바이오틱스보다 다중 균주 프로바이오틱스의 효능이 뛰어

난 편이다.

- **유효기간까지 보장되는 세균의 수**: 제품 겉면에는 제조 시점 기준의 세균 수뿐만 아니라 정해진 유효기간까지 보장되는 세균의 수가 표기되어 있어야 한다. 이것은 프로바이오틱스의 질을 결정하는 지표다. 만약 명시되어 있지 않다면 의심해야 한다.

- **알레르기 유발 물질 없음**: 나는 유제품, 달걀, 견과류, 해산물, 콩, 밀, 글루텐이 들어 있지 않은 프로바이오틱스를 선호한다. 개인적으로 나의 프로바이오틱스가 비건이길 바란다. 이는 그 제품이 유제품 기반이 아니라는 것을 보장한다. 시중에는 많은 비건 프로바이오틱스가 있다.

- **지연 배출 캡슐**: 프로바이오틱스를 우리 몸속 세균이 서식하는 곳, 즉 대장까지 보내야 한다. 특수한 지연 분비 캡슐에 담기지 않았다면 대부분 위산에 의해 파괴될 것이다.

- **포장 및 냉장 보관 여부**: 나는 대체로 냉장고에 보관한다. 하지만 반드시 냉장 보관이 필요하다는 문구가 없으면 해당 프로바이오틱스의 생존 가능성이 개선되었다는 의미다. 또한 낱개 포장된 제품을 좋아한다. 각각의 캡슐이 세균을 파괴하는 습기로부터 프로바이오틱스를 보호한다.

프로바이오틱스의 미래는 언제 올까?

프로바이오틱스에 어떤 세균주를 결합시킬 것인지를 아는 건 어렵다. 다시 말하지만, 미생물은 무리를 이뤄 활동하고 우리의 구체적인 목적을 달성하기 위해 적절한 무리를 만드는 법을 알아내야 한다. 수백 종의 미생물을 비교하는 일이기 때문에 설계하기 어려운 과정이다. 이 미생물들은

1000분의 1초 사이에 역동적으로 변하고, 해부학적 지형에 따라 다르고, 미생물끼리 혹은 환경에 영향을 받는다. 하지만 300만 년에 걸쳐 자연스럽게 설계된 어떤 프로바이오틱스는 이미 그런 '길드'와 균형을 갖추고 있다. 바로 우리의 분변 이야기다. 사람들은 분변을 무시하고 외면하지만, 분변이야말로 현대 의학의 구세주일지 모른다. 분변 이식에 관한 임상시험이 수십 건 진행되고 있다. 개인적으로는 분변 이식이 만성질환(대장염이나 크론병 같은)보다는 급성질환(감염 같은)에 더 효과적이고, 새롭게 이식받은 미생물군을 보호하기 위해서는 생활 방식의 변화가 함께 필요하다고 생각한다. 나 역시 연구 결과가 궁금하다.

*이 장에서 인용한 참고 문헌 35건은 www.theplantfedgut.com/research에서 확인할 수 있다.

8장

섬유질이 풍부한 식물성 식품군
: F GOALS

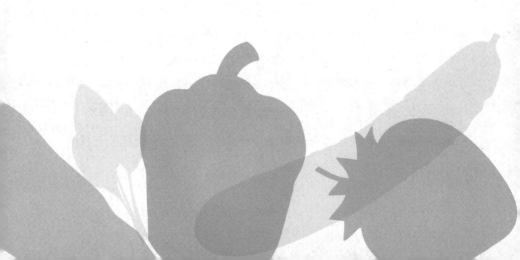

지금 우리는 '슈퍼푸드'에 집착하고 있다. 모두가 우리의 건강 문제를 해결해 줄 하나의 게임체인저를 찾고 있다. 주변에서는 편하게 약을 이용하라고 부추긴다. 최소의 노력으로 최대의 결과를 얻으려는 욕심이다. 내 말을 오해하지 말라. 슈퍼푸드(그리고 필요할 때 먹는 약)는 정말 좋다. 하지만 한 가지 식품으로 모든 기대를 충족시킬 수 없기 때문에 슈퍼푸드의 의미는 왜곡된 것이 많다. 지구상에 있는 30만 종의 식용식물 가운데 단지 하나만 골라서 배불리 먹을 수는 없으니 말이다.

　완벽한 식품은 없다. 모든 식품에는 장단점이 있다. 이 책에서 소개하는 건강에 좋은 식품에도 단점이 있다는 것을 인정하는 바다. 4장에서 했던 이야기를 돌이켜 보자. 좋은 것도 너무 많으면 해가 될 수 있다. 오로지 케일만 먹는다면 결코 건강하지 못할 것이다.

　슈퍼푸드에만 집중하다 보면 식물의 다양성을 놓치고 만다. 슈퍼푸드도 좋지만, 최대한 다양한 식물식을 해야 한다. 음식은 개별 성분들의 한 묶음이 아니라 하나의 총체적인 패키지라는 것을 기억하자. 부정적인 효과보다 긍정적인 효과가 있는 음식을 식단에 포함시키자. 그래야 최고의 효과를 얻는다. 바로 식물식의 다양성이 대두되는 지점이다. 각각의 식물은 개별적으로 완벽하지 않을 수 있지만, 긍정적인 면이 부정적인 면보다 훨씬 크다. 이것들을 종합적으로 고려할 때 장내 미생물을 비롯하여 건강에 도움이 되는 완벽한 맞춤형 식단을 갖게 된다.

　다양한 식물식을 중심으로 하는 동시에 진정한 영양 공급원을 식단에 포함시켜야 두 가지 모두 최대한 활용할 수 있다. 강력한 영양소를 가진 음식이 우리의 '절친'이 될 수도 있지만, 유일한 친구가 되게 해서는 안 된다.

내가 좋아하는 섬유질이 풍부한 식품을 소개한다. 편의상 기억하기 쉽게 약자로 정리했다. 되도록 자주 챙겨 먹으려고 하는 식품이고, 다양한 종류의 식물과 함께 먹으면 강력한 시너지 효과를 낸다.

F GOALS

F: 과일류와 발효식품Fruit&Fermented

G: 녹색 채소류와 곡물류Greens&Grains

O: 오메가-3 슈퍼 씨앗류(Omega-3 Super Seeds)

A: 향신채소류Aromatics – 양파, 마늘

L: 콩류Legumes

S: 설포라판Sulforaphane – 브로콜리 새싹과 기타 십자화과 채소류

F: 과일류와 발효식품

발효식품은 영양가가 높고 프리바이오틱스와 프로바이오틱스가 풍부해서 포스트바이오틱스의 효능을 향상시킨다. 또한 식단이 다양한 식물식으로 구성되도록 돕는다. 우리의 목표는 일상생활에서 발효식품을 소량이라도 추가하는 것임을 잊지 말자.

F그룹에 속하는 중요한 식품은 과일이다. 우리는 과일에 과한 두려움이 있다. 특히 피트니스 업계에서 이렇게 말하는 퍼스널트레이너를 많이

봤다. "과일은 당분입니다. 과도한 당분은 체중 증가로 이어질 수 있습니다." 식품을 개별 성분으로만 판단하면 안 된다. 이렇게 잘못된 결론을 내릴 수 있기 때문이다. 식품을 전체적으로 살펴봐야 한다. 과일의 당분은 가공설탕과 다르다. 과일에는 비타민과 미네랄, 파이토케미컬, 섬유질 등 다른 성분이 함께 들어 있다.

게다가 과일을 먹는다고 체중 증가의 원인이 되는 것은 아니다. 실제는 정반대다. 마찬가지로 당뇨병의 원인도 아니다. 오히려 당뇨병을 예방하는 효과가 있다. 예를 들어 베리류처럼 달콤한 과일도 식후 혈당과 인슐린 분비량을 낮춘다. 과일에 들어 있는 천연 당분을 가공설탕이나 설탕 첨가물과 한데 묶는 실수를 하지 말자. 과일은 반드시 먹어야 한다. 과일은 체중 감량과 당뇨병 관리에 도움이 된다.

과일 주스는 어떨까?

과일을 통째로 먹는 것과 과일 주스를 마시는 것은 같을까? 안타깝게도 그렇지 않다. 식품을 가공하면 규칙은 더 이상 적용되지 않는다. 과일에서 즙을 짜내면 섬유질 대부분이 제거된다. 인위적으로 당분을 농축하는 셈이다. 예를 들어 작은 오렌지 1개는 45kcal에 2.3g의 섬유질과 9g의 당분이 들어 있다. 마트에서 판매하는 오렌지 주스 1컵은 134kcal지만, 섬유질은 0.5g에 불과하고 당분은 23.3g이나 된다. 과일 주스는 자연식품을 조작해서 만든 설탕 음료일 뿐이다.

과일에 들어 있는 건강 효과는 책 한 권을 채울 정도다. 사과는 프리바이오틱스 섬유질과 건강한 미생물 및 심장질환, 뇌졸중, 폐암, 당뇨병, 천식, 체중 감소에 도움이 되는 여러 유익한 파이토케미컬의 훌륭한 공급원이다. 오렌지는 비타민 C, 항산화 플라보노이드, 안토시아닌이 들어 있어서 고혈압, 고콜레스테롤, 신장 결석, 철분 결핍증을 예방한다. 대단하지 않은가?

물론 사과와 오렌지도 아주 좋은 과일이지만, 베리류에 대한 깊고도 흔들리지 않는 사랑을 말하고 싶다. 블루베리, 블랙베리, 라즈베리, 딸기뿐 아니라 조금 덜 알려진 아사이베리와 구기자도 포함된다. 베리류는 모두 다 나에게로!

푸른색, 보라색, 붉은색, 핑크색 등 베리류는 색깔이 다채롭다. 베리류의 색은 안토시아닌이라는 파이토케미컬('파이토'는 '식물성'을 의미한다는 것을 기억하자)에서 비롯된 것이다. 안토시아닌이 없다면 블루베리는 녹색일 것이다. 익지 않은 블루베리가 보라색을 띠지 않는 것은 안토시아닌이 아직 생성되지 않았기 때문이다. 안토시아닌은 마법 같은 효능이 있다. 암 예방에 도움이 되고 인지력을 상승시킨다. 한 연구에서 매주 딸기를 2회, 또는 블루베리를 1회 섭취한 여성에게서 인지력 감퇴가 지연되고 뇌가 30개월 더 젊게 작동하는 것으로 나타났다. 또 다른 연구에서는 매주 베리류를 2회 섭취하면 파킨슨병에 걸릴 가능성이 23% 줄어드는 것으로 드러났다. 아이들에게 생 블루베리를 먹였더니 거의 즉시 인지력 향상이 나타났으며, 그 향상 정도는 블루베리 섭취량에 좌우되었다. 나는 최근 내과 전문의 자격증을 갱신하기 위해 8시간의 고된 시험을 치렀다. 내가 하루 종일 무엇을 먹었는지 짐작될 것이다. 바로 블루베리다.

전문가의 솔루션_ 블루베리
가능하면 크기가 작은 야생 블루베리를 선택하라. 크기가 작을수록 단맛이 덜하지만, 항산화 수치는 더 높다.

섬유질 함량도 무시하지 말자. 1컵 분량을 기준으로 딸기는 3g, 블루베리는 4g, 블랙베리는 8g, 라즈베리는 8g의 섬유질이 들어 있다. 미국인이 하루에 섬유질을 15~16g밖에 섭취하지 않는다는 점을 고려하면 베리류 한 줌만으로도 큰 변화가 생길 수 있다. 나는 단 것이 생각날 때나 오후 간식으로 베리류 몇 줌을 즐겨 먹는다.

G: 녹색 채소와 통곡물

통곡물은 관상동맥성 심장질환, 심혈관질환, 암 발병 위험성을 줄일 뿐만 아니라 호흡기질환, 전염병, 당뇨병, 암 이외의 모든 비심혈관성 질환 등을 원인으로 하는 사망 위험성을 줄인다. 단 하나의 연구만으로도 이런 결과를 확인할 수 있다.

간단한 문제다. 정제 곡물을 줄이고 통곡물을 먹는다. 건강한 장을 만드는 토대는 통곡물이다. 이는 4장에서 인용한 여러 연구들이 뒷받침하고 있다.

G그룹에서 또 다른 중요한 식품은 녹색 채소다. 녹색 채소는 식물 다양성이 매우 풍부하다. 케일, 콜라드(케일의 일종 - 옮긴이), 루콜라, 시금치, 로메인, 청경채, 물냉이, 근대, 브로콜리 라브(겨자처럼 톡 쏘고 쓴맛이 나는 채소 - 옮긴이), 겨자잎, 수영(시금치와 비슷한 잎에 독특한 신맛이 나는 채소 - 옮긴이), 에스카롤(치커리속의 쓴맛이 나는 채소 - 옮긴이), 콜라비 등이 있다. 게다가 한 채소 내에 여러 품종이 있다. 예를 들어 케일 품종에는 컬리 케일, 라키나토 케일(별칭은 다이노소어 케일 혹은 토스카니 케일), 레드보어 케일, 시베리아 케일이 있다. 비트, 순무, 민들레, 무, 당근 등 몇몇 뿌리채소의 잎

도 식용이어서 녹색 채소류에는 많은 종류가 포함된다.

식품의 건강 효능을 평가할 때 핵심 개념은 영양소 밀도. 섭취하는 칼로리당 비타민, 미네랄, 파이토케미컬, 섬유질 같은 영양소를 최대한 많이 얻는 것이다. 이는 간단한 공식이다. 영양소 밀도는 영양소를 칼로리로 나눈 것이다. 예를 들어 식용 오일은 칼로리는 높지만 영양소 함량은 낮으므로 영양소 밀도는 떨어진다. 감자칩 역시 칼로리는 높지만 영양소 함량은 낮다. 매우 간단하고 논리적인 방식이다.

총 영양소 밀도 지수Aggregate Nutrient Density Index의 머리글자를 따서 ANDI 점수라고 부르는 이 방식은 나의 영웅인 조엘 펄먼(Joel Fuhrman, 가정의학 전문의 - 옮긴이) 박사가 고안했다. ANDI 점수의 범위는 1부터 1000까지이고, 1이 가장 낮은 점수다. 예를 들어 콜라, 콘칩, 바닐라 아이스크림은 가장 낮은 점수를 받았다. 맞는 것 같다. 1000점을 받은 식품은 다섯 가지다. 케일, 콜라드, 겨자잎, 물냉이, 근대였다. 그다음으로 가장 높은 점수를 받은 네 가지 식품은 청경채, 시금치, 루콜라, 로메인이었다. 즉, 상위 아홉 가지 식품이 녹색 채소류였다. 녹색 채소류에만 국한된 목록이 아니라 모든 식용 음식을 대상으로 했지만, 녹색 채소류가 상위권을 휩쓸었다.

녹색 채소의 어마어마한 영양소 밀도는 대자연의 선물이다. 칼로리는 거의 없고 영양소는 풍부해서 그야말로 마음껏 먹을 수 있다. 예를 들어 잎채소 0.5kg은 고작 100kcal밖에 되지 않는다. 이는 달걀 1개 혹은 스테이크 두 입 정도의 칼로리다. 나는 식물성 식단으로 바꾼 이후 식사량을 걱정하지 않는다. 만약 고칼로리 식품을 계속 섭취하고 있다면 식단에 무제한의 녹색 채소를 추가해서 영양소 밀도를 높일 수 있다.

영양소 밀도가 높은 녹색 채소 몇 가지를 자세히 살펴보자.

- 케일: 케일에는 항산화 기능을 가진 파이토케미컬 루테인^{Lutein}과 제아잔틴^{Zeaxanthin}이 들어 있다. 황반변성(노화에 따른 시력 감퇴 - 옮긴이)을 막기 위해 눈에 필요한 영양소다. 또한 베타카로틴도 함유하고 있어서 백내장에 걸릴 위험성을 낮춰준다.

- 콜라드 그린: 미국 사우스캐롤라이나주 찰스턴에 산다면 콜라드 그린을 좋아하지 않을 수 없다(콜라드 그린은 사우스캐롤라이나의 주요 산물이며, 남부 음식에 들어가는 대표적인 식재료 중 하나다 - 옮긴이). 하지만 대단한 점은 무던한 남부 사람들의 입맛에 영양소를 몰래 제공할 수 있다는 것이다. 콜라드 그린은 장에서 담즙산과 결합해 분변을 통해 제거시키는 것으로 나타났다. 이는 콜레스테롤 수치를 낮추고 암을 유발하는 속발성 담즙산을 감소시키는 데 도움이 된다.

- 시금치: 만화 주인공 뽀빠이가 시금치 통조림을 한입에 털어 넣으면 초인적인 힘을 갖게 된다는 설정을 기억할 것이다. 뽀빠이 만화는 1929년에 만들어졌으므로 대단히 앞서가는 발상이었다. 게다가 그 설정은 사실이다. 삶은 시금치를 1컵만 섭취해도 하루 철분 요구량의 36%, 하루 단백질 요구량의 11%를 채울 수 있다. 뿐만 아니라 비타민 A와 비타민 K, 칼슘, 마그네슘, 칼륨까지 얻는다. 그리고 섬유질을 4g이나 얻는다.

- 루콜라: 루콜라는 암 퇴치 식품이다. 티오시안^{Thiocyanate}, 설포라판, 인돌^{Indole} 같은 독특한 파이토케미컬이 혼합되어 있어서 전립선암, 유방암, 대장암, 난소암, 자궁경부암 등 치명적인 암을 예방하는 데 도움을 준다. 설포라판은 뒤에서 다시 살펴보자.

- 청경채: 청경채는 뼈에 좋다. 비타민 K와 함께 철분, 아연, 마그네슘 같은 중요한 미네랄이 들어 있다.

- **로메인:** 건강한 피부를 만들고 노화를 늦추고 싶다면 로메인을 섭취하자. 로메인에 들어 있는 비타민 A와 비타민 C는 새로운 콜라겐을 형성하여 주름을 예방하고 활성산소를 중화시키는 데 도움을 준다. 결과적으로 윤기 흐르고 빛나는 피부를 주고 탄력이 개선된다.

전문가의 솔루션_ 녹색 채소류

담즙산의 결합 효능을 높이려면 녹색 채소를 찌는 것도 좋다. 암, 특히 대장암과 간암 예방에 도움이 된다.

O : 오메가-3 슈퍼 씨앗류

나는 O그룹의 식품을 정말 좋아한다. 이 그룹의 식품은 모든 것을 갖고 있기 때문이다. 영양소가 풍부하고, 맛있고, 용도가 다양하고, 독특하다. 본격적으로 살펴보기에 앞서 오메가-3 지방산과 오메가-6 지방산에 대해 간단히 짚고 넘어가자. 트랜스지방, 포화지방, 단불포화지방, 다불포화지방 등 다양한 종류의 지방을 들어봤을 것이다. 오메가-3 지방과 오메가-6 지방은 다불포화지방이고, '우리 몸이 스스로 합성할 수 없기 때문에 '필수' 지방으로 간주된다. 때문에 식단을 통해서 얻어야 한다. 다불포화지방을 섭취하지 않으면 결핍증이 생겨서 질병으로 이어질 수 있다.

보통 오메가-6보다는 오메가-3를 더 많이 들어봤을 것이다. 현대 서구식 식단은 오메가-6의 양이 과도한 반면 오메가-3의 양은 충분하지 않은 것도 한몫을 한다. 오메가-6와 오메가-3의 비율은 건강의 척도다. 다른 문화권에서는 오메가-6와 오메가-3가 거의 동일한 비율인 반면 대다수 서구인들은 15~16.7 : 1의 비율로 과도하게 오메가-6를 섭취하고 있다. 둘의 비율이 비대칭을 이루면 심혈관질환, 암, 골다공증, 자가면역질환 등을 일으킬 수 있다. 우리의 목표는 이 비율의 균형을 유지하는 것이다. 즉, 식단에 오메가-3가 더 필요하다는 의미다.

오메가-3 성분을 얻을 수 있는 식품이 바로 오메가-3 슈퍼 씨앗류다. 구체적으로는 식물성 오메가-3를 함유하고 있는 세 가지 씨앗, 아마씨, 치아시드, 헴프시드를 말한다. 세 가지 씨앗 모두 오메가-3 성분이 있지만, 차이점이 있으니 조금 더 자세히 살펴보자.

- **아마씨**: 아마씨는 오메가-3 알파-리놀렌산ɑ-linolenic Acid의 훌륭한 공급원이다. 아마씨 1큰술당 2300mg의 알파-리놀렌산이 들어 있다. 또한 수용성 섬유질의 공급원이기도 하다. 민간요법에서 변비를 해결하기 위해 아마씨를 사용한 이유이기도 하다. 3장에서 다룬 것처럼, 프리바이오틱스 섬유질에 따라오는 모든 효과를 얻을 수 있다. 또한 아마에는 리그난Lignan이 풍부하다. 리그난은 유방암이나 전립선암 같은 호르몬성 암을 강력하게 예방하는 식물성 화학물질이다.
- **치아시드**: 치아시드에도 리그난이 들어 있다. 아마씨의 리그난 함량이 더 높지만 대신 치아시드는 오메가-3 함량이 더 높고(1큰술당 치아시드 2400mg, 아마씨 2300mg), 섬유질 함량 또한 높다(치아시드 5g, 아마씨 3g). 치아시드는 중량의 30%가 섬유질이어서 세계 최고의 섬유질 공급원 중 하나로 꼽힌다. 대개 수용성 섬유질이고, 프리바이오틱스 종류다. 이 수용성 섬유질은 눈으로 확인할 수 있다. 액체를 넣은 컵에 치아시드 1작은술을 넣고 저으면 10분 이내에 끈끈한 젤을 확인할 수 있다. 치아시드는 중량의 10~12배 정도의 물을 흡수해 치아시드를 몇 시간 물에 담가두면 치아시드 푸딩이 된다. 치아시드

푸딩은 영양소가 풍부하고 타피오카 푸딩과 비슷한 식감이 난다.

- 헴프시드: 헴프시드는 아마씨나 치아시드와 다르다. 잠깐 다른 이야기를 하자면, 헴프시드는 마리화나와 동일한 식물에서 나온다. 하지만 헴프시드는 합법적인 식품이다. 대마초의 향정신성 성분인 THC가 들어 있지 않다. 그러므로 취한 기분이 들지 않고, 건강하게 해줄 것이다. 헴프시드에는 치아시드와 아마씨에서 발견되는 오메가-3 알파-리놀렌산이 약 40% 들어 있지만, 섬유질 함량은 더 낮다. 헴프시드를 생각할 때는 단백질을 떠올려라. 헴프시드는 완전 단백질이라는 점에서 독특하다. 즉, 모든 필수 아미노산을 함유하고 있다. 필수 지방과 필수 아미노산을 한번에 얻을 수 있는 식품이다.

전문가의 솔루션_ 아마씨

아마씨는 껍질이 단단해서 영양소를 흡수시키려면 분쇄하거나 꼭꼭 씹어야 한다. 분쇄한 아마씨를 구입한다면 신선도를 유지하기 위해 냉장고에 보관한다.

나는 스무디에 오메가-3 슈퍼 씨앗류를 즐겨 넣는다. 이 세 가지를 동시에 넣기도 한다. 오트밀과 잘 어울리고 경우에 따라서는 신선한 샐러드에 곁들여도 좋다. 10장 '섬유질이 풍부한 4주 식단'에 소개된 레몬 제스트 치아시드 푸딩 레시피는 읽기만 해도 입에 침이 고일 것이다.

그 밖에도 주목할 만한 식물성 오메가-3의 공급원이 있다. 아마씨나 치아시드에 비해 함량은 적지만 호두, 두부, 풋콩에도 알파-리놀렌산이 들어 있다. 콩과 방울양배추도 소량의 알파-리놀렌산을 함유하고 있다. (한국에서 흔히 먹는 들깨는 치아시드와 아마씨만큼 오메가-3가 풍부하다. 들깨, 치아시드, 아마씨는 지방 중 오메가-3 비율이 동일하게 60% 수준으로 높은 대표적인 오메가-3 부스터다. 하지만 기름으로 먹기보다는 들깻가루로 먹는 것을 추천하고, 가루를 낸 것은 분쇄 아마씨처럼 냉장고에 보관한다.-감수자)

A: 향신채소류

음식의 풍미를 살리는 식품 그룹이다. 마늘, 양파, 바질을 듬뿍 넣어 뭉근하게 끓인 이탈리안 소스가 내는 천상의 맛을 기억해 보라.

항상 신선한 허브를 추가하자

허브는 믿기 어려울 정도로 영양소가 풍부하다. 바질만 해도 수많은 파이토케미컬이 들어 있어서 항염, 항화학요법, 항방사선, 항균, 진통, 해열 효과 외에 당뇨 예방, 간 손상 예방, 저지혈증 예방, 면역 조절 효능이 있다. 요리에 신선한 허브와 향신료를 추가해 보자. 음식의 풍미를 살리는 일 외에 다양한 식물식과 무수한 파이토케미컬을 추가하는 셈이다.

요리에 양파와 마늘을 넣으면 풍미가 좋아지는 이유는 모두 파속 채소이기 때문이다. 비슷한 효능이 있는 다른 파속 채소에는 리크, 샬롯, 차이브, 스캘리언 등이 있다. 파속 채소는 영양소가 풍부하다. 비타민 B1, B2, B3, B6, C, E, K와 함께 엽산, 철분, 마그네슘, 인, 나트륨, 아연 등이 들어 있다.

건강 효능은 어떨까? 파속 식물에는 방향성 유기황화합물이 들어 있다. 그 특유의 향이나 맛, 건강 효능은 이 화합물 때문이다. 예를 들어 신선한 마늘이나 양파를 다지거나 으깨면 알리이나아제Alliinase라는 효소가 활성화되어 알리인Alliin을 알리신Allicin으로 바꾼다. 알리이나아제 효소가 알리신을 활성화하는 데는 10분이 걸린다. 알리신은 항균, 항진균, 항기생충, 심지어는 항바이러스 효능이 있다. 향이 강할수록 건강에 더 좋다. 파속 식물을 조리할 때는 알리신을 활성화하기 위해 다진 뒤에 10분 정도 둔다. 알리신은 여러 약물에 내성이 있는 장독소성 대장균과 칸디다 알비칸스(Candida Albicans, 여성 생식기에 염증을 일으키는 진균 – 옮긴이) 같은 유해 미생물을 표적으로 삼는다. 그리고 비피도박테리아와 유익한 미생물의 증식을 촉진한다. 또한 파속 식물은 프리바이오틱스 섬유질의 훌륭한 공급원이기도 하다.

마늘: 감기를 이겨내기 위한 비밀 무기

우리 가족은 마늘을 이용해서 감기를 이겨내는 전통이 있다. 목이 따끔거리는 첫 번째 징후가 나타나면 마늘을 섭취한다. 우선 마늘 2~4쪽을 알약 크기 조각으로 자른다. 자른 마늘을 다진 뒤 그대로 둔다. 알리이나아제 효소가 알리신을 활성화하도록 10분 정도 기다렸다가 몽땅 삼킨다. 감기가 떨어질 때까지 매일 그렇게 한다. 감기 증상이 시작될 때 마늘을 섭취해서 감기가 떨어진 일도 있었다. 내 경험을 뒷받침하는 위약 대조군 시험도 있다. 하지만 말하는 동안 마늘 냄새가 날 수 있다. 감기를 이겨내기 위해 치러야 하는 작은 대가인 셈이다.

또한 파속 채소는 강력한 항암 작용을 한다. 특히 위암과 전립선암의 항암 작용이 뛰어나다. 이 항암 작용에는 두 가지 측면이 있다. 첫째, 알리신 같은 유기황화합물이 발암물질을 해독하고, 종양의 증식을 차단하고, 종양으로 들어가는 혈류는 막는다. 둘째, 파속 채소에는 퀘르세틴Quercetin 같은 플라보노이드 파이토케미컬이 24가지 이상 들어 있다. 적양파는 안토시아니딘Anthocyanidin의 효과를 배가시키고 플라보노이드의 염증 예방 효과는 항암 작용에 도움이 된다. 이런 항산화 화합물은 알츠하이머치매와 심장질환에도 유익하다.

L: 콩류

콩류는 지구상에서 가장 건강에 좋은 식품에 속한다. 가격도 저렴하다. 콩류는 건강한 장내 미생물의 토대이며, 프리바이오틱스 섬유질과 저항성 녹말을 대량으로 공급한다. 이 대체 불가능한 식품으로 장을 건강하게 만들자. 콩류에 관한 자세한 정보는 4장을 참고하자.

S: 설포라판

식물은 마치 우리 집 아이들 같다. 나는 우리 아이들과 식물을 모두 좋아하고, 각각의 개성 속에서 아름다움을 느낀다. 식물 중 가장 좋아하는 것은 설포라판이다. 십자화과 채소류와 슈퍼 파이토케미컬인 설포라판에 대해 이야기하려고 8장까지 기다렸다.

브로콜리, 케일, 루콜라, 양배추, 콜리플라워, 방울양배추가 건강에 좋은 식품이라는 것은 다들 알고 있다. 하지만 어떤 점이 그렇게 특별한 걸까? 이 채소들은 우리가 십자화과라고 부르는 채소류에 속한다. 40가지 이상의 채소가 십자화과로 분류되지만, 같은 가계를 공유한다. 수십 억 년에 걸친 진화를 통해 십자화과 채소는 미로시나아제Myrosinase라는 효소를 이용해 글루코시놀레이트(십자화과 식물이 가지고 있는 식물성 화학물질 – 옮긴이)를 '독성' 화합물로 바꾸는 공동 방어 체계를 발전시켰다. 미로시나아제와 글루코시놀레이트는 다른 구역에 저장되기 때문에 보통은 섞이지 않는다. 하지만 항상 그랬듯, 벌레나 초식동물이 갉아먹기 시작하면 십자화과 채소는 분리된 구역을 무너뜨려 미로시나아제와 글루코시놀레이트를 섞어서 설포라판 같은 이소티오시아네이트를 생성한다. 개념적으로 폭탄과 비슷하다. 그렇다면 폭탄이 터지거나 이소티오시아네이트가 배출되면 어떤 일이 벌어질까? 암은 치료되고, 염증은 억제되며, 심장이 건강해지고, 혈당은 떨어지고, 지방은 연소되고, 호르몬이 균형을 이룬다. 이소티오시아네이트는 강력한 건강 효과가 있다. 이는 식물의 방어 메커니즘이 인간의 방어 수단으로의 역할을 할 수 있다는 또 다른 예다.

전문가의 솔루션_ 십자화과 채소류

십자화과 채소는 특정 효소를 활성화해야 가장 큰 효과를 얻을 수 있으므로 생으로 섭취해야 가장 좋다는 점에서 양파나 마늘과 비슷하다. 향신채소처럼 조리하거나 먹기 전에 '썰어서 두는' 기법을 이용하여 효소를 활성화할 수 있다. 만약 브로콜리나 콜리플라워를 이미 익혔다면, 조리 후 겨잣가루를 뿌려서 소실된 일부

효소를 대체하고 파이토케미컬 성분인 이소티오시아네이트를 보충한다. 멋진 비법이다.

내가 가장 좋아하는 이소티오시아네이트, 즉 설포라판에 대해 이야기해 보자. 설포라판은 브로콜리, 방울양배추, 케일, 양배추 같은 십자화과 채소에서 얻는다. 1992년 암 예방 분야의 진정한 개척자인 폴 탤러레이(Paul Talalay, 존스홉킨스대학교 의과대학 약리학 교수 – 옮긴이) 박사가 설포라판의 암 예방 효과를 처음으로 발표하면서 판도라의 상자가 열렸다. 이후 수백 건의 실험실 연구 및 동물실험과 더불어 일부 임상시험(대부분 95세의 나이로 세상을 떠난 탤러레이 박사가 진행했다)을 통해 설포라판이 건강에 좋은 십자화과 채소의 숨겨진 원동력이라고 추측했다. 설포라판의 의학적 효능은 다음과 같다.

- 일곱 가지 메커니즘을 통해 암을 예방한다. 발암물질의 생성을 억제하고, 생성된 발암물질을 해독하기 위해 효소를 활성화하고, 종양으로 들어가는 혈류(증식을 위한 영양 공급)를 차단하고, 암세포의 전이와 침투를 막고, 암세포의 자기 파괴(아포토시스)를 촉진하고, 후성유전(Epigenetics, DNA 염기서열의 변화 없이 다른 요인에 의해 유전자 발현이 변화되는 현상 – 옮긴이)을 통한 암의 진행을 조절한다.
- 폐암, 대장암, 유방암, 전립선암, 피부암, 췌장암, 간암, 후두암, 방광암, 골육종, 교모세포종(Glioblastoma, 악성 뇌종양의 일종 – 옮긴이), 백혈병, 흑색종(Melanoma, 피부암의 일종 – 옮긴이) 등을 약화시킨다.
- 세균 내독소에 의해 활성화되는 전염증성 경로를 차단한다.
- 유해산소를 해독하고 세포 손상을 줄이는 강력한 항산화 작용을 한다.

- 파킨슨병에 효과가 있고, 뇌졸중이나 뇌진탕 또는 기타 뇌 외상에서 회복하는 데 도움이 된다.
- 아밀로이드 베타 플라크(Amyloid β Plaques, 뇌신경세포의 비정상 단백질 – 옮긴이)를 줄여서 알츠하이머병 환자들의 인지 손상을 개선한다.
- 불안과 우울증을 개선시킬 뿐 아니라 기분을 좋게 만든다.
- 뇌 활동을 촉진해 기억력과 집중력을 향상시킨다.
- 면역체계를 조절해 실험적 다발성경화증이나 류머티즘성관절염 같은 자가면역질환을 개선한다.
- 장내 병원성세균을 약화시키고 세균 내독소의 분비를 제한함으로써 우리 몸을 지방 연소 모드로 전환시켜서 체중 감소를 촉진한다.
- 세균 감염과 진균 감염을 막는다. 한 연구에서 병원성세균와 진균 28종 가운데 23종이 억제된 것으로 나타났다.
- 지방질을 개선하고 혈압을 낮추고 혈소판 응집을 억제하고 동맥 내 염증까지도 직접 억제함으로써 심장을 보호한다.
- 인슐린 민감성을 개선하여 제2형 당뇨병을 고친다.
- 당뇨병으로 인한 손상을 개선하여 당뇨병성 심장과 신장 손상을 고친다.
- 일부 화학요법 약물에 의한 손상으로부터 간과 신장을 보호한다.

믿기 어렵겠지만, 설포라판의 효능을 더 열거할 수도 있다. 그렇다면 설포라판은 우리의 장내 미생물과 어떻게 상호작용을 할까? 앞서 언급했듯이 설포라판은 병원성세균와 세균 내독소 분비의 수치를 낮춘다. 또 다른 연구에서 설포라판은 유익한 장내 미생물을 증가시키고, 부티르산 분비를 늘리고, 새는 장을 개선하기 위해 치밀 결합 구조를 상향 조절해서 장 내벽을 고침으로써 장의 디스바이오시스를 바로잡는 것으로 밝혀졌다. 감탄이 날 수밖에 없다. 설포라판이 그 절대적인 마법을 부리는 방식에는 SCFA와 한 팀을 이뤄서 가장 강력한 장 치료 슈퍼히어로 듀오를 형성한 것도 한몫을 한다.

십자화과 채소, 특히 브로콜리, 방울양배추, 양배추, 콜리플라워, 케일에 설포라판이 많이 함유되어 있다. 무엇보다 설포라판 함량에 있어 압도적인 식품이 있다. 바로 브로콜리 새싹이다. 브로콜리 새싹은 다 자라지 않은 것이다. 브로콜리 씨앗이 이제 막 싹을 띄운 상태이고, 씨앗 단계를 지나 가장 이른 시점에 채취한 것이다. 콩나물이나 알팔파 새싹Alfalfa Sprout과 비슷한 개념이다. 브로콜리 새싹은 다 자란 브로콜리에 비해 10~100배 더 많은 설포라판을 생산할 수 있다. 즉, 완전히 다 자란 브로콜리를 대량 섭취하거나 브로콜리 새싹을 소량 섭취하거나 동일한 효과를 얻을 수 있다는 것이다.

나만의 브로콜리 새싹 키우기

1. 입구가 넓은 1L 용량의 유리 용기에 발아용 브로콜리 씨앗 2큰술을 넣는다.

2. 여과한 물 5cm를 정도 붓고 발아용 뚜껑을 덮는다. 싱크대 선반 같은 따뜻하고 어두운 곳에 하룻밤 보관한다. 이제 씨앗을 헹구고 물을 따라내는 과정을 반복한다.

3. 매일 2~3회 깨끗한 물로 씨앗을 헹군다. 유리 용기를 빙빙 돌렸다가 물을 따라낸다. 물을 최대한 많이 따라내는 것이 중요하므로 커다란 그릇에 유리 용기를 거꾸로 해서 45도 정도의 각도로 기대어 놓고 물이 방울방울 떨어지게 하는 것도 방법이다. 다시 말하지만, 씨앗을 헹구고, 유리 용기를 빙빙 돌리고, 물을 빼내고, 선반에 두는 과정을 매일 2~3회 반복한다.

4. 며칠이 지나면 변화가 나타난다. 우선 씨앗 껍질이 터지면서 싹이 튼다(정말 귀엽다). 그다음 노란색 잎사귀가 생기면서 2.5cm 정도까지 자란다. 햇빛이 좀 필요한 때다. 햇빛은 발아된 씨앗이 자라게 도와준다. 잎사귀가 녹색으로 변하면 끝이다. 밀봉한 다음 냉장고에 보관한다.

　

브로콜리 새싹은 쓰고 알싸한 맛이 나지만, 우리 대신 암세포를 죽이는 것이 바로 이 쓴맛이다. 보충제를 섭취하는 것으로는 브로콜리 새싹의 효과에 필적할 수 없다. 브로콜리 새싹과 보충제를 비교한 실험에서 브로콜리 새싹이 압도적인 효과를 보였다. 다시 한 번 자연식품의 승리였다. 브로콜리 새싹의 맛이 별로라면 스무디나 수프 또는 양이 많은 샐러드에 넣어보자.

보너스: 버섯류와 해조류

설포라판을 왜 별개의 그룹으로 구분했는지 이해했을 거라고 생각한다. 솔직히 말해 '음식이 약'이라는 발상을 브로콜리 새싹보다 더 잘 나타내는 식품은 단 하나도 없을 것이다. 버섯과 해조류 또한 보너스 그룹으로 묶을 만하다.

버섯은 아주 특이하다. 심지어 식물도 아니다. 실제로는 진균이지만, 식물처럼 행동하므로 명예 식물이라고 하자. 버섯에는 프리바이오틱스 베타글루칸이 들어 있어 면역체계를 강화하고 감염과 심지어 암을 예방한다. 몇몇 종류는 유방암을 예방하는 독특한 효능도 있다. 매일 버섯 1개를 섭취하면 유방암 발병 위험성이 64% 감소된다고 한다. 버섯의 장점

가운데 하나는 다양성이다. 흰 양송이버섯, 크레미니 버섯(Cremini, 양송이 버섯의 갈색 변종 - 옮긴이), 느타리버섯, 포토벨로 버섯(Portobello, 완전히 성숙한 크레미니 버섯의 일종 - 옮긴이), 잎새버섯, 영지버섯, 동충하초 등 무척 다양하다. 품종마다 각각 다른 건강상 효능이 혼합되어 있다. 나는 식물 다양성뿐 아니라 버섯 다양성을 옹호하는 입장이다.

전문가의 솔루션 _ 버섯

버섯은 반드시 익히도록 한다. 몇몇 버섯은 아가리틴Agaritine이라는 물질을 함유하고 있다. 아가리틴은 잠재적인 발암물질이지만 익히면 현저히 줄어든다.

해조류는 더 중요하다. 해조류는 잡초가 아니라 채소다. 어쩌다 보니 그 원산지가 바다일 뿐이다. 게다가 식물식의 다양성을 고려한다면 해조류는 더할 나위 없는 식품이다. 섬유질이 풍부할 뿐만 아니라 파래, 우뭇가사리 같은 해조류는 육지식물에서는 찾을 수 없는 독특한 섬유질을 함유하고 있기 때문이다. 당연히 프리바이오틱스 섬유질이다. 다시마나 미역 같은 갈조류는 푸코크산틴Fucoxanthin이라는 독특한 화합물을 함유하고 있다. 푸코크산틴은 지방 축적을 줄이고, 체중 감소를 촉진하고, 인슐린 민감성을 개선하고, 혈중 지질 성분을 개선하는 데 도움이 된다. 또한 해조류는 갑상선에 좋은 아이오딘과 비타민 B12의 훌륭한 공급원이기도 하다.

미국인은 해조류를 별로 먹지 않아서 어떤 해조류를 시도해야 할지 당황스러울 것이다. 걱정하지 말라. 몇 가지 해조류와 어떻게 식단에 추가할지 간단히 훑어보도록 하자.

- **김**: 바삭바삭한 종이 같지만 롤을 만들 수 있을 정도로 부드럽다. 그대로 가볍게 즐길 수 있는 영양가 풍부한 간식거리지만, 조각으로 부셔서 샐러드 위에 뿌리면 바삭한 식감을 더할 수 있다.
- **다시마**: 건조시켜 가늘고 긴 '육포' 형태로 판매된다. 10장에서 소개하는 바이옴 브로스(300쪽 참고)처럼 짭짤한 수프에 감칠맛을 더한다. 일본에서는 다시마차를 마신다.
- **미역**: 부드럽고 살짝 단맛이 나는 해조류다. 미소장국에 넣어도 잘 어울리고, 오이 같은 아삭한 식감의 채소와 곁들이면 맛있는 해조류 샐러드가 된다.
- **스피룰리나**: 영양소가 풍부한 청녹색 해조류다. 가루나 알약 형태로 섭취한다. 철분, 칼슘, 단백질, 비타민 B, 엽록소 함량이 매우 높다. 스무디에 뿌려서 스피룰리나의 짙은 색까지 즐겨보자.

유기농인지 확인하세요!

F GOALS 그룹의 식품은 껍질이 얇다. 양파와 마늘을 제외하고는 껍질을 벗길 필요가 없다. 그래서 식품 표면에 뿌린 모든 화학물질은 식품의 일부가 되고, 그 화학물질을 씻어낼 수 있을지 장담할 수 없다. 6만 8000명 이상의 프랑스 지원자들을 대상으로 실시한 전향적 코호트 연구에서 유기농식품을 섭취한 사람은 암, 비호지킨림프종, 폐경 후 유방암 발병 위험성이 전반적으로 낮게 나타났다. 더 많은 연구가 필요하지만, 식품에 첨가되는 공업용 화학물질을 고려하면 기본적으로 방어의 입장을 취해야 한다. 즉, 달리 입증되기 전까지 살충제는 독성이 있다고 간주하는 것이다.

*이 장에서 인용한 참고 문헌 65건은 www.theplantfedgut.com/research에서 확인할 수 있다.

3부

날씬하고 건강한 몸을 위한
최강의 식물식

9장

365일 챙기는 섬유질
: 간단하게 건강한 습관 만드는 법

드디어 실전이다. 섬유질이 풍부한 최강의 식물식 4주 식단을 소개할 수 있어 기대가 크다. 하지만 우선 말해둘 것이 있다. 섬유질 식단은 다이어트가 아니다. 하나의 생활 방식이다. 우리가 마땅히 누려야 할 삶, 즉 기분 좋고 자신감 넘치는 삶을 되찾는 일이다. 잠시 책을 내려놓고 그런 변화가 어떤 모습일지 생각해 보라. 아름다운 그림이 그려질 것이다.

　서구 의학의 창시자인 히포크라테스는 이런 명언을 남겼다. "음식이 약이 되고, 약이 음식이 되게 하라." 이 명언은 섬유질이 풍부한 식생활의 핵심이다. 하지만 그에 못지않게 건강한 생활 습관도 중요하다. 수면이나 운동, 사랑하는 사람들과 보내는 시간, 혼자 보내는 시간 또한 약이 될 수 있다.

　올바른 일상을 구축할 때 비로소 치료가 시작된다. 우리는 스스로를 치료하고, 회복시키고, 건강하게 만드는 삶을 살아야 한다. 큰 노력은 필요하지 않다. 대신 올바른 마음가짐이 필요하다.

나의 '건강 마인드셋'

우리는 모두 변화의 가능성이 있다. 태어날 때부터 프로 가수나 농구 선수인 사람은 아무도 없다. 물론 간혹 그렇게 보이는 경우가 있지만 말이다. (안녕, 비욘세! 안녕, 르브론!) 그 누구든 성장하고 발전할 수 있는 자질을 가지고 있다. "난 그렇게 할 수 없어"라고 포기하기보다는 목표를 향해 전념하고 노력을 쏟는다면 자신의 삶을 바꿀 수 있고 그렇게 될 것이다. 이런 자세를 '성장 마인드셋'을 갖고 있다고 한다.

성장 마인드셋은 우리가 누구인지에 관한 것이 아니라 무엇이 되는지에 관한 것이다. 우리는 변화할 수 있다. '성장 마인드셋'이라는 개념은 캐럴 드웩(Carol Dweck, 스탠퍼드대학교 심리학과 교수-옮긴이) 박사의 저서 《마인드셋: 스탠퍼드 인간 성장 프로젝트Mindset: The New Psychology of Success》에서 처음 소개되었다. 자신에게는 장점과 단점이 있고, 단점을 성장을 위한 기회로 삼아야 한다는 것을 인정하는 개념이다. 성장 마인드셋에서는 '성공'이나 '자질' 혹은 '완벽'을 지나치게 강조하지 않는다. 대신 노력, 배움, 끈기를 소중하게 여긴다.

나와 아내는 첫아이가 태어났을 때부터 이 '성장 마인드셋'에 대해 이야기했다. 이기기 위해서가 아니라 자신이 스스로 무엇을 할 수 있는지를 알고 그것을 목표로 끈기와 노력을 아우르는 가치관을 만들고 싶었다. 우리 부부는 그것이 건강한 인생관이라고 확신한다.

그래서 성장 마인드셋을 차근차근 마음에 새겼고, 자신의 건강을 더 챙겨야겠다는 마음이 생겼을 때 동일한 개념을 적용했다. 바로 '건강 마인드셋'을 키우는 것이다. 건강하게 먹어야 한다는 중압감에 엄격한 계획을 따르거나 식이요법을 통해 음식을 제한하는 고통스러운 과정을 겪고 싶지 않았다. 건강하지 못한 습관이나 패스트푸드를 좋아하는 나 자신을 부끄러워하거나 책망하며 의기소침하지 않았다. 달라져야 하지만, 나만의 방식으로 달라져야 했다.

물론 항상 쉬운 건 아니었고, 누군가에게도 쉽지는 않을 거라고 생각한다. 솔직히 말해 나는 예전 내 식단을 좋아했다. 3분 동안 필리 치즈 스테이크나 칠리 치즈 핫도그를 정신없이 먹는 일은 더없이 행복했다. 말 그대로 매일 탄산음료를 2L씩 마셨고, 식후 후유증은 카페인으로 해결하려고 했다. 레드불에서 후원을 받아야 했다. 레드불은 일상의 한 부분이어서 때로는 하루에 2~3캔씩 마셨으니 말이다. 45분 동안 근력운동을 한 뒤 러닝머신 위에서 5000m를 달리거나 수영장을 100번 왕복했음에도 체중이 줄지 않는 이유가 내 생활 방식 탓일 거라는 생각은 들지 않았다.

내 자신을 개선하기 위한 여정을 통해 다시 음식과 건강한 관계를 맺고 싶었다. 나만의 출발점을 받아들이고 건강이 좋아지는 쪽을 선택했다. 매 끼니 때마다 조금 더 잘할 수 있는 기회가 생겼다. 실수해도 걱정은 없었다. 다음에 더 잘하면 되니까. 건강을 챙기기 위해 할 수 있는 도전을 찾고 그 도전을 통해 배우고 성장하는 기회를 즐겼다.

작은 변화부터 시작했다. 방울양배추를 먹고, 코카콜라 클래식이나 다이어트 마운틴듀 대신 물이나 콤부차를 마셨다. 칠리 치즈 핫도그나 햄버거를 사는 대신 집에서 맛있는 스무디를 만들었다. 야식을 끊었다. 커피에서 인공감미료와 크림을 뺐다. 때때로 프렌치프라이를 빼고 샐러드를 선택했다. 박탈감이나 의무감을 느끼지 않았다. 그저 건강에 더 좋은 쪽을 선택했다.

이 여정에서 알게 된 가장 흥미로운 점은 변화를 시작하면서 입맛도 달라졌다는 것이다. 처음에는 별로였던 음식이 좋아졌다. 여행을 마치고 집에 돌아왔을 때 가장 좋아하는 동네 맛집이 생각나는 기분을 알 것이다. 예전에는 치즈 스테이크 햄버거나 감자튀김이 생각났다. 어느 날 다른 게 먹고 싶었다. 내가 처음 들른 곳은 동네 샐러드 체인점이었고, 샐러드와 콤부차를 골랐다. 이렇게 말하는 것이 여전히 어색하게 들린다. 샐러드가 먹고 싶을 거라고는 생각도 못 했다. 하지만 그런 일이 일어나면서 뭔가 변했다는 것을 알았다.

최후의 테스트는 몇 년 동안 식단을 정비하고 난 뒤에 닥쳤다. 나는 진료 중이었고 최악의 한 주를 보낸 터였다. 매일 새벽 5시까지 병원에 있었고, 병원 문을 들어서는 순간부터 닥치는 대로 일을 했다. 신규 환자 진료는 쉴 새가 없었고 내가 맡은 환자의 수는 계속 늘어나서 말 그대로 환자 사이를 뛰어다닐 지경이었다. 근무 시간 후에도 병원에서 꼼짝달싹하지 못하는 밤이 많았다. "어젯밤에 7시 반에야 끝났어." 이런 상황이 아니었다. 밤 10시에 귀가했다면 운이 좋은 편이었다. 대부분은 훨씬 더 늦었다. 그렇게 일할 때는 내 직업이 싫고, 그 직업을 선택한 내 자신이 싫었다. 하지만 한 주 내내 아내와 갓 태어난 딸아이의 깨어 있는 모습을 보지 못했다는 것이 가장 싫었다. 집에 가면 가족들이 잠들어 있고, 가족들이 일어나기 전에 나가는 형편이었다.

그래서 지옥 같은 1주일이 끝났을 때 생각했다. '그래, 나는 마음껏 즐길 자격이 있어.' 이때쯤 나는 붉은 고기를 먹지 않았다. 2년 가까이 스테이크를 입에 대지 않았다. 하지만 오래 전 시카고의 노스웨스턴 메모리얼 병원의 수석 레지던트 시절에는 립아이 스테이크를 매우 좋아했다. 나는 즐겨 찾던 스테이크 레스토랑에 가서 큰맘 먹고 스테이크를 먹기로 했다. 자리에 앉아 립아이 스테이크를 주문했다. 항상 좋아했던 대로 미디움레어로 구워달라고 했다.

그러나 스테이크가 나왔을 때 냄새를 맡아도 침이 고이지 않았다. 어떤 냄새가 나기는 했다. 그리고 한입 먹었을 때 뭔가 이상했다. 내가 기억하는 맛이 아니었다. 죄책감을 느꼈다는 말이 아니다. 오히려 나는 이 정도의 보상을 받을 자격이 있다고 생각했다. 윤리적인 이유가 아니었다. 배가 고팠고 마음껏 스테이크를 먹으려던 참이었는데 두 입을 먹고 난 뒤 먹고 싶지 않다고 느꼈다. 냅킨으로 스테이크를 덮고 계산서를 달라고 했다. 누군가 스테이크가 마음에 들지 않느냐고 묻기 전에 빨리 그곳을 빠져나왔다.

스테이크 자체는 아무런 문제가 없었다. 내 입맛이 달라졌을 뿐이었다. 그 이후로 스테이크를 먹지 않았다. 스테이크를 먹고 싶은 마음이 들지 않았다. 나는 식단을 바꿨고 최강의 식물식을 실천하면서 발전시켜 나갔다. 나는 그 어느 때보다 행복하고, 제한 없이 음식을 섭취했다. 오히려 배가 고프면 자유롭게 먹었다.

어느 날 병원 체중계 위에 올라갔다. 예전에는 107~109kg 사이였지만, 체중을 재본 지는 몇 년이나 되었다. 체중계 막대의 균형을 맞추기 위해 저울추를 옮기면서 얼굴에 미소가 지어졌다. 체중이 86kg까지 줄어 있었다. 대학 시절 체중이었다. 식물의 힘을 보라! 그리고 작은 선택의 힘을 보라!

작은 선택이 큰 결과를 가져온다. 특히 작은 선택에 일관성이 있으면 더욱 그렇다. 중요한 점은 그것이 부담이 아니라는 것이다. 더 나은 삶의 방향을 가리키는 나침반으로서 건강 마인드셋이 중요하다. 엄격한 규칙을 지키거나 완벽할 필요는 없다. 감자튀김이나 탄산음료를 선택할 때 죄책감을 느끼라는 게 아니다. 건강 마인드셋을 갖추는 건 약점이나 불완전함이 드러나는 순간, 자신을 비난하기보다 긍정적인 점을 찾고 발전을 칭찬하는 것을 말한다. 때로는 죄책감이 들거나 부담감이 느껴지는 순간이 있겠지만 그것을 이유로 포기하지는 말자.

아직 입맛이 그 정도까지 변하지 않았어도 걱정하지 말자. 내가 그랬던 것처럼 누구나 입맛이 달라질 것이다. 마이크로바이옴이 변하면 입맛도 변한다. 시간이 지나면서 식단의 변화는 마이크로바이옴의 핵심을 변화시킨다. 마이크로바이옴이 얼마나 적응력이 뛰어난지 기억할 것이다. 결국 미각은 마이크로바이옴과 함께 진화한다. 내 말을 믿어도 좋다. 지금은 입에 맞지 않는다고 생각하는 식품들을 새삼 집착하게 되는 때가 있을 테니 말이다.

더 고무적인 점은 스스로를 닦달하거나 좋아하지 않는 음식을 먹으며 마이크로바이옴이 바뀌기를 기다리지 않아도 된다는 것이다. 선택할 수 있는 30만 가지의 식용식물이 있다는 점을 기억하자. 다양한 식물식을 먹을수록 다양한 풍미를 즐길 수 있다. 모든 허브와 향신료는 식물이고 전세계 음식의 풍미 대부분은 식물에 의해 좌우되므로 멕시코, 이탈리아, 그리스, 태국, 일본, 중국, 베트남, 에티오피아 등등의 모든 음식이 도전 대상이다. 식물을 섭취하는 방법도 여러 가지다. 'S'그룹이라고 부르는 수프나 샐러드, 스무디, 샌드위치, 스튜 외에도 국수, 타코, 피타 랩, 쌀밥 등 언급조차 되지 않는 방법이 무궁무진하다.

각자 저마다의 출발점이 있다. 이 책에서 소개한 방식이 모두의 여정에 도움이 될 수 있지만, 종착점은 사람마다 다르다. 내가 주목하는 것은 전진이다. 미국 농무부에 따르면 미국인은 통곡물, 콩, 과일, 채소, 씨앗, 견과류에서 칼로리의 고작 11%를 얻는다. 이는 평균 수치다. 즉, 이 책을 읽는 독자들 중 누군가 식물성 식품에서 칼로리의 5%를 얻는다고 하면 평균에 꽤 가까운 것이다. 동시에 작은 변화를 통해 많은 혜택을 얻을 수 있는 사람이기도 하다. 만약 식물성 식품의 비중을 5%에서 30%로 늘리면 어떻게 될까? 그다음 작은 변화가 늘어나는 것을 주시하라.

90%의 식물식을 향해

내가 제안하는 생활 방식에 부담을 느끼지는 않았으면 한다. 자신의 발전 가능성에 기대감을 갖기 바랄 뿐이다. 하지만 목표를 가지는 건 좋다. 그렇지 않으면 무턱대고 블루베리를 먹으면서 그저 좋은 결과가 있기를 기대할 뿐이다. 식단에서 식물성 식품의 비율이 90%가 될 때까지 노력하자. 꼭 목표가 아니라 전반적인 목표치다. 90%를 목표로 삼는 이유는 무엇일까? 블루존에 거주하는 사람들의 사례에서 볼 수 있듯 장수 식단의 식물성 식품 비율은 90%다. 건강에 이로운 점이 엄청나게 많다는 점에 더해 약간의 여유만 있어도 완벽해야 한다는 중압감에서 벗어나는 데 도움이 된다. 그 부족한 10%는 일종의 샌드박스(Sandbox, 외부에서 받은 프로그램을 보호된 영역 내에서 작동시켜 시스템이 부정하게 조작되는 것을 방지하기 위한 소프트웨어 기술 – 옮긴이)인 셈이다. 각자 이 10%를 원하는 것에 활용하면 된다. 건강에 좋지 못한 버릇이 무엇이든지 10% 내에서 유연하게 실시할 수 있으므로 그에 죄책감을 느낄 필요가 없다.

식단의 90%를 구성하는 것이 무엇인지 명확히 짚고 가자. 바로 식물성 자연식품이다. 토양에서 키울 수 있는 것, 상자나 포장 용기에 들어 있지 않은 것, 성분이 하나뿐이어서 성분 목록이 없는 것. 바로 식물이다. 그 밖의 모든 것, 식물성 가공식품, 오일, 고기, 유제품 등은 90%에 해당되지 않는다. 자신의 식단을 되돌아봐야 하는 비건(완전채식주의자)들이 많다. 동물성 식품을 제외시켰다는 이유만으로 비거니즘Veganism이 자동적으로 건강한 식단이 되는 것이 아니다. 시중에는 건강에 좋지 않은 가공된 식물성 식품이 많고, 건강이 좋지 않은 비건도 많다.

오일에 대하여

모두 궁금해한다. "오일이 무슨 문제야?" 다름 아니라 오일이 가공식품이기 때문이다. 오일은 칼로리는 높고 영양소는 적다. 녹색 채소 0.5kg은 100kcal인 반면 오일 0.5kg은 4000kcal가 넘는다. 올리브유는 대체 오일보다는 건강에 더 좋다. 그래서 오일을 선택할 때 엑스트라 버진 올리브유를 권장한다. 그렇다면 올리브유에 섬유질이 얼마나 들어 있을까? 제로다. 다양한 오일 제품 모두 마찬가지다. 종류나 양에 관계없이 섬유질 함량은 제로다. 일상에서 오일을 더 섭취하려고 애쓸 필요는 없다. 오일이 부족한 10%에 들어가는 이유다.

식물성 식품의 비율을 90%에서 중단할 필요는 없다. 우리의 건강 마인드셋과도 맞지 않는 일이다. 솔직히 식단에 신선한 식물성 식품을 넣다 보면 기분이 좋아져서 점점 더 많이 넣고 싶을 것이고, 결국 식물성 식품의 비율이 100%에 가까워지게 될 것이다. 어떻게 아느냐고 묻는다면 바로 내가 그랬기 때문이다. 아직 100%는 아니지만 근접한 지점에 도달했고, 마지막 몇 %는 포기하기로 했다. 하지만 마지막 몇 %를 포기하는 것만으로도 얼마나 큰 차이가 있는지 놀라웠다. 무엇 때문에 망설이는가? 자신이 어떤 사람이고 어떤 관점을 가지고 있는지 간에 결국 더 나아지기 위한 스스로의 도전이 될 것이다. 식단에 식물성 식품 비율을 높이는 방향으로 발전하는 것이 중요하다. 정확히 어떤 형태일지는 각자의 선택에 달려 있다. 하지만 그 비율이 15%든 95%든, 올바른 방향으로 가고 있다면 열렬히 100%를 응원하겠다. 공통의 철학을 공유하며 함께 해나가자.

장 건강을 위한 14가지 좋은 습관

눈을 감고 의학을 상상해 보라고 하면 무엇이 떠오르는가? 약? 흰색 가운에 청진기를 들고 있는 의사? 병실 침대에 누워 링거 주사를 맞고 있는 환자와 간호사가 체온, 혈압 등을 확인하는 모습?

의학이 바로 지금 내 모습이라면 어떨까? 육체가 있는, 살아 숨 쉬는 존재라면 어떨까? 수동적인 보건의료 체계가 필요한 대상이 아니라 그저 반복되는 일상을 살고 있는 나 자신이라면 어떨까?

이제 건강관리의 의미를 새롭게 정의하고, 우리가 시시각각 내리는 작은 선택들의 합계가 곧 자신의 평생 건강이라는 것을 인정해야 한다. 좋든 나쁘든 하나의 선택이 전체 상황에 영향을 미치지는 않는다. 담배 한 대를 피웠다고 죽는 일은 없다. 하지만 일관성 있는 패턴을 만들면, 시간이 지남에 따라 그 선택을 증폭시키게 될 것이다.

우리는 습관의 동물이다. 도저히 습관에서 벗어날 수 없다. 이는 나쁜 습관을 형성했을 때 그것을 증폭시키기 때문에 문제가 된다. 다른 한편으로 습관의 힘을 인정하고 건강한 습관을 형성함으로써 유리하게 활용할 수도 있다.

우리가 일상생활을 하면서도 건강과 체력을 증진할 수 있는 것은 건강한 습관 덕분이다. 습관이기 때문에 힘들지 않고, 덕분에 건강이 좋아지면 의사가 처방하는 어떤 약보다 훨씬 더 강력한 효과를 발휘한다. 몸은 우리가 기존의 의학 방식에서 벗어날 때 치유되도록 설계되어 있다.

이제 일상생활 속 장 건강에 도움이 되는 요소를 알아보자. 이 각각의 요소를 건강한 습관을 만들 수 있는 작은 기회라고 생각하자. 작은 변화가 큰 결과를 가져오고, 작은 변화를 습관으로 만들 때 건강이 뒤따른다.

다양한 식물식의 황금률

이쯤이면 다양한 식물을 섭취하는 식단의 중요성을 설명할 필요는 없을 것이다. 이 책을 읽는 내내 확인했을 테니 말이다. 이는 우리의 찬가이자 핵심 철학이다. 더 이상 자질구레한 식품 목록이 필요하지 않고, 다양한 식물을 섭취하는 것만 기억하면 된다. 마트에 들어설 때도, 샐러드 바에서 무엇을 고를지 생각할 때도 기억하자. '최강의 식물식'. 모두의 도전에 도움이 될 것이다.

그리고 기억하자. 식물식은 자연의 풍요로움에 대한 찬사다. 우리는 모든 풍미와 식감을 맛보고 즐길 수 있다. 허브와 향신료는 풍부하다. 식단을 제한하고 '허용된' 식품만 섭취하는 시절은 끝났다. 식물성 자연식품인지 확인하는 것으로 충분하다. 우리는 매주 30가지 이상의 다른 식물을 식단에 포함시키도록 노력해야 한다. 하지만 매 끼니마다 식물의 다양성을 극대화하려고 도전한다면 목표치를 압도하게 될 것이다.

날것과 익힌 것, 어느 것이 더 좋은가?

새로운 연구에 따르면 동일한 식물도 날것일 때와 익힌 것일 때 장 마이크로바이옴에 미치는 영향이 다른 것으로 나타났다. 조리 과정은 식물에 함유된 섬유질 같은 탄수화물이나 다른 화학물질을 변화시킨다. 그 결과로 미생물의 생장, 마이크로바이옴의 유전적 구성, 생성되는 포스트바이오틱스의 종류에 다른 영향이 나타난다. 반드시 어느 한쪽이 낫다고 말할 수는 없고, 서로 다르다고 말할 수는 있다. 전문가의 조언은 이렇다. 식품을 조리할 때 날것 그대로의 재료를 조금 먹어서 그 효과를 얻고 다른 음식에도 넣어서 식물의 다양성을 더 추가하라.

누군가는 이 과정이 더 힘들 것이다. 변비나 식품 알레르기, 셀리악병 혹은 기타 증상이 다른 원인 때문인지는 아닌지 의사의 도움이 필요할 수 있다. 식품 민감성을 제외한 모든 원인을 확인했다면 장 내부의 장단점을 파악할 필요가 있다. 모두에게 해당된다. 식품을 흑백논리, 즉 그 식품을 받아들일 수 있는지 없는지에 따라 구분하기보다는 회색의 음영 부분을 살펴봐야 한다. 누구나 어떤 식품을 받아들일 수 있는 특정한 양이 있다. 그 양은 개인차가 있으며 각자의 장내 미생물에 의해 결정된다.

최강의 식물식 4주 식단을 소개하면서 포드맵 함량이 높은 식재료를 분류했고 대체 식재료를 제시했다. 이렇게 하면 식사 후 소화 불량이 생겼을 때 어떤 식재료가 문제가 되었는지 짐작할 수 있다. 푸드 다이어리를 써서 문제 유발의 원인을 밝히는 데 도움이 될 수도 있다. 포드맵 성분 가운데 과당이나 프럭탄, 갈락탄, 폴리올 등 다른 탄수화물에 비해 문제를 더 일으키는 특정 성분이 있을 것이다. 만약 유제품을 섭취한다면 젖당이 문제일 수도 있다. 소화기계 질환이 계속된다면 유제품을 제외한다.

어떤 포드맵 성분이 가장 큰 문제를 일으키는지 파악했다면 섭취를 줄여야 하는 성분도 알게 된 셈이다. 나중에 동일한 레시피로 요리를 할 때 포드맵 함량이 낮은 대체 재료를 이용하고 먹고 나서 훨씬 편안한지 확인한다. 하지만 최강의 식물식 4주 식단을 실천한 뒤에도 원인을 알 수 없고 개선의 기미도 없는 것 같다면 전문 영양사의 도움을 받아 정식으로 포드맵 성분을 제거하고 다시 추가하는 과정을 실시해야 한다. 이는 상당히 복잡한 과정이어서 마치는 데 28일 이상이 걸린다. 하지만 필요하다면 전문 의료인의 지시에 따라 올바르게 실시해야 한다.

F GOALS 식품: 최강의 식물식을 구축하기 위한 기반 ....

8장에서 F GOALS 식품의 효과를 알아봤다. 이 식품들은 마이크로바이옴 구축의 기반이 되는 슈퍼푸드면서 출발점 혹은 식단의 핵심이다. 식품 위주의 다양성을 실시하는 일은 쉽지 않은 도전이고, F GOALS 식품은 그 도전을 수행하기 위한 기초 식품이다. F GOALS 식품 안에는 온갖 좋은 영양소가 들어 있다. SCFA를 생성하는 섬유질, 비타민, 미네랄, 미생물, 설포라판 같은 독특한 파이토케미컬을 함유하고 있다. 매일 식물식의 단계를 높여서 F GOALS 식품의 효과를 얻어보자.

고기나 유제품을 조금 섭취하는 건 괜찮을까?

단백질과 지방도 건강에 좋은 것과 그렇지 않은 것이 있다. 식물성 식품과 동물성 식품이 장내 미생물과 건강에 미치는 영향은 분명 다르다. 식단에 동물성 식품을 포함시킬 것인지 아닌지는 각자의 선택이지만, 중요한 건 동물성 식품은 건강을 향상시키지 않는다는 것이다. 나는 식단에서 동물성 식품을 제외시키는 것을 선택했고 크게 만족하고 있다. 하지만 동물성 식품을 약간씩 섭취한다고 해서 건강하지 않다고 말할 수는 없다. 여기서 약간이란 현재 미국인이 평균적으로 섭취하는 약 100kg의 고기와 약 14kg의 치즈와는 완전히 다른 차원이다. 다시 말하지만, 나는 식물성 자연식품이 90% 이상을 차지하는 식단을 실시해야 한다고 생각한다. 남은 10%를 어떤 식품으로 채울지는 각자의 선택이지만, 계속 식물성 자연식품의 비율을 늘리라고 적극 권장한다.

누군가는 이런 의문이 들 것이다. "목초 사육을 하고 호르몬제과 항생제 투여를 하지 않은 동물성 식품은 건강에 좋지 않을까?" 항생제를 잔뜩 먹이고 호르몬제를 투여하고 GMO 사료를 먹인 육류에 비하면 그렇다. 하지만 이는 담배를 피우는 것보다 담배를 씹는 것이 더 건강에 좋다는 말과 같다. 즉, 실제 우리 건강에 좋다는 의미가 아니다. 단지 상대적으로 좋다는 의미다. 그렇다면, 어떤 입장을 취할 것인지 반드시 고민해 보길 권한다.

우리가 식품을 선택할 때 환경적인 영향이나 윤리를 고려해야 할까? 나는 모두가 스스로 깨닫고 결론에 도달해야 할 의무가 있다고 생각한다. 단지 우리 장에만 미생물이 있는 것은 아니라는 점을 기억하자. 토양에도, 식물에도, 동물에도 미생물이 서식한다. 20세기와 21세기의 환경은 이 미생물 가운데 어느 것에도 그리 우호적이지 않았다. 이는 우리 인간이 만든 결과다.

동물성 식품을 줄이기로 했다면 시간을 두고 단계를 높여가며 양질의 대체 재료를 선택하는 단계적 제거법도 한 가지 방법이다.

쇠고기, 돼지고기, 닭고기, 달걀, 연어 순서로 제거한 다음 두부와 콩으로 자연스럽게 넘어가는 식이다.

F GOALS

F: 과일류와 발효식품

G: 녹색 채소류와 곡물류

O: 오메가-3 슈퍼 씨앗류

A: 향신채소류-양파, 마늘

L: 콩류

S: 설포라판-브로콜리 새싹과 기타 십자화과 채소류

앞에서 F GOALS 식품의 영양소를 최대한 얻을 수 있는 몇 가지 요령을 알아봤다. 버섯은 익혀야 하는 반면 향신채소류와 십자화과 채소류는 날것으로 섭취하는 것이 가장 좋다. 향신채소와 십자화과 채소는 효소를 활성화해야 효능을 극대화할 수 있으므로 파이토케미컬이 생성될 수 있도록 채소를 다진 뒤 그대로 두는 조리법을 사용하는 편이 좋다. 슈퍼 씨앗류의 경우, 아마씨에는 리그난이, 치아시드에는 섬유질이, 헴프시드에는 단백질이 풍부하다는 것을 기억하자. 아침용 스무디에 이 세 가지를 다 넣는 건 어떨까? 그리고 날것으로 섭취하는 양이 한 줌밖에 되지 않는다고 해도 매 끼니에 녹색 채소를 추가하는 것을 겁내지 말자. 녹색 채소는 칼로리는 낮으면서 영양소는 최대로 함유하고 있다. 엑셀에 발을 올려놓고 전력을 다해 밟아보자.

수분 공급을 잊지 말자 ....

몇 년 동안 나는 침대에서 기어 나와 커피포트가 있는 곳으로 좀비처럼 걸어가곤 했다. 내 얼굴에 묻어 있는 피곤함을 카페인으로 떨쳐내면서 살아 있음을 느끼기 위해 몇 시간을 애썼다. 어느 시점을 넘어서면 정신이 들었다가도 카페인을 너무 많이 섭취한 탓에 이상하게도 기진맥진하면서도 초조한 기분이 들기도 했다.

그럴 수밖에 없다. 문제는 물 때문이다. 물은 지구상에서 가장 간단하고 건강에 좋고 저렴한 음료수다. 나도 양심의 가책을 느끼지만, 우리가 레스토랑에서 얼음물을 무료로 제공할 때도 몸에 좋지 않은 탄산음료나 다른 것을 마시기 위해 돈을 지불하는 것은 놀라울 따름이다. 솔직히 말해 우리는 물을 쉽게 마실 수 있다는 것에 더 감사해야 한다. 물은 생명을 위한 필요조건이다. 우리 몸의 60% 이상은 물로 이루어져 있다. 음식 없이는 3주를 살 수 있지만, 물이 없으면 4일도 버티지 못할 것이다. 물은 생명을 주고, 생명에 없어서는 안 될 물질이다.

안타깝게도 21세기의 생활 방식은 물이 가진 경이로운 효과를 간과하고 있다. 대부분의 사람들에게 하루 중 가장 수분이 부족한 시간은 잠에서 깼을 때다. 몇 시간 동안 아무것도 마시지 않았기 때문에 몸의 수분을 다시 채워줄 적기다. 지난 몇 년 동안 나는 큰 컵으로 물 2잔을 마시며 하루를 시작했다. 이 작은 변화가 가져온 차이는 놀랍다. 수분이 나의 뇌와 장, 신장 활동의 버튼을 누르면서 훨씬 더 정신이 드는 느낌이다. 여전히 커피를 마시지만, 물을 마신 다음에 마신다.

그렇게 아침이 시작되면 커피와 물 섭취의 균형을 유지하려고 노력한다. 블랙커피를 더 많이 마시는 일은 없다. 커피와 물 둘 다 마시지만, 커피보다는 물을 선호하는 편이다. 지금은 입술에 신경을 써서 입술이 조금 갈라지는 느낌이 들면 물을 마신다.

최적의 수분 공급을 위해 아침에 일어나면 물 2잔을 마실 것을 권한다. 아침에는 커피나 다른 카페인 음료보다는 물을 마시자. 그리고 끼니마다 물 2잔을 마신다. 이렇게 하면 하루에 물을 8잔 정도 마시게 되고 몸이 제 기능을 하는 데 도움이 된다.

새로운 활력을 주는 음료를 선택하자 ....

음료를 선택할 때 치유 효과를 추가하는 건 그리 어려운 일은 아니다. 작은 변화가 습관이 되면 큰 결과를 가져온다. 음료 선택은 우리가 쉽게 활용할 수 있는 부분이다. 우리의 장 건강을 강화하기 위해 음료를 선택하는 방법을 소개한다.

- **색다른 맛의 물 만들기**: 물에 시트러스 계열의 과일을 넣는다. 주스 착즙기에 투자한 돈 이상의 가치를 누릴 수 있다. 시트러스 과일 몇 조각과 적당량의 물을 커다란 유리 용기에 넣고, 더운 여름에는 얼음도 조금 넣는다. 혹은 물에 오이나 수박, 민트를 넣고 하룻밤 우려낸 뒤 스파를 하는 것처럼 충분히 수분을 공급한다.
- **모닝커피는 조금만 마시기**: 나는 커피 신봉자다! 커피에는 미생물군의 프리바이오틱스 역할을 하는 폴리페놀이 들어 있다. 또한 커피

는 현재 서구식 식단에서 항산화제의 가장 큰 공급원이기도 하다. 섬유질이 풍부한 식생활을 널리 알리면서 항산화제 공급원을 커피 대신 다른 음료로 바꿔보려고 했지만, 그렇다고 커피를 포기할 이유는 없다. 커피의 문제는 우리가 커피에 넣는 쓰레기 같은 첨가물 때문이다. 나는 블랙커피로 바꿨고 아주 만족한다. 하지만 꼭 감미료를 넣어야 한다면 스테비아(Stevia, 스테비아 레바우디아나 잎에서 추출한 감미료 및 설탕 대체물 - 옮긴이)나 나한과(Monk Fruit, 중국 남부가 원산지이며 설탕 대체물로 사용하는 과일 - 옮긴이), 에리스리톨(Erythritol, 포도당 발효 감미료 - 옮긴이)을 조금 넣어도 좋다. 크림은 어떻게 해야 할까? 나라면 유제품 크림을 빼고 유기농 두유를 넣겠다. 커피에 무가당 오트 밀크를 넣는 것을 좋아하는 사람도 있다. 나는 커피에 향신료를 즐겨 넣는다. 계피나 생강, 강황은 제일 좋아하는 조합이다. 특별한 활력소가 필요할 때는 마카(Maca, 페루 안데스 산맥에서 재배하는 식용식물. '페루의 인삼'이라고도 함 - 옮긴이)와 아슈와간다(Ashwagandha, 인도, 중동 등지에서 자생하는 약초 - 옮긴이)를 조금 첨가한다. 마카와 아슈와간다는 식물 뿌리에서 추출한 자양강장 효과가 있는 슈퍼푸드이며, 피로와 스트레스 해소 효과가 있다. 향신료를 추가할 때는 주로 유기농 두유와 감미료를 넣어서 맛을 부드럽게 한다. 하지만 커피는 하루 최대 2잔까지만 허용하고 커피를 마시기 전후와 마시는 중간에 물을 섭취하는 것도 잊지 않는다. 마지막으로 과민성대장증후군 같은 설사 관련 질환이 있다면 커피가 증상을 악화시킬 수 있다.

카페인에 대한 주의사항

나는 대체로 카페인을 반대하지 않는다. 솔직히 인정하겠다. 나는 카페인을 사랑한다. 카페인이 없었다면 인턴 과정에서 살아남지 못했을 것이다. 하지만 누군가는 카페인 민감성에 시달리고 있을 것이다. 이는 소화기계 질환을 악화시킬 수 있다. 만약 걱정이 된다면 1주일 동안 카페인을 완전히 끊고 상태가 어떤지 살펴보는 방법이 있다.

- **오후에 녹차 마시기**: 내가 가장 좋아하는 습관 중 하나는 점심 식사를 하고 1~2시간 뒤에 뜨거운 녹차를 마시는 것이다. 녹차는 오후 시간에 활력을 준다. 녹차에는 집중력을 향상시키는 L-테아닌L-Theanine이라는 파이토케미컬이 들어 있다. 커피와 비교해 보면 그 차이를 알 수 있다. 또한 녹차는 프리바이오틱스인 폴리페놀의 훌륭한 공급원이기도 하다. 내가 특별히 추천하는 녹차는 다도용 유기농 말차다. 항산화 성분이 풍부하고 일반 녹차에 비해 말 그대로 100배 이상의 폴리페놀 EGCG가 들어 있다. 뜨거운 물만 부으면 그만이다. 비타민 C는 항산화 성분의 흡수를 급격히 향상시키기 때문에 시트러스 과일즙을 첨가하면 항산화 성분을 훨씬 더 많이 흡수할 수 있다. 즉, 같은 양의 녹차에서 더 많은 항산화 효과를 얻을 수 있다는 말이다. 덧붙이자면, 말차를 넣은 유리 용기에 얼음과 레몬을 넣어서 더 시원한 말차 음료를 만들어보자.
- **주스보다는 스무디 마시기**: 나는 반反주스파가 아니다. 단지 친親스무디파일 뿐이다. 주스를 만든다는 것은 무슨 의미일까? 섬유질을 분리해서 버린다는 뜻이다. 섬유질은 제거하고 당분만 남기는 주스는 가공식품의 나쁜 선례를 보는 듯하다. 기억하겠지만, 우리는 섬유

질이 풍부한 식생활을 하려는 것이다. 그리고 섬유질을 낮은 단계부터 서서히 시도하는 것이 우리의 모토다. 스무디는 섬유질이 조밀하게 아름다운 무더기를 이루고 있기 때문에 섬유질과 포드맵 성분을 늘리고 싶은 누군가에게는 부담스러울 수 있다. 그런 경우 섬유질 섭취에 부담스럽지 않으면서 파이토케미컬을 얻을 수 있는 음료가 주스다. 하지만 주스가 피나콜라다(Piña Colada, 코코넛 향과 파인애플 주스가 어우러진 칵테일의 일종 – 옮긴이) 맛이 나서는 안 되며, 적어도 어느 정도 쓴맛이 있어야 한다. 과일 주스를 만드는 건 설탕 음료를 만드는 것과 다름없다. 원래 과일에 들어 있는 과당은 괜찮지만, 섬유질을 버리면 곧장 설탕이 된다. 그래서 주스를 만들 때 거의 채소만 넣고 과일은 최소한만 넣어서 쓴맛을 유지하라고 추천한다.

- **콤부차 적당히 마시기**: 나는 콤부차를 좋아해서 즐겨 마신다. 콤부차가 건강한 생활 방식의 일부가 될 수 있다고 생각하지만, 콤부차가 유일한 발효식품인 양 하루에 1L씩 마시도록 부추기는 과대광고가 많다. 탄산음료나 기타 감미료가 첨가된 음료보다는 콤부차를 마시는 편이 낫지만, 산도로 인해 치아의 에나멜이 부식될 수 있어서 나는 콤부차를 희석시킨다. 최소한 물을 절반 정도 섞는다. 나는 콤부차를 하루에 0.1L 정도만 마신다. 하지만 0.1L 용량을 희석시켜서 0.2~0.4L의 콤부차 음료를 마신다.

- **알코올 피하기**: 누군가는 듣고 싶지 않겠지만, 건강한 장을 만들고 싶다면 알코올은 피해야 한다. 폭음은 장내 미생물에 손상을 야기해서 장 투과성을 높이고 세균 내독소 배출을 유발한다. 다시 말해 알코올은 장내 미생물군의 불균형을 일으킨다. 믿기 어렵겠지만, 이는 알코올이 간경변증을 유발하는 과정이기도 하다. 알코올의존

자가 아니어도 그렇다. 금요일 하룻밤 알코올을 즐기기만 해도 장이 손상될 수 있다. 가벼운 음주에는 적용되지 않을까? 안타깝게도 그렇지 않다. 하루 1잔만 마셔도 고혈압과 뇌졸중의 위험성이 올라간다. 하루에 ½잔만 마셔도 암 발병 가능성이 높아진다. 과학계에서는 알코올이 암을 유발한다는 공감대가 강하게 형성되어 있다. 또한 놀라운 사실이 있다. 알코올은 세균을 죽인다. 장의 경우에는 '유익한' 세균을 공격한다는 의미일 수 있다.

레드와인은 다를까?

일부 전문가는 레드와인에 폴리페놀인 레스베라트롤Resveratrol이 들어 있기 때문에 몸에 좋다고 주장한다. 레드와인의 폴리페놀 성분은 프리바이오틱스이고 장의 미생물 다양성을 증가시킬 수 있다는 것은 사실이다. 레드와인의 레스베라트롤이 심장 건강과 연관이 있는 것도 사실이지만, 최근에 와서야 그 메커니즘을 발견했고 여기에는 다시 장내 세균이 관련된다. 레드와인 속 레스베라트롤은 장내 미생물군의 TMA 생성을 억제함으로써 TMAO 수치를 낮춘다. TMA는 TMAO의 전구체. 2장에서 살펴봤듯, TMAO는 고기, 달걀, 고지방 유제품의 섭취에서 비롯되며 심장질환, 뇌졸중, 알츠하이머병, 제2형 당뇨병, 만성신부전과 관련이 있다. 이 다섯 가지 질환은 미국인의 상위 10대 사망 원인에 해당된다. 물론 세계 어느 곳보다 고기를 많이 먹는 나라에서 TMAO 생산을 늦추는 방법이 있다면 심장 건강에 도움이 되겠지만, 이 때문에 레드와인을 마시는 것은 알코올의존과 잠재적으로는 간경변을 유발할 수 있다. 간단하게 붉은 고기를 줄이고 채소를 더 많이 섭취하는 것은 어떨까? 포도, 블루베리, 라즈베리, 멀베리(뽕나무 열매 오디-옮긴이), 심지어 견과류에도 레스베라트롤이 들어 있지만 위험성은 없다. 그래도 알코올을 즐기고 싶다면 가끔 레드와인 1잔 정도는 괜찮을 것이다.

모두 음식의 양에 초점을 맞추는 데 익숙해져 있다. 칼로리를 계산하든지 다량영양소의 비율을 계산하든지 말이다. 심지어 음식 무게를 측정하는 다이어트도 있다. 너무 복잡하다. 그럴 필요도 없다. 식물성 자연식품을 섭취하면 무제한으로 섭취해도 좋다. 절대 과장이 아니라 원하는 만큼 먹을 수 있는 정식 허가를 받은 것이다. 다시 말하지만, 마음껏 먹어도 좋다. 그래도 체중은 줄고 온갖 건강 효능을 얻을 것이다.

그렇게 해도 되는 이유는 바로 섬유질과 저항성 녹말 덕분이다. 식물성 자연식품은 영양소는 풍부하고 칼로리는 낮다. 여기에는 꿀꺽 삼키지 말고 씹어 먹어야 한다는 조건이 있다. 알다시피 씹는 데는 시간이 걸린다. 핫도그보다 샐러드를 먹을 때 시간이 더 오래 걸린다. 3장에서 살펴봤듯, 섬유질과 저항성 녹말은 포만 호르몬 분비를 유발하는 SCFA를 생성한다. 섬유질이 풍부한 식품을 씹으면서 시간을 할애함으로써 우리 몸에서는 충분히 먹었다는 것을 알려주는 신체 메커니즘이 진행된다. 칼로리를 계산할 필요가 없다. 우리 대신 대자연이 칼로리를 계산하고 있다. 포만감을 느끼면 충분히 먹었다는 것을 알게 된다. 게다가 영양소와 섬유질까지 풍부하다.

인류 역사 대부분 인간은 식물성 자연식품을 섭취하여 하루에 무려 100g 이상의 섬유질을 얻었다. 오크라(Okra, 아욱과 식물 – 옮긴이) 튀김이나 콩고기 햄버거, 비유제품 아이스크림 또는 빵 같은 가공 통곡물이 아니라 흙에서 자란 진짜 식품이었다. 우리는 식품을 가공할 때 섬유질을 제거한다. 자연의 균형을 왜곡하고 인위적으로 칼로리를 높이고 섬유질이 부족한 식품을 만들어서 과식을 부추긴다. 미국인의 식단 대부분은 가공식품이 차지하고 있다. 그 나머지도 고기, 유제품, 달걀, 오일이다. 순수 섬유질은 공급하지 않고 칼로리만 높다. 그러고는 과식하는 이유와 비만 및 건강 문제가 생기는 이유를 궁금하게 여긴다.

이 책에 소개하는 식단에 따라 다양한 식물성 자연식품의 비율이 90~100%인 식단을 실시한다면 칼로리를 계산할 필요가 없다. 배가 고플 때 먹고 포만감이 들 때까지 먹어도 섬유질이 풍부한 식단 덕분에 체중이 줄어들 것이다.

마음챙김 식습관을 갖자

"빨리, 빨리, 빨리!" 바로 요즘 미국인의 생활 방식이다. 나도 그 누구 못지않게 양심의 가책을 느낀다. 더 빨리 움직이고 더 많은 일을 하려고 스스로를 몰아붙이고 때로는 식사를 건너뛴다. 심호흡부터 시작하자. 삶에는 치열한 생존 경쟁보다 중요한 것이 있다. 음식을 꿀꺽 삼키는 건 건강에 좋지 않다. 소화 과정은 입에서 시작된다. 씹기를 통해 음식물이 분해되면 침 속의 아밀라아제가 녹말을 분해하기 시작한다. 너무 빨리 먹으면 몸이 우리의 속도를 따라가지 못해 과식으로 이어진다. 우리 몸은 음식을 급하게 먹고 빨리 넘기도록 설계되지 않았다. 음식을 만끽하고 배가 부르면 몸에서 신호를 주도록 설계되어 있다.

내가 어렸을 적 할아버지는 항상 이런 말씀을 하셨다. "조금씩 먹고 충분히 씹어라." 다들 할아버지의 사려 깊은 조언을 따라 음식에 다시 집중할 필요가 있다. 마음챙김 식습관은 단순히 음식을 즐기는 본질로 되돌아가는 일이다. 어렸을 때 우리의 할아버지나 할머니가 가르쳐주신 식사 예절을 지키는 일이다. 그 방법은 다음과 같다.

• **제대로 식탁에 앉자**: 차 안에서 먹거나 걸으면서 먹지 않는다. 음식을

접시나 그릇에 담는다. 보관 용기에 담은 채로 먹지 않는다.

- **휴대폰을 끄자**: 노트북을 내려놓고 TV를 끈다. 신성한 식사 시간 동안 전자기기는 금물이다.

- **식사 전에 잠시 음식을 관찰하자**: 모양이나 냄새를 느끼며 자연의 은혜에 찬사를 보낸다. 아름답지 않은가?

- **잠시 뜸을 들이며 음식을 맛보자**: 한입 먹을 때마다 그럴 필요는 없지만, 가끔 잠시 멈추며 뜸을 들여야 한다.

- **음식을 씹자**: 한두 번 우적우적 씹는 것이 아니다. 25회 이상 씹고, 씹는 동안은 포크나 나이프를 내려놓는다.

- **일본의 '하라 하치 부Hara Hachi Bu' 전통을 따르자**: 배가 80% 정도 불렀을 때 그만 먹는 식습관을 말한다. 그렇게 하면 몸은 우리가 하는 일을 따라잡을 수 있는 기회가 생겨서 과식하지 않고 딱 적당량을 먹게 된다.

- **가능하면 다른 사람과 어울려 식사를 즐기자**: 유럽인들은 이 방법을 터득한 반면 미국인들은 어려워한다. 음식을 꿀꺽 삼키듯이 서둘러 먹고 다시 사무실로 돌아가는 것이 아니라 천천히 시간을 들여 식사하고 다른 사람과 어울리는 것을 즐겨야 한다.

- **생체리듬에 맞춘 규칙적인 식사 시간을 유지한다**: 저녁을 이른 시간에 먹는 것이 중요하다. 이에 대해서는 뒤에서 더 자세히 살펴보자.

- **중독성 허기Toxic Hunger를 피하자**: 중독성 허기나 감정에 대한 반응으로 먹는 것은 건강에 해로운 습관이다. 영양소가 풍부하고 건강에 좋은 음식이 아닌 건강에 좋지 않지만 위안을 주는 음식을 선택할 가능성이 높다. 허기가 느껴지면 스스로 탄수화물에 굶주린 괴물이 될 때까지 기다리지 말라. 과일 한 조각이나 견과류 한 줌이면

다음 식사 시간까지 버티기에 충분하다.

언제 먹는지도 중요하다

우리 몸에는 생체리듬이라는 자연스러운 바이오리듬이 있다. 생체리듬은 약 24시간을 주기로 일어나는 생체 내 반응이며, 다른 동물이나 식물, 진균 등 지구상의 모든 생명체가 가지고 있는 속성이다. 모든 생명체는 생체리듬이 있다. 장내 미생물도 예외가 아니다. 우리의 자연스러운 생체리듬을 무너뜨리면 장내 미생물까지 교란시키는 것이다. 예를 들어 시차로 인한 피로는 장내 미생물의 디스바이오시스를 유발한다. 비행를 타면 기분이 엉망인 이유가 바로 그 때문이다. 여러 나라에서 실시하고 있는 악몽 같은 서머타임 제도는 언급하지도 말자. 교대 근무자라면 아마 이 기분도 잘 알 것이다. 교대 근무자는 고혈압, 고지혈증, 비만, 제2형 당뇨병에 걸릴 위험성이 높다. 흐트러진 생체리듬이 장 마이크로바이옴에 영향을 미치기 때문이다.

우리 몸속 장내 미생물은 24시간 주기에 맞춰진 생체리듬을 토대로 번성한다. 즉, 정해진 때에 음식물이 공급되어야 한다. 똑같은 음식을 하루 중 다른 시간에 먹으면 혈당에 미치는 효과가 달라질 수 있다. 아침에는 인슐린 민감성이 가장 높고 저녁에는 인슐린 저항성이 가장 높다. 최적의 식습관을 만들려면 영양분이 필요한 시간대에 맞춰서 식사를 하고 일정 시간 동안은 장이 쉬도록 하는 것이 좋다. 이런 방식을 시간제한 식사법Time-Restricted Eating이라고 한다. 일부에서는 간헐적 단식이라고도 부르지만, 이 방식은 간헐적이지 않다. 매일 유지해야 하는 생활 방식이다.

시간제한 식사법을 제대로 하려면 두 가지가 필요하다. 첫째, 음식을 섭취하는 시간대와 장이 휴식을 유지하는 시간대를 구분한다. 장이 연속

해서 13시간 이상 쉬는 방식을 권장한다. 즉, 식사 시간을 11시간 이내로 제한하는 것이다.

둘째, 식습관을 생체리듬과 일치시킨다. 이것은 많은 이들이 간과하는 부분이다. 그냥 아무 때고 13시간을 정하는 것이 아니다. 저녁 식사를 거하게 하거나 밤 10시에 간식을 먹어야 할까? 물론 그렇지 않다. 시간제한 식사법은 첫 번째 식사를 오전 11시에 하고 마지막 식사를 오후 10시에 하는 것이 아니다. 그렇게 하면 바이오리듬이 완전히 흐트러진다. 모든 것을 제대로 맞추려면 이른 시간에 저녁 식사를 하고 단호하게 아무것도 먹지 말아야 한다. 오직 물만 가능하다. 또한 저녁 식사 후 취침 시간까지 3시간까지는 아니더라도 적어도 2시간의 간격을 두는 것도 중요하다. 저녁 식사는 이를수록 더 좋다.

커피는 단식에 방해가 될까?

그렇기도 하고 아니기도 하다. 단식은 장내 미생물이 새롭게 정비할 수 있는 시간이기 때문에 도움이 되지만, 물 이외 다른 음식물은 이를 방해한다. 하지만 커피를 마시고 고형식을 피한다면 지방을 연소시키는 대사 효과는 계속 이어진다. 내 경험에 따르면 12시간 동안 물만 마시는 단식을 한 뒤에 커피를 마시고 아침 첫 고형식을 몇 시간 더 늦췄을 때 큰 효과가 있었다.

바이오리듬을 최적화하는 문제와 식사량을 함께 생각해 보자. 우리는 저녁 식사를 거하게 하는 경향이 있지만, 그건 말이 되지 않는 일이다. 식사 후 바로 잠자리에 들어야 한다면 저녁을 많이 먹을 필요가 없다. 반면에 점심 식사는 간과하고 있다. 에너지가 가장 필요한 때가 정오 시간대다. 그러므로 맛있고 만족스러운 점심에 조금 더 투자하자.

보충제는 식습관을 보완하는 것 ··

7장에서 다뤘듯, 나쁜 식습관이나 건강에 좋지 못한 생활 방식을 보충제로 극복할 수는 없다. 보충제는 과학적 근거 없이 과도한 광고를 한다. 시중에서 가장 인기 있는 보충제의 상당수는 이를 뒷받침하는 연구가 거의 없다. 돈을 낭비하는 것이거나 더 심하게는 약을 복용하는 것과 다를 바가 없기 때문에 해가 될 수도 있다. 적어도 약은 위험성이 무엇인지 알고 있다. '천연'이라는 이유로 다섯 가지 이상의 보충제를 복용한다면 그 보충제들이 복합적으로 어떤 작용을 하는지 아무도 알지 못한다고 장담한다.

하지만 적절하게 사용한다면 보충제도 제 역할을 한다. 보충제로 우리의 식단을 최적화할 수 있다. 7장에서 봤듯, 나는 프리바이오틱스 신봉자이면서 경우에 따라서는 프로바이오틱스를 신봉하기도 한다. 21세기 생활 방식의 몇 가지 어려움에 대처하기 위해 추천하는 세 가지 보충제가 있다. 비타민 B12, 비타민 D, 해조류에서 추출한 오메가-3 보충제다. 과연 나에게도 필요한지, 만약 그렇다면 어느 정도 복용해야 하는지는 의사와 상의해서 결정하는 것이 가장 좋다.

수면은 가장 강력한 회복제 ··

우리가 쉴 때 몸이 치유되는 과정은 실로 놀랍다. 시간제한 식사법은 몸속 장을 쉬게 하는 것이지만 수면은 장을 포함해서 몸 전체를 쉬게 하는 것이다. 수면이 부족하면 마이크로바이옴이 비만을 촉진하는 특성으로 바뀌기 때문에 바로 그 영향을 느낄 수 있다. 밤에 제대로 휴식을 취하지 못했을 때 기분이 엉망인 것은 당연하다. 수면 부족은 식욕 상승, 체중 증가, 심장질환·뇌졸중·당뇨병 위험성 증가, 면역체계 손상, 우울증, 집중력·생산성·업무 능률 저하, 심지어 운동선수의 경기력 하락과 관련이 있다. 수면은 비용이 전혀 들지 않고 장내 미생물을 포함하여 우리의 건강을 확실하게 증진시키는 방법이다.

수면을 충분히 취하는 것뿐만 아니라 생체리듬에 맞추는 것이 중요하다. 우리의 생체리듬은 대체로 해가 뜨고 지는 것과 일치한다. 아침에 일어나면 반드시 자연광을 쬐도록 하자. 밖에서 조금만 걸어도 기적 같은 효과를 얻을 수 있다. 반대로 해가 져서 밤이 되면 긴장을 풀고 쉬어야 한다. 밝은 빛은 멜라토닌 분비를 방해하기 때문에 밤에는 전자기기 사용을 중지하고 이른 시간에 잠자리에 들어야 한다. 벤저민 프랭클린은 이렇게 말했다. "일찍 자고 일찍 일어나면 건강해지고, 부유해지고, 현명해진다."

이제 자연과 교감할 때

햇빛과 관련해 지난 몇백 년 사이 우리의 삶이 얼마나 많이 바뀌었는지 생각해 보자. 우리는 주로 야외 생활을 하는 존재에서 살균 표백된 집이나 사무실에서 생활하는 존재로 바뀌었다. 듣기로는 더 안전해진 것 같은데, 과연 그럴까? 우리는 자연으로부터 멀어졌다. 지금껏 살펴봤듯, 살아 있는 생명체는 미생물을 가지고 있거나 미생물의 일부분이다. 미생물은 지구 생명체의 바탕이다. 그렇다면 화학물질을 뿌린 무생물 구조물(우리들의 집처럼)에 둘러싸여 있다면 어떤 일이 벌어질까? 자연 속 수목이 무성한 환경과는 달리 인공 구조물은 미생물의 불모지여서 미생물 다양성에 도움이 되지 않는다. 시골 생활에서 도시 생활로의 전환은 유익한 미생물 감소 및 유해한 유전자 증가와 관련이 있다.

이것은 개념상 1장에서 다뤘던 위생가설과 연결된다. 어린 시절 야외 활동에 노출되면 면역기능이 향상된다. 야외에서 운동을 하는 성인은 마이크로바이옴이 더 다양하다. 정원 가꾸기는 기분을 좋게 하고, 스트레스를 낮추고, 삶의 만족도를 높이고, 심지어 체중 감소를 촉진한다. 뿐만 아니라 채소를 직접 키우면 채소를 더 즐겨 먹는 것으로 나타났다. 맨발로 흙을 밟으면 기분이 좋아지고, 창의력이 높아지고, 잠을 더 깊게 잘 수 있다.

요점은 야외로 나갈 기회를 찾아야 한다는 것이다. 밖에서 뛸 수 있다면 러닝머신 위에서 달리지 말자. 직접 키울 수 있다면 채소를 사지 말자. 야외에 매트를 깔고 신발을 벗을 수 있다면 소파에서 이 책을 읽지 말자. 어차피 계속 실내에 있을 테니 주변 환경을 최대한 활용해서 집과 사무실을 화분으로 꾸며보자. 시간을 할애해서 자연과 미생물을 가까이 하는 일은 건강을 위해 꼭 필요하지만 지나치게 과소평가되고 있다. 모든 이에게는 계절별로 야외에서 할 수 있는 취미가 있어야 한다.

장 건강에 도움이 되는 규칙적인 운동

운동이 장 건강에 도움이 되는 방식은 실로 놀랍다. 민첩하든 둔하든, 우리 몸의 움직임은 궁극적으로 미생물에 영향을 미친다. 생쥐 실험에서 운동이 장내 미생물에 급격한 변화를 유도하는 것으로 나타났다. SCFA를 생성하는 물질이 늘어나고 장 안전성이 개선되었다. 믿기 힘들겠지만, 운동을 했더니 건강한 미생물이 40% 증가했다. 마찬가지로 성인도 규칙적인 운동을 하면 SCFA를 생성하는 장내 미생물이 늘어나는 것으로 나타났다. 운동을 멈추면 효과는 사라진다.

SCFA를 생성하는 미생물이 운동을 통해 생긴다는 사실은 많은 것을 말해준다. 대자연은 우리에게 선한 행동에 대한 보상을 주고, 그 매개물이 바로 SCFA다. 건강한 식습관이든 운동이든, 모두 건강 효능을 준다는 공통점이 있다. 또다시 모든 징후가 인간 건강과 SCFA의 관련성을 가리키고 있다. 건강한 식습관과 운동은 각각도 좋지만, 이 둘을 결합하면 시너지 효과가 생기는 이유가 바로 여기에 있다.

예를 들어, 저녁 식사 후 15~30분 정도 짧은 산책을 하자. 연구에 따르면 산책은 위를 움직이고 비우는 데 효과적이어서 소화를 돕고 위산이 역류할 가능성을 줄여준다고 한다. 짧은 산책은 혈당을 안정시키고 트리글리세리드를 감소시켜서 관상동맥질환의 위험성을 낮춘다. 지방이 연소되고 체중이 감소한다. 면역체계는 한층 강해지고 감염 위험성은 낮아진다. 활력이 높아지고 기분이 좋아진다. 산책은 뇌에서 창의력을 관장하는 부분을 자극한다. 이 모든 것이 단지 저녁 식사 후 산책을 하는 일상의 효과다. 너무나도 쉽다.

그렇다고 착각하지 말자. 건강에 좋지 못한 식습관을 운동으로 무마할 수는 없다. 내가 직접 증명한 일이다. 식물성 식단과 운동은 밀접한 관련이 있다. 만약 운동이 생활 습관의 일부가 아니라면 1주일에 적어도 30분씩 3회는 걸어보도록 하자. 10분밖에 여유가 없다면 10분부터 시작하자. 걸으면서 시간을 늘려가자. 운동을 하면 처음에는 조금 아프겠지만, 차츰 건강해지면서 괜찮아질 것이다. 마치 장 훈련을 할 때와 같다.

건강한 삶을 위한 교류

고문의 가장 높은 단계는 고립, 즉 한 사람을 다른 사람들로부터 떼어놓는 것이다. 인간은 사회적 동물이라고 정의한다. 사회성은 인간 생리학의 한 부분이다. 우리는 '소셜 미디어'의 시대에 살고 있지만, 그 어느 때보다도 고립되어 있다. 소셜 미디어는 반사회적일 뿐만 아니라 정신 건강에도 좋지 않고 장 건강에도 좋지 않다.

삶과 미생물은 다른 이들과 공유해야 하는 대상이다. 믿기 힘들겠지만, 우리 각자에게는 주위를 따라다니는 독특한 '세균 구름Bacterial Cloud' 이 있다. 우리는 시간당 100만 개의 입자를 주변 환경에 방출한다. 다른 사람들과 가까이에 있다는 것은 세균 구름을 공유할 가능성이 있다는 말이다. 연구에 따르면 우리는 함께 사는 이들과 유사한 마이크로바이옴을 공유할 가능성이 있다. 이런 관계는 우리의 유전자 발현에도 영향을 미친다. 심지어 개나 고양이 같은 반려동물도 마이크로바이옴의 건강에 영향을 미치고 질병으로부터 인간을 보호할 수 있다. 우리의 환경과 주변 사람들은 서로 미생물 교환을 허용해서 우리가 계속 살아 있고 번성하게 한다. 과도한 살균의 세계에서 누군가는 세균이라고 부르거나 더럽다고 하는 미생물에게 찬사를 보내는 바다.

악수를 하거나 하이파이브를 하거나 이야기를 할 때 상대방의 눈을 쳐다보는 등 진짜 사람들과 어울리는 기본 방식으로 돌아갈 필요가 있다. 인간적 교류를 위해 핸드폰을 내려놓고 우리가 어떤 존재인지 돌아봐야 할 때다.

스트레스 관리

스트레스는 장에 영향을 미친다. 사실 스트레스만으로도 장내 미생물에 변화가 생기고 장 투과성이 증가해서 디스바이오시스로 이어질 수 있다. 녹색 채소로 만든 스무디를 마시고, 식물식을 하고, 스포츠센터에 가고, 충분한 수면을 취해도 머리와 마음이 편안하지 않으며 미생물 역시 건강하지 못한 이유가 거기에 있다. 우리 병원에서 가장 심각한 소화기계 질환 대부분은 학대 피해자나 섭식 장애를 극복한 사람들한테서 보인다.

고무적인 점은 그 반대 역시 마찬가지라는 것이다. 명상 같은 행위는 장에도 좋다. 스트레스가 사라지면 갑자기 장내 미생물이 염증을 예방하는 대사물질과 SCFA 생산을 늘린다. 모든 신호가 자기 관리와 스트레스 관리의 중요성을 가리킨다. 일부에서는 이것을 마음챙김Mindfulness이라고 부른다.

마음챙김은 간단히 할 수 있다. 하루에 한 번 조용한 곳에서 5분이면 된다. 편안한 자세로 자리를 잡고 옷은 느슨하게 푼다. 내 삶에서 긍정적인 것들에 집중한다. 4단계가 있다. 첫째, 스스로 감사히 여기는 것을 생각하라. 나에게 일어났던 긍정적인 일에 집중한다. 둘째, 내가 사랑하는 사람을 떠올려보라. 내 인생에서 그들이 긍정적인 역할을 하고 있음을 생각해 본다. 셋째, 자신의 의향을 명확히 밝히자. 지금 내가 가고 싶은 곳으로 가고 있는지 지도를 그려본다. 인생에서 어떤 일이 벌어지기를 바라는가? 감정이나 행동, 목표 등 무엇이든 좋지만 반드시 긍정적이고 단기간에 적용할 수 있는 것이어야 한다. 마지막으로 긴장을 풀고, 호흡에 집중하고, 생각이 자연스럽게 전달되게 하라. 심호흡을 몇 번 하면서 마무리하고 천천히 눈을 뜬다.

*이 장에서 인용한 참고 문헌 45건은 www.theplantfedgut.com/research에서 확인할 수 있다.

10장

최강의 식물식 4주 식단
: 날씬하고 건강해지는 28일의 기적

우리가 진료실이 아니라 카페에서 마주 보고 앉아 있는 모습을 상상한다. 이것은 진료 상담이 아니다. 우리는 인생, 건강, 가족, 가치관 같은 것에 대해 이야기하고 있다. 나에게 건강을 돌보는 일은 무척 중요하다. 당신도 그렇기를 바란다. 최강의 식물식 4주 식단은 새로운 자신이 되는 출발점이다. 질병으로부터 몸을 보호하는 동시에 에너지와 활력, 자신감 넘치는 삶을 주도할 수 있게 해준다.

식물성 식품 위주의 식단으로 전환하는 건 분명 어려움이 있다. 나쁜 습관이나 식탐에 부딪히고 심지어 고기, 유제품, 설탕, 지방, 정제 곡물 중독에 맞닥뜨린다. 이런 식품을 끊는 것은 그야말로 금단증상을 일으킬 수 있다.

하지만 오래된 습관을 바꾸는 데는 노력이 필요하다. 우리 모두 같은 처지라는 것만은 알아두자. 당신만 그런 것이 아니다. 그래서 이런 변화를 실시하는 데 필요한 도구를 알려주려는 것이다. 이 프로그램은 장을 최적화하고, 식탐을 없애고, 면역체계를 강화하고, 활력을 높이고, 소화기계 질환을 해결하기 위한 방법으로 고안되었다. 이 방식이 나의 환자들에게 효과가 있었기에 당신에게도 효과적일 수 있다. 불과 28일 안에 다양한 식물식을 먹게 되며 음식 중독의 사슬을 끊고, 건강을 되찾게 될 것이다. 식품 민감성에 대한 전략을 세워 도전에 성공한다면 한층 건강하고 행복한 사람으로 거듭날 것이다. 준비되었는가? 그럼 시작하자!

65가지 맛있는 식물식의 여정

이제 곧 28일을 기준으로 구성된 65가지가 넘는 맛있는 식물식 레시피를 확인하게 될 것이다. 분명 궁금할 테니 몇 페이지 건너뛰고 레시피를 확인하고 싶다고 해도 탓하지 않겠다. 슈퍼시드 포리지와 마차 라테, 담백한 오렌지 드레싱과 영양 만점 뿌리채소 구이를 곁들인 데일리 샐러드, 렌틸콩 라구를 곁들인 부드러운 폴렌타가 1일차 레시피다.

내 친구 알렉산드라 카스페로Alexandra Caspero 덕분에 맛있는 음식으로 가득한 멋진 한 달을 보내게 될 것이다. 그녀는 나의 음식 철학에 공감하는 영양사 겸 레시피 개발자다. 우리 둘 다 식물성 식품이 맛있고 건강에 좋고 양껏 즐길 수 있다고 생각한다. 그래서 이 책의 의도를 확실히 보여주고 동시에 맞춤식 경험을 할 수 있도록 섬유질이 풍부한 4주 식단을 개발했다. 하지만 누구에게나 맞는 방식은 없다는 것을 인정한다.

그렇기 때문에 28일의 레시피를 아침, 점심, 저녁 이렇게 세 끼로 구성했다. 매일 세 가지 레시피를 확인할 수 있을 것이다. 또한 매주 함께 즐길 수 있는 음료, 간식, 디저트도 있다. 마음에 드는 것을 선택해서 새로운 경험을 쌓을 수 있을 것이다. 매일 활용할 수도 있고 아예 활용하지 않을 수도 있다. 나에게 잘 맞는 방식을 택하면 된다.

섬유질이 풍부한 식단을 구성하면서 고려한 우선순위 중 하나는 과정을 되도록 쉽게 만드는 것이었다. 솔직히 28일 계획을 실행하는 일은 쉽지 않다. 긴 하루 일과를 마치고 집으로 돌아가는 길에 패스트푸드를 사가는 것이 편할 거라는 사실을 알고 있다. 대신 이제 요리를 해야 한다. 장도 보게 될 것이다. 많은 식물식을 즐기려면 다양한 식료품이 필요하기 때문이다. 하지만 가능한 부담을 덜어주고 싶었다. 그래서 식물식의 다양성은 강조하면서 의도적으로 간단한 레시피를 넣었다. 더 쉽게 만들 수 있는 방법도 추가로 소개했다. 매주 필요한 식료품 구입 목록도 있다.

아울러 1주일에 하루는 요리하는 날로 정했다. 한 주 분량의 식사를 준비하기 위해 몇 시간을 할애할 수 있는 날을 선택하는 게 좋다. 보통은 주말이지만 다른 요일이 좋다면 편하게 바꾸면 된다. 준비일에 몇 가지를 미리 만들어두거나 바로 만들 수 있게 해놓으면 요리를 할 때 큰 도움이 된다.

또한 하나의 레시피를 며칠 동안 재사용하는 경우도 있지만, 대부분 두 번째 활용할 때는 새롭게 바꾼다. 예를 들어 1주차에 식물성 사골 국물인 바이옴 브로스를 준비해서 2일차에 와일드 바이옴 슈퍼 수프에 사용하고, 2주차에 미소 버섯 소바를 만들 때도 사용하는 식이다. 또는 2일차 레시피인 템페 타코를 4일차에 고수 소스를 곁들인 템페 타코 샐러드를 만들 때 활용한다. 이렇게 레시피 이야기만 해도 배가 고프지 않은가?

마지막으로 섬유질이 풍부한 식단은 인내력을 시험하는 힘겨운 사랑 같은 것이 아니다. 이 식단은 이 책의 철학이다. 자연식물식을 양껏 섭취하는 것, 섬유질과 포드맵 함량이 낮은 식품부터 서서히 시작하여 장을 훈련시키는 것, 식물식의 비율을 90%까지 늘리는 것이다. 이 점을 염두에 두고 각자에게 알맞은 방법으로 조절한다. 맨 위에 고기를 추가해야겠다면 그렇게 하라. 완벽함보다는 진전이 중요하다. 오늘의 레시피가 마음에 들지 않고 앞의 레시피를 다시 만들고 싶다면 그래도 좋다. 퇴근하고 집에 왔을 때 요리할 시간이 없다면 바쁠 때 참고할 수 있는 응급 레시피를 참고하면 된다. 모두 자신에게 가장 잘 맞는 방식과 조건을 선택하고, 이 식단을 끝까지 지켜서 더 건강한 모습으로 거듭나기를 바란다.

알렉산드라는 영양사다. 맛있는 레시피를 개발하는 방법을 알고 있을 뿐만 아니라 영양사 자격증 취득을 위해 필요한 정규 수업, 연수 과정, 국가고시를 마쳤다. 바꿔 말하면 영양학에 대한 조예가 상당하다. 나에게 타당한 과학적 이론이 매우 중요하다는 것을 눈치챘을 것이다. 그렇다, 나는 따분한 사람이다.

최강의 식물식 식단에서 얻는 것은 식물식 위주의 레시피에 그치지 않는다. 식단 안에는 여러 단계가 있고, 최적의 경험을 할 수 있도록 고안해 낸 간단한 비법이나 전략이 담겨 있다. 하지만 걱정할 필요는 없다. 식단대로만 하면 실시하는 과정 동안 모든 효과를 얻는다.

이 식단을 시작하기 전에 구입할 식재료 목록도 정리했다. 하루 정도 시간을 내서 주방 구석구석을 살펴보면서 집에 있는 식재료와 없는 식재료를 확인하자. 향신료는 바로 쓸 수 있도록 준비해 두면 좋다. 보존식품과 주방 도구를 포함해 필요한 식재료와 물품 목록을 미리 확인하자.

주 단위 레시피의 구성 기준을 알고 싶은 이들을 위해 선정 과정을 소개하면 이렇다. 식단 1주차는 자연식물식과 친숙해지는 일종의 디톡스 주간이다. 맛있으면서도 장에 부담이 없는 식물성 식품을 활용한 레시피로 구성했다. 기존 식단에서 건강에 해로운 요소를 완전히 없애고, 섬유질과 포드맵에 익숙해지고, 마이크로바이옴을 다시 활성화시키기 위한 토대를 마련하는 단계다. 식물식의 다양성을 외면하는 것이 아니라 서서히 진행하는 것이다. 빠르게 걷기나 자전거 타기처럼 가벼운 운동 단계라고 생각하자.

식단 1주차가 지나면 장 훈련에 들어갈 차례다. 적당한 훈련부터 시작해서 3주에 걸쳐 강도를 높여갈 것이다. 여기서 말하는 강도는 식품의 포드맵 함량이다. 섬유질이 풍부한 4주 식단을 실시하는 과정에서 포드맵 과민반응이 개선될 것이다.

지금까지 말했듯 '낮은 단계부터 서서히 시도하는 것'이 우리의 모토다. 또한 4주차로 갈수록 다양한 식물을 추가하면 우리 몸속 마이크로바이옴의 세균도 더욱 풍부해질 것이다.

글루텐을 섭취해도 될까?

믿기 어렵겠지만, 섬유질이 풍부한 4주 식단에는 글루텐이 많이 들어 있지 않다. 팬케이크는 글루텐을 함유하지 않고, 메밀에는 밀이 들어 있지 않으며, 빵은 주로 사워도우여서 글루텐프리라고 해도 무방하다. 하지만 글루텐프리 식생활을 엄격히 지키고 있다면 주의 깊게 확인하고 대체 식품을 이용하도록 한다.

왜 28일일까?

최강의 식물식 식단의 기간은 임의적인 기간이 아니다. 그 기간을 줄이면 더 쉽겠지만, 우리는 결과를 얻어야 한다. 디톡스 과정은 헛다리에 그치고, 얼마 지나지 않아 예전 습관으로 돌아가고 아무것도 변하지 않을 수 있다. 그 점은 최신 유행 다이어트도 마찬가지다. 이 4주 식단은 일회성이 아니다. 나를 위한 새로운 시작이다. 마이크로바이옴을 새롭게 활성화시키기 위한 토대를 쌓는 것이고, 28일 이후에도 계속 이어가게 될 지속가능한 방식이다.

연구에 따르면 마이크로바이옴이 식이섬유에 적응하고, 섬유질 처리에 필요한 소화효소를 얻고, SCFA 생산을 늘리는 데 28일이 걸린다고 한다. 중요한 변화는 28일 안에 일어나고 그 이후에는 안정적인 상황이 유지된다. 또한 항생제 투여 후에 4주 정도가 지나야 미생물군이 항생제 투여 이전 상태에 가까워진다. 클리블랜드 클리닉Cleveland Clinic 의료진의 TMAO 연구 결과에서 TMAO 생산을 늘리는 데 약 4주가 걸리고, 식단에서 붉은 고기를 제외했더니 미생물군이 회복하는 데 4주가 걸리는 것으로 나타났다. 4주라는 기간이 마법의 기간으로 계속 언급되고 있다.

그렇다고 4주 후에 모든 일이 끝난다는 의미는 아니다. 특히 기저질환이 있는 경우에는 미생물군의 힘을 키우고 궁극적으로 자신이 원하는 상태에 도달하는 데 더 오랜 시간이 걸릴 수 있다. 하지만 그 노력이 확실하게 드러나기 시작하는 시점이 바로 4주라는 것이 과학적으로 밝혀지고 있다. 이는 최강의 식물식 4주 식단이 결정된 이유이기도 하다.

최강의 식물식을 제대로 활용하는 방법

우리 각자는 독특한 개체다. 말 그대로 세상에 어느 누구도 나와 똑같은 장 마이크로바이옴을 가지고 있지 않다. 즉, 나와 같은 미각이나 식품 민감성을 가진 사람은 지구상에 아무도 없다. 건강해지기 위한 이 여정에서 각자의 출발점이 다르며, 각자의 목표도 다르다. 이 여정을 효과적으로 진행하기 위한 몇 가지 요령을 소개한다.

나만의 주력 레시피를 찾는 시간

약 1개월 동안 70가지 이상의 새로운 레시피를 시도하게 된다. 분명 낯선 풍미나 생소한 식감, 처음 접하는 재료가 있을 것이다. 비유하자면 멕시코, 이탈리아, 그리스, 터키, 인도, 태국, 한국, 일본을 당일치기로 여행하는 셈이다. 그런 여행은 몸이 고단하다. 몸은 주방에서 편안하게 머문 채 미각만 세계 여행을 보내는 것은 어떨까? 게다가 버팔로 병아리콩 샐러드, 참치 없는 선플라워 샐러드와 사워도우 빵과 검보처럼 섬유질을 풍부하게 함유한 레시피로 전통 미국식 음식을 만들 수도 있다.

당연히 우리는 이런 레시피를 좋아한다. 빨리 여러 사람과 공유하고 싶고, 다른 이들도 좋아할 거라고 생각한다. 우리가 제시하는 다양한 맛을 통해 자신이 좋아하는 식물성 식품을 찾기를 바란다. 궁극적인 목표, 즉 365일 섬유질이 풍부한 식생활을 위한 시동을 거는 셈이다. 이런 음식을 좋아하지 않을까 봐 미리 걱정하지 말라. 모두가 좋아하는 것을 찾을 수 있도록 다양한 레시피를 포함시켰다. 그리고 또 하나, 미각은 분명히 변할 것이다. 내가 그랬으니 당신 역시 그렇게 될 것이다.

이 식단을 실천하는 동안 자신의 진척 상황을 확인할 수 있도록 푸드 다이어리를 쓰기 바란다. 각각의 레시피가 어땠는지 기록하고 레시피마다 0점에서 10점까지 점수를 매긴다. 0점은 나에게 맞지 않아서 더 이상 할 말이 없다는 의미다. 10점은 생각만 해도 군침이 돌고 메뉴에 있으면 기분이 좋다는 의미다.

최강의 식물식 4주 식단이 끝났을 때 레시피를 되돌아보고 가장 높은 점수를 받은 아침 식사 3개, 점심 식사 5개, 저녁 식사 5개를 골라보자. 우리의 미각이 4주간의 세계 여행을 끝마친 뒤에는 결국 일상으로 돌아와서 1주일 내내 활용할 수 있는 '주력' 레시피를 찾아야 한다. 이 주력 레시피는 매주는 아니어도 알맞게 활용할 수 있다. 하지만 실상은 대다수가 핵심 레시피를 교대로 이용하고, 자신이 가장 좋아하는 요리에만 관심을 기울인다.

식품 민감성을 추적하는 탐정이 되자 ·····························

5장에서 장의 장단점을 파악하고 그 정보를 이용해 서서히 식품을 식단에 넣으면서 장을 훈련시키는 이야기를 했다. 최강의 식물식 식단에서는 그것을 실행으로 옮긴다. 포드맵 성분 추가를 통해 건강에 좋지만 동시에 부담스러운 식품을 단계적으로 포함시켜 장이 적응할 수 있는 기회를 제공한다. 이 과정을 거치는 동안 복부팽만, 체내 가스, 소화 불량, 배변 습관의 변화 같은 소화기계 질환을 일으키는 음식을 기록한다. 진행 과정을 계속 확인할 수 있도록 각자 푸드 다이어리에 문제를 일으키는 음식을 표시해 두자.

이 과정을 돕기 위해 레시피 뒷부분에 포드맵을 낮추는 방법을 제시했다. 레시피에서 어떤 식재료의 포드맵 함량이 적당한지 혹은 높은지 설명하고, 대체 재료에 대한 유의 사항도 덧붙였다. 이는 자신이 과민반응을 보이는 특정 포드맵(프럭토스, 프럭탄, 갈락탄, 폴리올, 마니톨)을 파악하는 데 도움이 될 것이다. 최강의 식물식 4주 식단을 끝내고 푸드 다이어리를 보면 어떤 포드맵 성분이 문제를 일으켰는지 알 수 있다. 나의 식품 민감성이 어느 정도인지 나타나므로 무척 유용하다. 시간이 지나면 결국 포드맵을 낮추지 않아도 된다. 이는 장이 건강해지고 있다는 증거다.

이 식단은 자신의 식품 민감성을 확인하기에 좋은 방법이지만, 심각한 단계의 디스바이오시스가 보인다면 전문 의료인의 맞춤형 도움이 필요할 수도 있다. 제외, 재도입 등 저低포드맵 식이요법은 28일 이상 걸린다. 그러므로 만약 이 식단을 실천하고 난 뒤에도 힘에 부치면 전문 영양사와 정식 상담을 거쳐 문제를 해결할 것을 권한다.

맞춤형 경험을 구축하자 ....

최강의 식물식의 묘미는 같은 여정을 함께하면서도 개별적인 경험을 한다는 데 있다. 그럴 수밖에 없다. 개인의 생물학적 개별성에 맞는 계획이 필요하고 그 점을 염두에 뒀기 때문에 이 식단은 융통성이 있다. 각자 그 규칙을 조정하기를 바란다.

매주 음료, 간식, 디저트 레시피가 제시되어 있다. 이는 전적으로 선택사항이다. 반드시 먹어야 하는 건 아니지만 기분에 따라 선택하면 좋은 것들이다. 그저 과일 한 조각이나 베리류 혹은 견과류를 조금 먹는 게 더 좋다면 간편하게 넘어가도 된다.

매주 아침 식사, 점심 식사, 저녁 식사를 위한 응급 레시피도 있다. 요리를 할 수 없는 경우 응급 레시피 가운데 하나로 대체하면 4주 식단을 이어갈 수 있다. 마찬가지로 자신에게 맞다고 생각되면 레시피를 자유롭게 응용하라. 마지막으로 식단 일정을 건너뛰지 말고 이미 시도했던 레시피라도 부담 갖지 말고 다시 만들어보자.

채식 포인트 쌓기 ....

매 끼니 채식 포인트를 쌓으며 장 건강을 향상시키자. 각 레시피 마지막에 식물 다양성에 비례하는 채식 포인트를 확인할 수 있다. 이를 통해 자신의 상황을 꾸준히 파악할 수 있다. 1주일 동안 섭취한 식물성 식재료의 총 개수를 나타내는 것이 아니라 전반적인 식물식의 다양성을 확인할 수 있는 방법이다. 매 끼니 똑같은 식물성 식재료를 먹지 않는다면 말이다.

채식 포인트는 챌린지의 강도를 높여서 식물식의 다양성을 강화하는 데 도움이 된다. 1주일 동안 푸드 다이어리에 채식 포인트를 기록하고, 1주일이 지나면 포인트 합계를 내서 아래 표의 수치와 비교해 보자. 낮은 단계에서 시작해도 아무런 문제가 되지 않는다. 얼마 전까지만 해도 나역시 그랬다. 채식 포인트의 추이를 확인하면서 식물식의 다양성을 강화해서 가장 높은 단계에 도달해 보자. 주어진 4주간 내면의 채식 성향을 자극하기 위해 노력해야 한다.

채식 포인트	나의 채식 성향은 어느 단계일까?
150점 이하	**루키 단계** 이제 막 채식을 시작해 아직 효과를 느끼지 못하는 단계. 채식의 세계에 발을 들여놓았고 차이점을 느끼기 시작한다.
151-174점	**아티스트 단계** 몇 가지 변화를 감지하기 시작하는 단계. 활력이 개선되고, 수면을 잘 취하고, 식후 후유증을 느끼지 않는다. 일부 조정 과정을 겪을 수 있지만, 진전의 징후가 보인다.
175-199점	**스타 단계** 본격적인 변화가 나타나는 단계. 장의 변화가 진행 중이고 식물 다양성이 원활해지면서 배변 활동과 소화 기능이 개선된다.
200-224점	**레전드 단계** 놀라운 결과를 얻는 단계. 식물 위주 다양성을 이 정도까지 끌어 올린 결과로 장의 상태가 좋아지고 장이 제 역할을 하면서 건강이 유지되는 보상을 얻는다.
225점 이상	**신 단계** 최강의 식물식 최상 단계. 마이크로바이옴이 대단히 다양해지고 손질이 잘된 기계처럼 작동하면서 행복하고 건강한 생활을 유지한다.

이 챌린지는 4주 후에 끝나지 않고 그 이후에는 채식 포인트를 기록할 필요는 없다. '건강 마인드셋' 덕분에 어쨌든 최대한 다양한 식물식에 도전하고 있을 테니 말이다. 하지만 가끔은 재미도 느끼고 스스로에게 도전

하고 싶을 수도 있다. 그런 경우에는 이전 점수와 비교해서 어느 정도인 지 확인할 수 있도록 채식 포인트를 기록하자. 혹은 SNS에서 챌린지를 열 어보자. 친구를 초대하거나 새로운 친구를 사귀자. (동참해서 응원을 보낼 수 있도록 해시태그에 내 이름도 넣어주길.)

나의 채식 포인트 계산하기

채식 포인트는 레시피에 포함된 식물성 식품의 개수로 계산한다. 모든 개별 식물 에 채식 포인트 1점이 부여된다. 상당히 간단하다. 생 허브도 포인트 계산이 되지 만, 말린 허브와 향신료는 제외된다. 하지만 향신료를 좋아하는 내 마음은 변함 이 없고, 누구나 향신료를 마음껏 넣고 그에 따른 효과를 누리기를 바란다.

최강의 식물식 식단의 생활화

최강의 식물식 식단을 시작할 때 식단 그 이상의 의미를 가진다는 점을 명심하자. 우리는 하나의 생활 방식을 구축하고, 건강한 습관을 키우고, '건강 마인드셋'을 이용한다. 그러므로 9장에서 다뤘던 건강한 생활 방식 을 구성하는 요소를 다시 한 번 되새기고 건강에 좋은 습관을 자신의 일 상으로 만들자. 작은 변화가 큰 결과를 가져온다. 우리의 목표는 건강해 질 수 있는 일상의 기초를 확립하는 것이다.

최강의 식물식에 입문하거나 남은 인생을 변화시키기 위한 첫발을 내 딛기에 앞서 어려움을 견디고 이겨내는 인간의 정신력을 믿어야 한다는 점을 잊지 말자. 그 어떤 것도 내면에 뜨거운 열정이 있고 올바른 태도를 가진 사람을 막을 수 없다. 누구든지 장을 치료하고 건강을 되찾는 것이 자신에게 주어진 임무라면 그 임무를 수행할 것이다. 임무를 수행하는 여 정은 오늘부터 시작이고 이 책이 동반자가 될 것이라 기대한다.

체크 리스트

····················

원활한 진행을 위해 먼저 4주 동안 사용할 조리 도구와 상온에서 보관 가능한 식재료 목록을 소개한다.

도구

- ☐ 슬로우쿠커(주의사항 참고)
- ☐ 블렌더
- ☐ 중간 크기 냄비
- ☐ 작은 냄비
- ☐ 베이킹 팬
- ☐ 푸드 프로세서(주의사항 참고)

- ☐ 머핀 틀
- ☐ 큰 프라이팬
- ☐ 재료 준비용 유리 용기
- ☐ 다양한 크기의 유리 용기(남은 음식 보관용)
- ☐ 다양한 크기의 요리용 볼

식료품

- ☐ 말린 표고버섯

- ☐ 다시마
- ☐ 말차가루(유기농 다도용 말차가루)

- ☐ 영양효모

- ☐ 글루텐프리 밀가루(밥스레드밀 1:1, 킹아서 다용도 글루텐프리 밀가루 믹스는 1주차 레시피에 사용해도 무방하다)
- ☐ 마늘향 올리브유(298쪽 참고)
- ☐ 버섯 파우더(더 자세한 정보는 버섯 핫 코코아(355쪽) 참고)
- ☐ 미역

허브와 향신료

- ☐ 생강가루
- ☐ 계핏가루
- ☐ 넛맥가루

- ☐ 소금(주의사항 참고)
- ☐ 후춧가루

- ☐ 파프리카 파우더
- ☐ 커리 파우더
- ☐ 가람 마살라파우더(인도 요리에 많이 사용되는 향신료 믹스―옮긴이)
- ☐ 커민가루
- ☐ 바닐라 농축액

☐	말린 오레가노	☐	고수가루
☐	말린 바질	☐	카옌페퍼가루(선택 사항)
☐	말린 파슬리	☐	말린 타임
☐	레드페퍼 플레이크(선택 사항)	☐	말린 겨자
☐	강황가루	☐	말린 카다멈
☐	칠리 파우더	☐	마늘 파우더

주의사항

• 슬로우쿠커는 바이옴 브로스(300쪽) 레시피에만 사용된다. 슬로우쿠커 대신 가스레인지를 활용할 수 있다.

• 푸드 프로세서가 없고 성능이 좋은 블렌더가 있다면 블렌더를 사용해도 무방하다. 단, 푸드 프로세서를 사용했을 때와 동일한 결과를 얻으려면 블렌더 뚜껑을 덮지 말고 옆에 붙은 재료를 긁어서 섞어주며 몇 차례 작동시켜야 할 것이다.

• 식물성 식단은 아이오딘 함량이 낮을 수 있으므로 아이오딘 소금을 사용해서 아이오딘 공급원을 확보할 것을 권한다. 하지만 재료를 발효시키는 경우에는 비아이오딘 소금을 사용한다.

레시피 준비 팁

주중의 조리 시간을 단축할 수 있도록 각 주의 첫날을 재료를 준비하는 날로 정한다. 미리 몇 시간을 투자하면 바쁜 상황에서도 28일 식단을 끝까지 실시할 수 있다.

각 주의 식단 소개에서 권장하는 레시피와 선택할 수 있는 레시피에 중점을 둔 것을 확인할 수 있다. 28일 식단은 효율성을 염두에 두고 계획했다. 28일 식단 곳곳에 아침 식사, 간식, 디저트의 특정 레시피가 반복되는 이유도 그 때문이다. 재료를 섞어 간단하게 만들거나 한번 만들면 몇 주를 보관할 수 있는 레시피다.

음료, 간식, 디저트

섬유질이 풍부한 식생활을 한다는 것은 영양소가 결핍된 식생활을 한다는 말이 아니다. 맛있는 음식을 즐기면서 원하는 결과를 얻는다는 의미다. 모두의 요리 경험이 풍성해지도록 매주 음료 1개, 간식 2개, 디저트 2개를 소개한다. 각자 원하는 만큼 식단에 포함시키면 된다. 예를 들어 1주차 레시피에서 코코넛 오트볼(301쪽)이 마음에 든다면 3주차에 다시 포함시키면 된다. 정해진 레시피 순서를 앞서나가지 않는 한, 좋아하는 레시피를 마음껏 다시 사용해도 좋다. 마찬가지로 거의 매일 같은 간식이나 디저트를 먹는 게 좋다면 그 역시 상관없다.

응급 레시피

간혹 삶이 버거울 때가 있다. 어떤 날은 집에 와서 편안한 옷을 입고 아무런 노력을 하지 않아도 되는 저녁을 먹고 싶다. 그 심정을 완전히 이해한다. 매주 응급 레시피를 소개한 이유이기도 하다. 만약 간단한 음식이 필요하다면 정해진 메뉴 대신 응급 레시피를 선택해도 좋다.

최강의 식물식 식단 1주차

주의사항을 읽어보고 준비를 마쳤으니 이제 식단 1주차를 시작하자. 새로운 풍미의 새로운 음식, 새로운 조리법을 시도하다 보면 스스로 자극이 될 것이다. 식재료는 주차별로 미리 준비해 두는 것이 좋다. 레시피는 생활 방식이나 취향에 따라 자유롭게 조정할 수 있다. 어떤 레시피가 가장 마음에 드는지, 어떤 레시피는 없어도 괜찮은지, 과민반응이 나타나는 음식이 있는지 등을 잊지 말고 기록하자.

1주차 식재료 구입 목록

과일류와 채소류

- ☐ 생강 중간 크기 1개
- ☐ 레몬 큰 것 7개
- ☐ 빨간 피망 큰 것 6개
- ☐ 말린 표고버섯 28g
- ☐ 당근 450g
- ☐ 셀러리하트(뿌리에 가까운 심 부위) 450g
- ☐ 방울토마토 470g
- ☐ 시금치 잎 140g
- ☐ 키위 3개
- ☐ 딸기 450g
- ☐ 바나나 2개
- ☐ 샐러드용 녹색 잎줄기채소 280g
- ☐ 비트 2개
- ☐ 브로콜리 새싹 100g
- ☐ 생 파슬리 1다발
- ☐ 생 바질 1다발
- ☐ 아보카도 큰 것 1개
- ☐ 가지 큰 것 1개
- ☐ 돼지호박 2개
- ☐ 펜넬 뿌리 작은 것 1개
- ☐ 파인애플 큰 것 1개
- ☐ 생 차이브 작은 것 1다발
- ☐ 케일(라키나토 케일 또는 컬리 케일) 1다발
- ☐ 할라페뇨 1개
- ☐ 생 고수 1다발
- ☐ 라임 1개
- ☐ 블루베리 470g
- ☐ 고구마 큰 것 3개
- ☐ 파스닙 2개
- ☐ 무 큰 것 6개
- ☐ 스캘리언 2다발
- ☐ 로메인 상추 1통
- ☐ 루콜라 140g
- ☐ 칠레고추 1개
- ☐ 브로콜리 1다발
- ☐ 청경채 2다발
- ☐ 느타리버섯 450g
- ☐ 오렌지 큰 것 2개

| ☐ 플럼 토마토 7개 | ☐ 샐러드용 토마토 큰 것 2개 |

기타 식재료

☐ 땅콩버터 790g	☐ 사워도우 빵 1덩어리(850g)
☐ 미소 페이스트 450g	☐ 템페 230g
☐ 유기농 해바라기유 0.5L	☐ 통 아몬드 450g
☐ 무가당 코코아파우더 230g	☐ 옥수수 토르티야 타코 작은 것 4장
☐ 아몬드버터 790g	☐ 단단한 두부 450g
☐ 무가당 코코넛 플레이크 230g	☐ 쌀국수면 230g
☐ 아몬드밀크 2L	☐ 오트밀용 귀리 510g
☐ 치아시드 450g	☐ 호박씨 85g
☐ 헴프시드 450g	☐ 블랙 올리브 통조림 1개(64g)
☐ 아마씨가루 450g	☐ 글루텐프리 파스타 건면 230g
☐ 병아리콩 통조림 2개(425g)	☐ 퀴노아 230g
☐ 해바라기씨 140g	☐ 코코넛밀크 통조림 1개(425g)
☐ 타히니 425g	☐ 현미 230g
☐ 브라운 렌틸콩 통조림 1개(425g)	☐ 채소육수 1L
☐ 옥수수가루 680g	☐ 죽순 통조림 1개(85g)
☐ 대추 230g	☐ 아르보리오 쌀 570g
☐ 와일드라이스 110g	☐ 다진 호두 280g

향신료와 양념류

☐ 100% 순수 메이플시럽	☐ 말린 오레가노
☐ 발사믹 식초	☐ 말린 바질
☐ 올리브유	☐ 칠리파우더
☐ 커민가루	☐ 훈제 파프리카파우더
☐ 바다 소금	☐ 카이엔페퍼
☐ 후춧가루	☐ 이탈리아 요리용 향신료
☐ 레드페퍼 플레이크	☐ 참기름

- ☐ 말린 다시마
- ☐ 강황
- ☐ 타마리
- ☐ 영양효모
- ☐ 바닐라 농축액
- ☐ 레드와인 식초
- ☐ 쌀 식초
- ☐ 피클용 향신료(또는 겨자씨, 정향, 통후추)
- ☐ 사과 식초

- ☐ 옥수수가루 또는 칡가루
- ☐ 생강가루
- ☐ 시나몬가루
- ☐ 넛맥가루
- ☐ 말린 크랜베리(선택사항)
- ☐ 커리파우더
- ☐ 가람 마살라파우더
- ☐ 베이킹파우더
- ☐ 베이킹소다

준비 과정이 필수인 식사 레시피

영양 만점 뿌리채소 구이	285쪽
바이옴 브로스	300쪽
이탈리아식 채소 구이	293쪽
담백한 오렌지 드레싱	284쪽
무함마라 디핑 소스	299쪽
오트 그래놀라	283쪽
코코넛 오트볼	301쪽
레몬 제스트 치아시드 푸딩	302쪽

준비 과정이 선택인 식사 레시피

고수 소스	290쪽
고구마 베리 토스트	282쪽
템페 타코 소	290쪽

음료, 간식, 디저트 레시피

음료: 레몬생강차	299쪽
간식 1: 당근과 오이를 곁들인 무함마라 디핑 소스	299쪽
간식 2: 바이옴 브로스	300쪽
디저트 1: 코코넛 오트볼	301쪽
디저트 2: 레몬 제스트 치아시드 푸딩	302쪽

응급 레시피

미리 알림

만들 시간이 없어도 걱정할 필요는 없다. 초간단 식사나 간식 레시피 가운데 하나만 선택해도 좋다. 언제든 디저트 메뉴를 베리류로 대체할 수 있다. 식단 1주차의 포드맵 비중을 낮게 유지하기 위해 한 끼에 블루베리는 1/4컵, 딸기는 10개 이상 먹지 않도록 한다. 그 이상의 양이나 다른 종류의 베리류를 섭취하는 경우, 식단 1주차를 감안했을 때 포드맵 비중이 높다. 식단 1주차에 아몬드를 10개 이상 먹는 것도 마찬가지다.

아침 식사: 슈퍼푸드 스무디	281쪽
점심 식사: 무함마라 샌드위치	287쪽
저녁 식사: 와일드 바이옴 슈퍼 수프	286쪽
간식: 아몬드 10개	
디저트: 블루베리 1/4컵 또는 딸기 10개	

DAY 1 (주로 일요일)

구분	레시피	찾아보기	채식 포인트
아침 식사	슈퍼시드 포리지 레몬생강차	279쪽 299쪽	8점
점심 식사	데일리 샐러드 영양 만점 뿌리채소 구이	284쪽 285쪽	12점
저녁 식사	식물성 폴렌타 라구	289쪽	8점

DAY 2

구분	레시피	찾아보기	채식 포인트
아침 식사	파인애플 코코넛 푸딩	280쪽	4점
점심 식사	와일드 바이옴 슈퍼 수프	286쪽	7점 이상
저녁 식사	템페 타코	290쪽	5점 이상

DAY 3

구분	레시피	찾아보기	채식 포인트
아침 식사	슈퍼푸드 스무디 고구마 베리 토스트	281쪽 282쪽	9점 이상
점심 식사	무함마라 샌드위치	287쪽	7점
저녁 식사	영양 만점 토마토 누들 수프 뿌리채소 구이의 남은 채소로 만든 샐러드 담백한 오렌지 드레싱	291쪽 285쪽 284쪽	5~8점

DAY 4

구분	레시피	찾아보기	채식 포인트
아침 식사	슈퍼시드 포리지	279쪽	6점
점심 식사	템페 타코 샐러드	290쪽	5점 이상
저녁 식사	페스토 파스타 이탈리아식 채소 구이	292쪽 293쪽	11점

DAY 5

구분	레시피	찾아보기	채식 포인트
아침 식사	고구마 베리 토스트	282쪽	3~5점
점심 식사	데일리 샐러드 사워도우 토스트 무함마라 스프레드	284쪽	13~18점
저녁 식사	백포켓 볶음요리	294쪽	7점

DAY 6

구분	레시피	찾아보기	채식 포인트
아침 식사	땅콩버터와 오트 그래놀라를 뿌린 슈퍼푸드 스무디볼	283쪽 281쪽	12점
점심 식사	페스토 파스타 다운 앤 더티 케일 샐러드	292쪽 287쪽	11~13점
저녁 식사	청경채 두부 커리	295쪽	7~11점

DAY 7

구분	레시피	찾아보기	채식 포인트
아침 식사	글루텐프리 팬케이크	313쪽	2점 이상
점심 식사	백포켓 볶음요리 남은 것	294쪽	7점
저녁 식사	버섯 리소토	297쪽	5점

슈퍼시드 포리지

슈퍼시드 포리지는 알파-리놀렌산이 풍부한 헴프시드와 치아시드가 들어 있다. 재료가 많은 것처럼 보이지만, 향신료와 양념이 대부분이다. 호박파이 향신료가 있다면 생강, 계피, 넛맥 대신 사용해도 좋다. 더 달콤한 맛의 포리지를 선호한다면 메이플시럽을 원하는 만큼 추가한다. 생 베리류를 곁들이거나 아몬드버터 한 방울을 떨어뜨려도 좋다.

재료(2회 제공량)

° 오트밀용 귀리 2/3컵
° 호박씨 2큰술(다진 것)
° 계핏가루 약간
° 헴프시드 2큰술
° 치아시드 2작은술
° 100% 메이플시럽(선택 사항)

° 무가당 아몬드밀크 1/2컵
° 생강가루 약간
° 넛맥 가루 약간
° 아몬드버터 1큰술(먹을 때 추가)
° 바닐라 농축액 1/2작은술
° 베리류

1. 냄비에 물 2/3컵과 귀리를 넣고 중불에서 끓인다.
2. 약불로 줄이고 아몬드밀크, 호박씨, 생강가루, 계핏가루, 넛맥가루를 넣고 젓는다. 귀리가 부드러워질 때까지 사이사이 저으면서 5분 정도 더 끓인다.
3. 불을 끄고 헴프시드, 치아시드, 아몬드버터, 바닐라 농축액을 넣고 섞는다. 달콤한 맛의 포리지를 원하면 메이플시럽을 추가한다.
4. 베리류를 곁들이거나 아몬드버터를 더 넣어도 좋다.

파인애플 코코넛 푸딩

파인애플과 코코넛의 열대과일 조합이 무척 잘 어울리지만, 식단 1주차에 맞게 라즈베리 30개 또는 블루베리 1/4컵을 토핑으로 올리면 좋다.

재료(2회 제공량)

- 무가당 아몬드밀크 2컵
- 아마씨가루 2큰술
- 바닐라 농축액 1작은술
- 파인애플 2컵(얇게 자른 것)
- 치아시드 1/4컵
- 100% 메이플시럽 1큰술(선택 사항)
- 무가당 코코넛 2큰술(잘게 조각낸 것)
- 대추야자 1개(잘게 썬 것)

1. 뚜껑이 있는 유리 용기에 아몬드밀크, 치아시드, 아마씨, 바닐라 농축액, 메이플시럽(선택 사항)을 넣고 세차게 흔들어서 섞는다.
2. 냉장고에 20분 정도 두었다가 다시 꺼내서 흔든다.
3. 다시 냉장고에 넣고 30분 이상 혹은 하룻밤 동안 둔다.
4. 완성된 푸딩을 그릇 2개에 나눠 담고 코코넛을 넣어 섞은 뒤 파인애플, 대추야자를 뿌린다.

> **포드맵을 낮추는 방법**
> · 파인애플 양을 1컵으로 줄인다.
> · 대추야자는 포드맵 함량이 높은 식품이므로 1주차에는 1회 제공량에 들어가는 대추야자의 양을 1/3로 제한한다. 2주차에는 양을 1/2로 늘린다. 3주차가 지나고 대추야자가 문제를 일으키지 않는다면 1개를 다 먹어도 좋다.

> **포장 팁**
> · 뚜껑이 있는 유리 용기를 이용해 저녁에 푸딩을 만들고 아침에 토핑을 추가하면 분주한 아침에 가지고 나가기도 좋다.

슈퍼푸드 스무디(볼)

이 스무디를 '슈퍼푸드' 스무디라고 부르는 데는 그럴 만한 이유가 있다. 알파-리놀렌산이 풍부한 헴프시드, 시금치, 브로콜리 새싹, 베리류, 포만감을 주는 땅콩버터까지 몸에 좋은 재료가 가득하기 때문이다. 달콤한 스무디를 좋아한다면 식단 1주차와 2주차에는 메이플시럽을 약간 추가할 수도 있다. 거기서 베리류나 키위를 더 추가하고 감미료는 완전히 빼도 좋다.

재료(1회 제공량)

- 아몬드밀크 1컵
- 시금치 잎 1/2컵
- 키위 1개(껍질 벗긴 것)
- 땅콩버터 2큰술
- 100% 순수 메이플시럽 1~2작은술(선택 사항)
- 헴프시드 2큰술
- 브로콜리 새싹 1줌
- 딸기 5개
- 냉동 바나나 1/2개

1. 모든 재료를 블렌더에 넣고 크림처럼 부드러워질 때까지 간다. 블렌더의 동력에 따라 액상 재료를 추가해야 할 수도 있다.
2. 스무디 볼은 액상 재료를 절반(아몬드밀크 1/2컵)으로 줄이고 다른 모든 재료와 함께 블렌더에 넣고 간다.
3. 스무디 볼을 2개에 나눠 담고 땅콩버터를 뿌리고 베리류를 더 올린다. 신선한 과일이나 씨앗류, 견과류 버터, 오트 그래놀라(283쪽)를 곁들여도 좋다.

포드맵을 낮추는 방법
· 익지 않은 바나나는 익은 바나나보다 포드맵 함량이 낮다. 익은 바나나 1/2개 또는 익지 않은 바나나 1개의 포드맵 함량은 모두 낮다. 프럭토스에 과민반응을 보인다면 익은 바나나 1/2개를 사용한다.

포장 팁
· 뚜껑이 있는 유리 용기나 밀폐 용기에 담는다. 스무디 볼은 토핑 재료를 별도의 용기에 담아두고 먹을 때 섞는다.

고구마 베리 토스트

프렌치토스트와 잘 어울리는 이 레시피는 아몬드버터와 블루베리를 곁들이지만, 1주차 식단 이후에는 토핑으로 선택할 수 있는 재료가 무궁무진하다. 먹을 때 바로 토스트기에 넣을 수 있도록 고구마를 미리 살짝 구워두는 준비 과정이 필요하며 날카로운 칼이나 슬라이서를 이용하면 구운 고구마를 균일한 두께로 자를 수 있다.

재료(10~11조각 분량)

° 고구마 1개(큰 것, 씻어서 물기 제거)   ° 아몬드버터 2큰술
° 블루베리 20개

1. 오븐을 180°C로 예열하고 커다란 베이킹 팬 위에 식힘망을 올려둔다.
2. 고구마 양쪽 끝을 잘라내고 0.6cm 두께로 길게 썬다.
3. 길게 썬 고구마를 식힘망 위에(또는 베이킹 팬 위에 바로) 한 겹으로 깔고 오븐 가운데 넣는다.
4. 고구마가 부드러우면서도 완전히 익지는 않을 정도로 15~20분 굽는다. 타지 않도록 5분마다 확인한다. 고구마 두께가 얇을수록 굽는 시간이 덜 걸린다. 식힘망을 사용하지 않는다면 중간에 고구마를 뒤집어준다.
5. 오븐에서 꺼내 식힘망 채로 고구마를 완전히 식힌다. 밀폐 용기에 담으면 4일 정도 냉장 보관이 가능하다.
6. 미리 준비한 고구마 조각(1회에 2조각 정도)을 중간 온도로 설정한 토스트기나 토스트 오븐에 넣고 가장자리가 바삭해질 때까지 굽는다. 굽는 시간은 토스트기에 따라 다르다.
7. 아몬드버터와 블루베리를 곁들인다.

포드맵을 낮추는 방법
· 1주차 식단에는 고구마 섭취량을 1/2컵으로 제한하여 포드맵 함량을 낮게 유지한다.

영양소 충전
· 채식 포인트를 높이거나 영양소를 추가하려면 고구마 토스트 위에 약간의 계피나 무가당 코코넛 플레이크 또는 헴프시드를 추가한다.

오트 그래놀라

이 레시피는 스무디와 스무디 볼에 완벽하게 어울리는 토핑이다. 살짝 달콤하면서 바삭바삭한 식감이 있어서 식물성 우유와 곁들이거나 그냥 먹어도 좋다. 크랜베리를 추가하면 새콤달콤한 맛과 쫀득한 식감이 중독성 있다.

재료(4+1/4컵용)

° 오트밀용 귀리 2컵
° 호두 1컵(잘게 썬 것)
° 헴프시드 2큰술
° 시나몬가루 1작은술
° 유기농 해바라기유 2큰술
° 바닐라 농축액 1작은술

° 무가당 코코넛 1컵(잘게 조각낸 것)
° 치아시드 2큰술
° 아마씨 가루 2큰술
° 소금 3/4작은술
° 100% 순수 메이플시럽 1/4컵
° 말린 크랜베리 1/2컵(선택 사항)

1. 오븐을 120°C로 예열하고 베이킹 팬에 유산지를 깐다.
2. 귀리, 코코넛, 호두, 치아시드, 헴프시드, 아마씨, 계핏가루, 소금을 볼에 넣고 섞는다.
3. 메이플시럽과 해바라기유를 냄비에 넣고 중불에서 저으며 끓인다. 끓으면 불을 끄고 바닐라 농축액을 넣는다.
4. 2의 볼에 3의 혼합물을 붓고 골고루 섞은 뒤 베이킹 팬에 한 겹으로 깐다.
5. 15분마다 뒤집으며 노릇노릇해질 때까지 오븐에 90분 정도 굽는다.
6. 완전히 식힌 뒤 말린 크랜베리를 함께 섞는다. 밀폐 용기에 넣어 한달 이내 냉장 보관할 수 있고, 3개월 정도 냉동 보관이 가능하다.

포드맵을 낮추는 방법
· 1회 제공량 기준 말린 크랜베리 1큰술은 포드맵 함량이 낮다.

미리 만들기 팁
· 이 그래놀라는 무척 유용하다. 1주차 식단을 시작하면서 그래놀라를 만들어두고 28일 내내 즐겨 먹기를 권한다. 딱딱해지지 않도록 밀폐 용기에 보관한다.

데일리 샐러드   채식 포인트 9점

레시피 이름처럼 날마다 생채소를 먹는 것의 위력을 믿으며, 섬유질이 풍부한 샐러
드만큼 좋은 식사는 없다고 생각한다. 든든하게 포만감을 주면서 간단한 레시피를
찾는다면 제격이다. 여기에는 비트 절임이 들어간다. 일반 비트는 포드맵 함량이 높
지만, 절인 비트는 낮다. 직접 만들거나 구입하여 사용하면 된다.

재료(2회 제공량)

° 영양 만점 뿌리채소 구이(선택 사항, 285쪽)

담백한 오렌지 드레싱용
° 오렌지즙 1/4컵
° 사과 식초 2큰술
° 타히니 2큰술
° 소금 1/4작은술(취향에 따라 추가 가능)
° 후춧가루 1/4작은술(취향에 따라 추가 가능)

샐러드용
° 녹색 잎줄기채소 4컵(잘게 썬 것)
° 비트 절임 1/2컵(285쪽)
° 병아리콩 1/2컵(삶은 것)
° 해바라기씨 1/4컵
° 브로콜리 새싹 1줌
° 당근 1개(중간 크기, 잘게 썬 것)
° 방울토마토 10개(얇게 자른 것)

1. 샐러드용 재료를 모두 볼에 넣고 잘 섞어서 준비한다.
2. 오렌지 드레싱용 재료만 따로 볼에 넣고 덩어리가 없어질 때까지 휘젓는다.
3. 물을 1큰술씩 넣고 저으면서 원하는 드레싱 농도를 맞춘다. 줄줄 흐르지 않고 부을 수 있을
   정도의 농도가 적당하다. 필요하다면 소금과 후춧가루를 더 넣는다. 드레싱을 나중에 사용한
   다면 5일 정도 냉장 보관이 가능하다.
4. 1의 샐러드에 오렌지 드레싱 1/4컵을 붓고 잘 섞은 뒤 취향에 따라 소금과 후춧가루를 더 넣
   는다.

영양소 충전
· 영양 만점 뿌리채소 구이 1컵, 다진 파슬리, 구운 두부를 곁들인다. 2주차 식단이 지나면 아보
  카도 1/2개를 추가해도 좋다.

〈속성 비트 절임〉

재료

° 비트 2컵(삶아서 얇게 자른 것) ° 레드와인 식초 1/4컵+2큰술
° 100% 순수 메이플시럽 1큰술 ° 피클용 향신료 1큰술(대체 가능)

1. 비트, 레드와인 식초, 메이플시럽, 피클용 향신료를 작은 냄비에 넣고 센불에서 끓인다. 피클용 향신료가 없다면 겨자씨 약간, 정향 2~3쪽, 통후추 약간으로 대신해도 좋다.
2. 불을 줄이고 뚜껑을 덮은 뒤 3분 정도 더 뭉근하게 끓인다.
3. 불을 끄고 30분 정도 그대로 둔다. 비트 절임은 1주일 정도 냉장 보관이 가능하다.

영양 만점 뿌리채소 구이 `채식 포인트 3점`

이 토핑 레시피는 섬유질을 보충하고 싶을 때 음식에 넣어 영양소를 충전하기 위해 만들었다. 그대로 먹거나 샐러드나 영양 만점 부다 볼(340쪽) 또는 두부 스크램블 볼(310쪽)에 한 줌 추가한다. 1주차 식단에 잘 어울리는 채소 조합이지만, 굽는 조리법은 거의 모든 채소에 사용할 수 있다. 단, 굽는 시간은 조절해야 한다.

재료(4회 제공량)

° 고구마 2컵(깍둑썰기한 것) ° 파스닙 2개(잘게 썬 것)
° 무 6개(큰 것, 잘게 썬 것) ° 채소육수 2큰술
° 소금 1/2작은술 ° 후춧가루 1/2작은술
° 올리브유 또는 마늘향 올리브유(298쪽 참고) 1큰술

1. 오븐을 220°C로 예열한다.
2. 고구마, 파스닙, 무, 올리브유, 채소육수, 소금, 후춧가루를 볼에 넣고 잘 섞는다.

3. 2를 베이킹 팬 위에 한 겹으로 깔고 쿠킹포일로 덮는다. 크기에 따라 베이킹 팬을 2개 사용할 수도 있다.

4. 뿌리채소가 부드러워질 때까지 35분 정도 굽는다.

5. 오븐에서 꺼내 쿠킹포일을 벗기고 뒤섞는다. 다시 오븐에 넣고 가장자리가 살짝 바삭해질 때까지 10분 정도 더 굽는다.

와일드 바이옴 슈퍼 수프   채식 포인트 7점

이 영양가 높은 수프는 와일드라이스와 병아리콩 덕분에 더 맛있고 포만감을 준다. 연중 언제든지 즐길 수 있지만, 춥거나 비가 내리는 날에 특히 잘 어울리는 든든한 레시피다.

재료(2회 제공량)

- 올리브유 1작은술
- 셀러리 1대(잘게 썬 것)
- 소금 1/4작은술(취향에 따라 추가 가능)
- 바이옴 브로스(300쪽) 2+1/2컵
- 병아리콩 1/2컵
- 당근 2개(잘게 썬 것)
- 생 차이브 2큰술(잘게 썬 것)
- 후춧가루 1/8작은술(취향에 따라 추가 가능)
- 와일드라이스 1/3컵
- 케일 1컵(줄기 제거하고 큼직하게 썬 것)

1. 냄비에 올리브유를 두르고 중불에서 가열한 뒤 당근, 셀러리, 생 차이브를 넣고 소금과 후춧가루를 뿌린다.

2. 채소가 아삭하고 부드러워질 때까지 3~5분 정도 조리한다.

3. 바이옴 브로스, 와일드라이스, 물 1/2컵을 넣고 끓으면 뚜껑을 덮은 뒤 불을 줄인다.

4. 와일드라이스가 부드러워질 때 40분 정도 뭉근하게 더 끓인다.

5. 병아리콩과 케일을 섞고 케일의 숨이 죽을 때까지 5분 정도 조리한다. 취향에 따라 소금과 후춧가루를 추가한다.

· 사워도우 빵 1장과 무함마라 디핑 소스(299쪽)를 곁들인다. 위에 스캘리언을 잘게 다져서 얹는다.

포장 팁
· 보온병에 담아 따뜻하게 먹거나 밀폐 용기에 담았다가 먹기 직전에 데운다.

무함마라 샌드위치 　　　　　　　　　　　　　채식 포인트 7점

토스트 빵, 구운 채소, 시금치, 디핑 소스를 각각 따로 담았다가 먹기 직전에 섞어서 점심 식사용 샌드위치로 이용한다. 나는 오픈샌드위치로 즐겨 먹는다.

재료(1개 분량)

° 사워도우 빵 2장　　　　　　　　° 무함마라 디핑 소스(299쪽) 적당량
° 이탈리아식 채소 구이(293쪽) 적당량　　° 시금치 잎 적당량

1. 먹기 직전에 사워도우 빵을 굽고 무함마라 디핑 소스와 구운 채소를 데운다.
2. 사워도우 빵 2장에 무함마라 디핑 소스를 바르고 구운 채소와 시금치 잎을 겹겹이 쌓는다.
3. 오픈샌드위치로 먹거나 빵을 덮은 뒤 반으로 잘라서 먹는다.

다운 앤 더티 케일 샐러드 　　　　　　　　　　채식 포인트 5점

가장 좋아하는 케일 레시피 중 하나로 아보카도와 아몬드버터가 들어간 드레싱은 크림처럼 부드럽고 풍미가 좋다. 만들기 쉽고 식물성 영양소가 풍부하기 때문에 섬유질 식단의 여러 음식에 사이드 메뉴로 활용하면 좋다. 샐러드용 케일은 잎의 초록색이 짙고 표면이 오돌토돌한 다이노소어 케일이 적합하다.

재료(2회 제공량)

- °케일 1컵(줄기 부분은 제거하고 잘게 썬 것)
- °저염 타마리 3작은술
- °차이브 2큰술
- °후춧가루 1/8작은술
- °아몬드버터 2큰술
- °호두 2큰술(대충 다진 것, 선택 사항)

- °시금치 1컵
- °소금 1/4작은술
- °아보카도 1/4개(으깬 것)
- °셀러리 1/2대(잘게 썬 것)
- °스캘리언 1/4컵(녹색 부분만 다진 것, 선택 사항)

1. 케일과 타마리 1작은술을 볼에 넣고 양손으로 버무려 케일의 숨을 죽인다.
2. 시금치와 차이브를 넣고 소금과 후춧가루를 뿌린 뒤 다시 한 번 버무린다.
3. 다른 볼에 아보카도와 아몬드버터를 넣고 으깬 뒤 남은 타마리 2작은술을 넣어 묽게 한다.
4. 아보카도와 아몬드버터 섞은 것을 1의 볼에 넣고 손이나 집게를 이용해 충분히 섞어서 드레싱을 골고루 입힌다.
5. 셀러리, 호두, 스캘리언을 추가한다.

> **포드맵 대체 아이디어**
> · 케일의 1회 제공량을 1/2컵 이상으로 늘려도 문제가 없다면 양을 늘린다. 이 레시피대로 하면 드레싱 양이 많다.

> **미리 만들기 팁**
> · 이 케일 샐러드는 만들고 하루가 지나서 먹어도 맛있지만, 그 이상은 좋지 않다. 일부는 바로 먹고 남은 분량은 나중에 먹는다면 샐러드 재료와 드레싱, 토핑 모두 절반만 사용하면 된다. 남은 재료는 먹을 때까지 각각 따로 보관한다.

식물성 폴렌타 라구

채식 포인트 8점

크림처럼 부드러운 폴렌타는 허기를 채워주는 위로의 음식이다. 특히 이탈리아식 채소 구이와 렌틸콩을 곁들이면 제격이다. 1주차 식단 이후에는 풍미 좋은 치즈 요리인 페피타 파르메산(345쪽)과 함께 즐겨보자.

재료(2회 제공량)

° 파슬리 잘게 썬 것
° 생 바질 잘게 썬 것

폴렌타용
° 플레인 아몬드밀크 1+1/2컵
° 옥수수가루 1/2컵
° 소금 1/2작은술
° 후춧가루 약간

라구용
° 올리브유나 마늘향 올리브유(298쪽) 또는 채소육수 약간
° 토마토 1컵(잘게 다진 것)
° 소금과 후춧가루 약간씩
° 통조림 렌틸콩 1컵
° 이탈리아식 채소 구이(293쪽) 2컵
° 말린 오레가노 1/2작은술(취향에 따라 추가 가능)
° 말린 바질 1/2작은술 (취향에 따라 추가 가능)
° 레드페퍼 플레이크(선택 사항)

1. 라구 만들기: 냄비에 올리브유를 두르고 중불에 올린 뒤 토마토를 넣고 소금과 후춧가루를 살짝 뿌린 다음 자주 섞으면서 토마토가 물러질 때까지 10분 정도 끓인다.
2. 렌틸콩, 구운 채소, 오레가노, 바질, 레드페퍼 플레이크를 넣고 섞으면서 걸쭉해질 때까지 10분 정도 끓인다. 맛을 보면서 소금, 후춧가루, 말린 허브를 추가한다.
3. 폴렌타 만들기: 냄비에 물 1/2컵과 아몬드밀크를 넣고 중불에서 끓인다.
4. 거품이 올라오면 옥수수가루와 소금을 넣고 젓는다.
5. 약불로 줄이고 걸쭉해질 때까지 10~15분 정도 뭉근하게 끓인다. 맛을 보면서 소금과 후춧가루를 추가한다.
6. 5의 폴렌타를 그릇 2개에 나눠 담고 2의 라구를 올린다. 파슬리와 생 바질을 곁들인다.

템페 타코와 타코 샐러드

채식 포인트 5점 이상

템페 타코 소와 고수 소스는 타코와 타코 샐러드 모두 어울린다. 한꺼번에 만들고 소분해 두면 시간을 절약할 수 있다.

재료(4회 제공량)

템페 타코 소용

° 올리브유 1큰술
° 템페 200g(잘게 다진 것)
° 칠리파우더 1큰술
° 파프리카파우더 2작은술
° 소금 1/2작은술
° 카이엔페퍼가루 1/4작은술
° 통조림 렌틸콩 1컵(렌틸콩만 건진 것)

고수 소스용

° 할라페뇨 1개(큼직하게 썬 것)
° 고수 1/2다발
° 아몬드 1/4컵(길쭉하게 자른 것)
° 라임 1개(제스트와 즙 낸 것)
° 소금 1작은술

타코용

° 옥수수 토르티야 4장
° 양상추 적당량(잘게 조각낸 것)
° 토마토 적당량(다진 것)
° 블랙 올리브 적당량(다진 것)
° 스캘리언과 고수 약간씩

샐러드용

° 양상추 4컵(잘게 조각낸 것)
° 토마토 1/2컵(잘게 썬 것)
° 블랙 올리브 1/3컵(얇게 자른 것)
° 스캘리언 2개(녹색 부분만 얇게 자른 것)
° 고수 1/3컵(잘게 썬 것)

1. 타코 소 만들기: 프라이팬에 올리브유를 두르고 중불에 달군 뒤 템페를 넣고 나무 주걱으로 잘게 부순 다음 칠리파우더, 파프리카파우더, 카이엔페퍼가루, 소금을 뿌린다.
2. 템페가 부드러워질 때까지 10분 정도 조리한다. 템페가 바닥에 들러붙거나 너무 딱딱하게 굳으면 물이나 채소육수를 조금 붓는다.
3. 렌틸콩을 넣고 잘 섞은 뒤 골고루 데운다.
4. 고수 소스 만들기: 할라페뇨, 고수, 아몬드, 라임 제스트, 라임즙, 물 1/2컵, 소금을 블렌더에 넣고 크림처럼 부드러워질 때까지 곱게 간다. 농도는 걸쭉한 드레싱과 비슷해야 한다. 너무

걸쭉하면 물을 1큰술씩 넣으며 농도를 맞춘다.

5. 타코 만들기: 먹기 직전에 토르티야를 데우고 토르티야 위에 3의 템페 타코 소 절반을 올린 뒤 그 위에 양상추, 토마토, 올리브, 스캘리언, 고수, 드레싱을 얹는다.

6. 타코 샐러드 만들기: 양상추, 토마토, 올리브, 스캘리언, 고수를 섞고 볼 2개에 나눠 담는다.

7. 3의 템페 타코 소 남은 것을 올리고 4의 고수 소스를 뿌린다.

| 포드맵을 낮추는 방법 |

· 칠리파우더에 마늘이 포함되어 있을 수 있으니 성분 목록을 읽어보고 식사를 한 뒤 느낌이 어떤지 확인한다.

| 미리 만들기 팁 |

· 템페 타코 소와 고수 소스는 먹기 3일 전에 미리 준비하고 각각 반으로 나눠 타코와 샐러드에 사용한다.

영양 만점 토마토 누들 수프 채식 포인트 5점

우리 영혼을 위로하는 수프 레시피다. 포드맵 함량이 낮은 토마토 누들 수프는 영양이 풍부하고, 속이 든든해지고, 담백해서 더 맛있다.

재료(2회 제공량)

° 바이옴 브로스(300쪽) 3컵(필요에 따라 추가 가능)

° 스캘리언 1개(녹색 부분만 얇게 자른 것)

° 생강 2작은술(곱게 간 것)

° 플럼 토마토 1개(잘게 자른 것)

° 타마리 1큰술

° 쌀국수면 140g

° 단단한 두부 170g(물기를 빼고 가볍게 누른 뒤 마름모꼴로 잘게 썬 것)

° 강황가루 1/2작은술

° 미소 페이스트 2작은술

° 참기름 1작은술(선택 사항)

° 영양 만점 뿌리채소 구이(285쪽, 선택 사항)

1. 바이옴 브로스 2큰술을 냄비에 넣고 중불에서 끓인다.
2. 스캘리언, 생강, 토마토, 타마리를 넣고 토마토가 완전히 무를 때까지 10분 정도 조리한다. 필요에 따라 바이옴 브로스를 1~2번 더 넣는다.
3. 두툼하게 자른 두부를 깨끗한 주방용 타월이나 종이타월로 싸서 베이킹 팬에 올린다. 그 위에 통조림이나 프라이팬 같은 무거운 물건을 올리고 수분이 제거될 때까지 10분 정도 둔다.
4. 잘게 썬 두부를 넣고 팬에 들러붙지 않게 저으면서 1~2분 정도 더 조리한다.
5. 강황과 남은 바이옴 브로스를 넣고 약불에 끓인다. 풍미가 올라올 때까지 10분 정도 뭉근하게 끓인다.
6. 불을 줄이고 끓이다가 쌀국수면을 넣는다. 면이 완전히 익을 때까지 2~3분 정도 더 끓인다.
7. 불을 끄고 미소 페이스트를 섞는다.
8. 참기름을 뿌리고 취향에 따라 뿌리채소 구이를 올린다.

영양소 충전
· 구운 김 1장(얇게 썬 것), 깨소금, 스캘리언(녹색 부분을 길게 자른 것)을 올려 먹는다.

페스토 파스타 채식 포인트 6점

든든한 페스토 파스타는 사용하고 남은 이탈리아식 채소 구이를 이용해서 더 빨리 만들 수 있다.

재료(4회 제공량)

°글루텐프리 파스타 건면 230g
°이탈리아식 채소 구이 2컵(293쪽)

루콜라 호두 페스토용
°루콜라 3컵(포장된 것)
°호두 1/2컵(살짝 구운 것)

°영양효모 2큰술
°레몬즙 2큰술
°채소육수 또는 물 1/4컵
°소금 1/4작은술(취향에 따라 추가 가능)
°후춧가루 1/4작은술(취향에 따라 추가 가능)
°올리브유 1큰술(선택 사항)

1. 루콜라, 호두, 영양효모를 푸드 프로세서에 넣고 곱게 간다.
2. 푸드 프로세서가 작동되는 상태에서 레몬즙, 채소육수, 소금, 후춧가루를 넣는다. 취향에 따라 소금과 후춧가루를 추가하거나 올리브유를 넣어 페스토를 완성한다.
3. 냄비에 소금물을 넣고 끓인 뒤 파스타를 넣고 설명에 따라 알덴테 상태로 삶는다.
4. 파스타 면수 1/2컵을 따로 두고 파스타만 건진다.
5. 2의 페스토와 파스타를 다른 냄비에 넣고 섞는다. 필요에 따라 파스타 면수를 넣고 페스토를 골고루 입힌다.
6. 이탈리아식 채소 구이를 넣거나 매콤한 맛의 파스타를 원한다면 레드페퍼 플레이크를 곁들인다.

| 포드맵을 낮추는 방법 |

· 에이션트 하비스트Ancient Harvest와 나우 푸드NOW Foods의 퀴노아 파스타가 아주 좋다. 병아리콩 파스타 역시 좋은 선택이며, 1회 제공량 기준 1컵 분량이면 포드맵 함량이 적당하다.
· 3주차 식단에도 문제가 없다면 페스토에 마늘을 1~2쪽 정도 넣는다. 2주차 식단에도 문제가 없다면 위에 페피타 파르메산(345쪽)을 뿌린다.

〈이탈리아식 채소 구이〉   [채식 포인트 5점]

팬 하나로 만드는 이 레시피는 식단 1주차의 준비 과정을 훨씬 쉽게 하고자 만들었다. 다른 식단에서도 이 채소 구이를 다양하게 활용할 것이다. 주로 식물성 폴렌타 라구(289쪽), 무함마라 샌드위치(287쪽), 페스토 파스타(292쪽) 등에 활용한다.

재료(6컵 분량)

°가지 1개(큰 것, 깍둑썰기한 것)

°돼지호박 2개(중간 크기, 깍둑썰기한 것)

°빨간 피망 1개(씨 제거하고 깍둑썰기한 것)

°플럼 토마토 2개(깍둑썰기한 것)

°작은 펜넬 1개(1+1/2컵, 잎 제거하고 깍둑썰기한 것)

°이탈리아 요리용 향신료 1작은술

°채소육수 1/4컵

°올리브유 2~3작은술

°소금 1/2작은술

°후춧가루 1/2작은술

°레드페퍼 플레이크 1/4작은술(선택 사항)

1. 오븐을 205℃로 예열한다.
2. 가지, 돼지호박, 피망, 플럼 토마토, 펜넬, 채소육수, 올리브유, 소금, 후춧가루, 이탈리아 요리용 향신료, 레드페퍼 플레이크를 볼에 넣고 골고루 섞는다.
3. 베이킹 팬에 한 겹으로 깔고 오븐 맨 위 칸에 놓는다.
4. 채소가 부드러워질 때까지 35~40분 정도 굽는다. 굽는 시간은 채소 크기에 따라 다르다.
5. 구운 채소는 그대로 먹거나 샐러드나 파스타에 곁들인다. 6일 정도 냉장 보관이 가능하다.

포드맵을 낮추는 방법
· 펜넬에는 적당한 양의 마니톨과 프럭탄이 들어 있다. 1/2컵 이하면 포드맵 함량이 낮은 것으로 간주된다.

백포켓 볶음 요리   채식 포인트 7점

기본으로 승부하는 레시피다. 이 볶음 요리는 1주차 레시피지만 이후에도 다른 채소에 섞어 곁들일 수 있을 정도로 간단하다. 기존의 단백질 공급원 대신 퀴노아와 함께 먹는다. 퀴노아는 1컵당 단백질 8g과 섬유질 5g이 들어 있는 유사 곡물이다. 남으면 주중 점심 식사용으로 활용한다.

재료(4회 제공량)

° 타마리 1/3컵
° 쌀 식초 1/4컵
° 참기름 2큰술
° 옥수수 녹말 2작은술
° 바이옴 브로스(300쪽) 또는 물 1/4컵
° 생강 2큰술(강판에 간 것)
° 칠레고추 1개(씨 제거 후 잘게 썬 것, 선택 사항)

° 스캘리언 4개(녹색 부분만 얇게 썬 것)
° 브로콜리 2컵(송이 부분만 잘게 썬 것)
° 당근 4개(어슷썰기한 것)
° 빨간 피망 1개(얇게 자른 것)
° 청경채 2컵(잎과 줄기 분리해서 얇게 자른 것)
° 느타리버섯 230g(얇게 자른 것)
° 퀴노아 4컵(삶은 것)

1. 타마리, 쌀 식초, 참기름, 옥수수 녹말을 볼에 넣고 부드러워질 때까지 저은 뒤 따로 둔다.

2. 프라이팬이나 웍에 바이옴 브로스를 붓고 중불에서 끓인다.

3. 생강, 스캘리언, 칠레고추를 넣고 사이사이 저으면서 향이 올라올 때까지 1분 정도 조리한다.

4. 브로콜리, 당근, 피망, 청경채 줄기를 넣고 채소가 약간 무르고 색이 선명해질 때까지 자주 저으면서 5~7분 정도 끓인다.

5. 청경채 잎과 느타리버섯을 넣고 30초 정도 젓는다.

6. 1의 타마리 혼합물을 넣고 자주 저으면서 소스가 걸쭉해지고 채소가 완전히 익을 때까지 조리한다.

7. 삶은 퀴노아와 곁들인다.

| 포드맵을 낮추는 방법 |

· 2주차 식단이 지나고 문제가 없다면 타마리 혼합물에 마늘 1~2쪽을 다져서 넣는다.

청경채 두부 커리   채식 포인트 7점

이 간단한 저녁 식사 레시피는 우리가 좋아하는 식물성 식품 중 칼슘과 철분이 풍부한 두부와 청경채가 주재료다. 청경채는 큰 것보다 어린 청경채가 더 부드럽다.

재료(2회 제공량)

° 채소육수 또는 바이옴 브로스(300쪽) 1+1/4 컵과 2큰술(경우에 따라 추가 가능)

° 통조림 코코넛밀크 1/2컵

° 커리파우더 1큰술

° 가람 마살라파우더 1큰술

° 스캘리언 2개(녹색 부분만 얇게 썬 것)

° 생강 1큰술(강판에 간 것)

° 타마리 1큰술

° 청경채 3컵(잎과 줄기 분리한 것)

° 죽순 85g(가볍게 썻은 것)

° 단단한 두부 200g(물기를 빼고 가볍게 누른 뒤 깍둑썰기한 것)

° 참기름 1작은술

° 현미 1+1/4컵(삶은 것)

1. 채소육수 1+1/4컵, 코코넛밀크, 커리파우더, 가람 마살라파우더를 볼에 넣고 완전히 섞일 때까지 저은 뒤 따로 둔다.

2. 프라이팬이나 웍에 남은 채소육수 2큰술을 넣고 중불에서 끓인다.

3. 끓기 시작하면 스캘리언, 생강, 타마리를 넣고 향이 올라오면서 생강이 거의 물러질 때까지 1분 정도 젓는다.

4. 청경채 줄기와 죽순을 넣고 부드러워질 때까지 5분 정도 볶는다. 물기가 있는 편이 좋다면 채소육수를 1~2번 붓는다.

5. 두부에 참기름을 뿌리고 따로 두었다가 4에 넣고 잘 섞이도록 30초 정도 섞는다.

6. 약불로 줄이고 1의 코코넛밀크 혼합물과 남은 청경채 잎을 넣는다.

7. 뚜껑을 덮고 불을 더 줄인다. 소스가 걸쭉해지고 채소가 완전히 익을 때까지 10분 정도 뭉근히 끓인다.

8. 삶은 현미를 곁들인다.

[포드맵을 낮추는 방법]
· 포장지의 재료 성분을 읽어보고 커리파우더와 가람 마살라파우더에 마늘이나 양파가 들어 있는지 확인한다.

[영양소 충전]
· 잘게 썬 고수나 참깨, 콩나물을 위에 올린다.

[미리 만들기 팁]
· 스캘리언과 청경채는 조리 전에 잘게 썰어서 밀폐 용기에 담아 냉장고에 보관한다. 음식을 미리 다 만들어서 식힌 다음 밀폐 용기에 담아 냉장고에 보관했다가 먹을 때 데우는 방법도 있다.

버섯 리소토

리소토는 다른 요리보다 만드는 시간이 조금 더 걸리지만, 계속 젓는 과정 자체가 우리에게 명상과도 같은 일이다. 30분만 지나면 크림이나 치즈, 버터가 없어도 진하고 고급스러운 리소토로 보상을 받을 테니 말이다.

재료(4회 제공량)

- 바이옴 브로스(300쪽) 또는 포드맵 함량이 낮은 채소육수 4컵
- 마늘향 올리브유 2큰술
- 느타리버섯 230g(잘게 썬 것)
- 소금 약간
- 아르보리오 또는 기타 단립종 쌀 1+1/4컵
- 레몬즙 1큰술
- 영양효모 3큰술
- 생 파슬리 또는 생 차이브 약간(잘게 썬 것)

1. 채소육수를 냄비에 넣고 중불에서 끓인 뒤 끓기 시작하면 불을 줄이고 국물이 식지 않을 정도로만 유지한다.
2. 채소육수가 뭉근히 끓는 동안 다른 냄비를 중불에서 달군다.
3. 올리브유 1큰술을 넣고 올리브유에 기포가 생기면 느타리버섯을 넣고 소금을 살짝 추가해 버섯이 부드럽고 노릇해질 때까지 10분 정도 볶는다. 불을 끄고 볶은 버섯은 따로 둔다.
4. 다른 냄비에 남은 올리브유 1큰술을 넣고 달군 뒤 쌀을 넣는다. 사이사이 저으면서 살짝 노릇노릇해질 때까지 1분 정도 조리한다.
5. 뭉근히 끓고 있는 1의 채소육수를 한 번에 1/2컵씩 넣고 쌀이 채소육수를 흡수하도록 계속 저으며 끓지 않도록 신경 쓴다. 끓으면 리소토가 질어지기 때문에 중불보다 낮게 유지하며 살짝 부글거리는 정도에서 조리한다.
6. 쌀이 채소육수를 다 흡수하면 다시 채소육수를 1/2컵씩 넣으며 젓기를 반복한다. 이 과정은 쌀이 알덴테 상태가 될 때까지 20분 정도 걸린다.
7. 레몬즙, 영양효모, 4의 볶은 버섯을 넣고 잘 젓는다. 채소육수를 넣어서 소금이 필요 없지만 취향에 따라 간을 하고 파슬리나 차이브를 곁들인다.

· 포드맵이 낮은 식단을 실시할 때는 마늘은 프럭탄 함량이 높아서 피해야 한다. 마늘향 올리브유는 포드맵이 낮은 식단에도 문제가 없다. 프럭탄은 지용성이 아니어서 올리브유에 용해되지 않는다. 올리브유만 섭취하고 마늘은 먹지 않는다. 시판 마늘향 올리브유도 있지만 직접 만들 수도 있다.

· 마늘향 올리브유 만들기: 올리브유 1컵에 마늘 5~6쪽 정도가 필요하다. 마늘은 껍질을 벗기고 잘게 다진다. 마늘과 올리브유를 중불에서 몇 분간 끓이고 그대로 식힌다. 마늘을 꺼내고 올리브유만 냉장 보관한다.

· 느타리버섯은 포드맵 함량이 낮기 때문에 식단 1주차에 추천한다. 다른 종류의 버섯은 마니톨과 프럭탄을 함유하므로 느타리버섯을 다른 버섯으로 대체한다면 주의하자.

· 2주차 식단이 지나거나 마늘과 양파를 섭취해도 아무런 문제가 없다면 버섯을 조리한 뒤 다진 양파 1컵과 마늘 2쪽 다진 것을 볶아뒀다가 버섯 등과 함께 넣고 섞는다.

레몬생강차

채식 포인트 2점

레몬생강차는 식후에 마시기 좋다. 생강은 소화를 돕고, 레몬은 다른 디저트를 잊게
할 정도의 신맛이 있다. 취향에 맞으면 언제든지 마음껏 마시자.

재료(2회 제공량)

° 생강 1개(작은 것, 2.5cm 조각으로 자른 것)   ° 레몬 1개(큰 것, 즙 낸 것)
° 100% 순수 메이플시럽 또는 스테비아 약간(취향에 따라)

1. 물 4컵과 생강을 냄비에 넣고 10~15분 이상 뭉근하게 끓인다. 얼마나 진한 차를 원하는지
   에 따라 끓이는 시간이 달라진다.
2. 불을 끄고 레몬즙을 섞는다.
3. 체에 밭쳐 생강을 제거하고 머그 2개에 나눠 담는다.
4. 메이플 시럽을 섞어서 마신다.
5. 차갑게 마신다면 얼음을 넣은 컵 4개에 나눠 담고 취향에 따라 레몬즙과 메이플시럽을 추가
   한다.

무함마라 디핑 소스

채식 포인트 3점

무함마라 디핑 소스는 시리아에 뿌리를 두고 있는 매운 소스다. 구운 빨간 피망, 호
두, 커민, 레드페퍼 플레이크로 만든다. 훈제향이 나는 이 스프레드는 채소 요리나 사
워도우 토스트, 무함마라 샌드위치(287쪽)에 잘 어울린다.

재료(2+1/2컵 분량)

° 빨간 피망 6개(큰 것)   ° 호두 1컵(다진 것)
° 올리브유 2큰술   ° 레몬즙 1/4컵

° 발사믹 식초 1/4컵   ° 커민가루 1작은술

° 바다 소금 1작은술(취향에 따라 추가 가능)   ° 레드페퍼 플레이크 1/2작은술(매운 소스를 만든 다면 추가 가능)

1. 오븐을 230°C로 예열한다.
2. 피망을 통째로 베이킹 팬에 올리고 오븐에서 25분 정도 굽는다. 15분이 지나면 피망을 뒤집어서 겉면이 골고루 살짝 그을리게 한다.
3. 구운 피망을 볼에 넣고 바로 키친타월을 덮어서 10분 이상 뜨거운 김에 가둬둔다. 피망 껍질이 부드러워져서 쉽게 벗길 수 있다.
4. 피망이 식으면 껍질, 심, 씨를 제거하고 큼직하게 썬다.
5. 호두, 올리브유, 레몬즙, 발사믹 식초, 커민가루, 소금, 레드페퍼 플레이크를 푸드 프로세서에 넣고 8~10번 정도 돌려서 재료를 섞는다.
6. 구운 피망을 넣고 몇 차례 더 섞는다. 이 상태에서 후무스 같은 부드러운 스프레드나 덩어리가 있는 견과류 스프레드를 만들 수 있다.
7. 취향에 맞게 간을 조절하고 신맛이 좋으면 레몬즙을, 매콤한 맛이 좋으면 칠리 플레이크를, 깊은 맛을 원하면 발사믹 식초를 넣는다.
8. 4일 정도 냉장 보관이 가능하다.

바이옴 브로스   채식 포인트 6점

염증을 가라앉히고, 장에 영양분을 공급하며, 중요한 항산화 성분이 들어 있는 브로스 레시피다. 손쉬운 요리 준비를 위해 매주 일요일 슬로우쿠커를 이용해 일정 분량을 만들어두기를 권장한다. 4주 식단이 진행되는 동안, 양파나 마늘 같은 향신채소를 마음껏 추가해 더 진한 브로스를 만들어보자. 양파 1개와 마늘 2쪽으로 시작하고 점차 양을 조절한다.

바이옴 브로스 1컵(혹은 2컵 정도)을 데워서 미소 페이스트 1큰술을 섞으면 간단한 간식으로도 좋다. 그 상태로 마시거나 두부, 다진 스캘리언, 구운 버섯, 삶은 케일 등을 넣어서 마신다.

재료(8컵 분량)

° 말린 다시마 1장(큰 것)

° 당근 1컵(잘게 썬 것)

° 셀러리 1컵(잘게 썬 것)

° 표고버섯 1/3컵 또는 버섯파우더 1작은술

° 생강 2.5cm 1조각(얇게 썬 것)

° 영양효모 2큰술

° 올리브유 2큰술

° 타마리 3큰술

° 강황가루 1/4작은술

[미소 바이옴용]

° 바이옴 브로스 2컵

° 생강 2작은술(강판에 간 것)

° 미소 페이스트 2작은술

1. 슬로우쿠커에 다시마, 당근, 셀러리, 표고버섯, 생강, 영양효모, 올리브유, 타마리, 강황가루를 넣고 물 8컵을 부은 뒤 6시간 이상 저온에서 끓인다. 슬로우쿠커 대신 큰 냄비에 재료와 물을 넣고 사이사이 저으면서 약불에서 2시간 이상 뭉근하게 끓여도 된다.

2. 1을 식히고 체에 밭쳐 거른다.

3. 유리 용기에 나눠 담아 바로 사용할 것은 냉장 보관하고, 주중에 사용할 것은 냉동 보관한다. 유리 용기에 담아 냉동시킨다면 부피가 팽창하는 것을 감안해 여유 있게 담는다. 그렇지 않으면 용기가 깨질 수 있다.

4. 바이옴 브로스를 중불에서 데우고 불을 끈 뒤 생강과 미소 페이스트를 넣고 녹을 때까지 30초 정도 저어주면 미소 바이옴이 완성된다.

[영양소 충전]

· 미소 바이옴을 만들기: 바이옴 브로스를 데우면서 버섯파우더 1/2작은술을 추가하고 스캘리언 녹색 부분을 얇게 잘라서 뿌린다.

코코넛 오트볼   채식 포인트 4점

재료(14개 분량)

° 보통 귀리 1컵(취향에 따라 추가 가능)

° 무가당 코코넛 플레이크 1/3컵

°땅콩버터 1/3컵(취향에 따라 추가 가능)   °100% 순수 메이플시럽 2큰술

°치아시드 2큰술   °바닐라 농축액 1작은술

°계핏가루 1/4작은술   °다크 초콜릿 28g(잘게 다진 것)

1. 귀리, 코코넛 플레이크, 땅콩버터, 메이플시럽, 치아시드, 바닐라 농축액, 계핏가루를 푸드 프로세서에 넣고 10~12번 정도 재료를 섞는다. 커다란 볼에 재료를 모두 넣고 골고루 섞어도 된다. 재료가 너무 질어서 뭉치지 않으면 귀리를 조금 넣고 너무 퍽퍽하면 땅콩버터를 조금 넣는다.
2. 다크 초콜릿을 넣고 다시 섞는다.
3. 1큰술씩 떠서 공 모양으로 동그랗게 뭉친다.
4. 밀폐 용기에 담으면 1주일 정도 실온에서 보관할 수 있고, 3개월 정도 냉동 보관이 가능하다.

[포드맵 주의사항]
· 이 레시피의 모든 재료는 포드맵 함량이 낮지만, 1회 제공량은 2개로 제한한다.

레몬 제스트 치아시드 푸딩   `채식 포인트 3점`

이 레시피는 레몬 푸딩에 섬유질을 풍부하게 담은 레시피다. 치아시드가 있다면 유제품이나 달걀노른자가 필요 없다. 치아시드를 액상 재료와 섞으면 부풀어 올라 레몬즙과 아몬드밀크로 진하고 부드러운 푸딩을 만들 수 있다. 더 부드러운 푸딩을 원한다면 3주차 식단이 지나고 아무런 문제가 없을 시 아몬드밀크를 통조림 코코넛밀크로 바꾼다.

재료(2컵 분량)

°무가당 아몬드밀크 1컵   °레몬 제스트 1작은술

°레몬즙 1/4컵   °100% 순수 메이플시럽 1~2큰술

°강황가루 1/4작은술   °소금 약간

°치아시드 1/4컵

1. 아몬드밀크, 레몬 제스트, 레몬즙, 메이플시럽, 강황가루, 소금을 볼에 넣고 섞는다.
2. 치아시드를 넣고 잘 섞은 뒤 냉장고에 15분 정도 둔다.
3. 냉장고에서 꺼내 한 번 더 저은 뒤 뚜껑을 덮어서 냉장고에 넣는다. 2시간에서 하룻밤 동안 굳힌 뒤 밀폐 용기에 담는다.

> 영양소 충전
> · 푸딩 위에 베리류나 잘게 썬 무가당 코코넛 1/2컵을 뿌린다. 2주차 식단이 지나면 코코넛 휘핑크림(303쪽)을 추가해도 좋다.
>
> 미리 만들기 팁
> · 밀폐 용기에 담으면 1주일 정도 냉장 보관이 가능하니 미리 만들어두자.

〈코코넛 휘핑크림〉 채식 포인트 1점

재료(4회 제공량)

° 고지방 코코넛밀크 또는 코코넛 크림 통조림 1개(하룻밤 동안 냉장 보관한 것)

1. 통조림을 조심스럽게 열어 윗부분의 응고된 코코넛만 떠낸다. 코코넛밀크를 사용하는 레시피는 밑에 있는 액체가 아니라 단단한 코코넛만 사용한다. 통조림 안의 액체는 버리거나 다른 레시피에 사용한다. 코코넛 크림을 사용한다면 내용물 모두 이용한다.
2. 응고된 코코넛을 볼에 넣고 핸드 믹서로 크림처럼 될 때까지 젓는다.

최강의 식물식 식단 2주차

섬유질이 풍부한 4주 식단 중 1주가 지났다. 지금까지 어떤 레시피가 가장 맛있었는가? 채식 포인트는 몇 점인가? 벌써 스타 단계에 도달했는가? 2주차 식단에도 부담없는 레시피가 계속 이어지겠지만, 렌틸콩을 약간 넣어 장 훈련을 시작한다. 포드맵 함량이 낮은 대체 레시피를 이용할 수도 있다. 발효식품도 잊지 말자. 발효식품을 가니쉬로 추가해 채식 포인트를 더 획득할 수 있다.

2주차 식재료 구입 목록

과일류와 채소류

☐ 생강 중간 크기 1개	☐ 태국고추 1개
☐ 레몬 큰 것 4개	☐ 돼지호박 1개
☐ 빨간 피망 큰 것 1개	☐ 생 차이브 1다발
☐ 녹색 피망 큰 것 1개	☐ 케일(라키나토 케일 또는 컬리 케일) 3다발
☐ 말린 표고버섯 28g	☐ 할라페뇨 1개
☐ 양파 작은 것 1개	☐ 생 고수 1다발
☐ 당근 450g	☐ 라임 2개
☐ 셀러리하트 450g	☐ 생 민트 1다발
☐ 감자 큰 것 1개	☐ 블루베리 470g
☐ 방울토마토 470g	☐ 고구마 큰 것 3개
☐ 시금치 잎 150g	☐ 스캘리언 2다발
☐ 딸기 450g	☐ 로메인 상추 1통
☐ 바나나 3개	☐ 오렌지 큰 것 7개
☐ 키위 1개	☐ 자몽 큰 것 2개
☐ 샐러드용 녹색 잎줄기채소 280g	☐ 샐러드용 토마토 큰 것 3개
☐ 비트 2개	☐ 땅콩호박 작은 것 1개
☐ 브로콜리 새싹 100g	☐ 깍지완두 170g
☐ 생 파슬리 1다발	☐ 적양배추 작은 것 1통

기타 식재료

- ☐ 글루텐프리 밀가루 680g
- ☐ 아몬드밀크 2L
- ☐ 말차가루(다도용 말차가루 추천) 110g
- ☐ 냉동 에다마메 230g
- ☐ 소바면 230g
- ☐ 병아리콩 통조림(450g) 3개
- ☐ 귀리가루
- ☐ 호박 퓌레 통조림(450g) 1개
- ☐ 호박파이용 향신료
- ☐ 겨자씨
- ☐ 말린 붉은 렌틸콩 450g
- ☐ 다진 토마토 통조림(840g) 1개
- ☐ 다진 토마토 통조림(450g) 1개
- ☐ 브라운 렌틸콩 통조림(450g) 3개
- ☐ 사워도우 빵 1덩어리
- ☐ 옥수수 토르티야 4장
- ☐ 단단한 제형의 두부 900g
- ☐ 부드러운 제형의 두부 400g
- ☐ 블랙 올리브 통조림(64g) 1개
- ☐ 다크 초콜릿 칩 또는 카카오닙스 230g
- ☐ 말린 크랜베리 230g
- ☐ 구기자 230g(선택 사항)
- ☐ 코코넛밀크 통조림(425g) 2개
- ☐ 토마토 소스 통조림(425g) 1개
- ☐ 디종 머스터드 230g
- ☐ 다진 호두 280g
- ☐ 다진 냉동 시금치 900g

준비 과정이 필수인 식사 레시피

레드 렌틸콩 커리 수프	314쪽
병아리콩 쿠키 볼	326쪽
호박 후무스	324쪽
간단한 오버나이트 오트밀	312쪽

준비 과정이 선택인 식사 레시피

땅콩호박 퀴노아 칠리	316쪽
담백한 오렌지 드레싱	284쪽
초콜릿 무스	325쪽

*1일차 간식으로 오이와 당근을 얇게 잘라, 2일차 호박 후무스에 이용할 수 있도록 물이 담긴 용기에 넣어 냉장 보관한다.

음료, 간식, 디저트 레시피

음료: 말차 라테 323쪽

간식 1: 오이와 당근을 곁들인 호박 후무스 324쪽

간식 2: 식물성 트레일 믹스 324쪽

디저트 1: 초콜릿 무스 325쪽

디저트 2: 병아리콩 쿠키 볼 326쪽

응급 레시피

아침 식사: 간단한 오버나이트 오트밀 312쪽

점심 식사: 호박 후무스 324쪽

　　　　　스프레드와 사워도우 토스트를 곁들인 데일리 샐러드 284쪽

저녁 식사: 남은 채소를 활용한 참치 없는 선플라워 샐러드 317쪽

　　　　　호박 후무스 324쪽

간식: 아몬드 15개

디저트: 블루베리 1/3컵 또는 딸기 15개

DAY 1 (주로 일요일)

구분	레시피	찾아보기	채식 포인트
아침 식사	두부 스크램블 볼 시트러스 민트 샐러드	310쪽 315쪽	3~5점
점심 식사	레드 렌틸콩 커리 수프와 사워도우 빵	314쪽	8점
저녁 식사	식물성 폴렌타 라구	289쪽	5점

DAY 2

구분	레시피	찾아보기	채식 포인트
아침 식사	호박파이 스무디	311쪽	4~5점
점심 식사	버섯 리소토 남은 것 다운 앤 더티 케일 샐러드	297쪽 287쪽	10~12점
저녁 식사	땅콩호박 퀴노아 칠리	316쪽	10~11점

DAY 3

구분	레시피	찾아보기	채식 포인트
아침 식사	간단한 오버나이트 오트밀	312쪽	4점
점심 식사	데일리 샐러드 레드 렌틸콩 커리 수프 남은 것	284쪽 314쪽	17점
저녁 식사	고구마 타코	318쪽	6점

DAY 4

구분	레시피	찾아보기	채식 포인트
아침 식사	땅콩버터를 뿌린 슈퍼푸드 스무디	281쪽	6점
점심 식사	땅콩호박 퀴노아 칠리 다운 앤 더티 케일 샐러드	316쪽 287쪽	15~18점
저녁 식사	미소 버섯 소바	319쪽	9~10점

DAY 5

구분	레시피	찾아보기	채식 포인트
아침 식사	간단한 오버나이트 오트밀	312쪽	4점
점심 식사	데일리 샐러드 호박 후무스를 올린 사워도우 토스트	284쪽 324쪽	12~15점
저녁 식사	삭 두부	320쪽	5점

DAY 6

구분	레시피	찾아보기	채식 포인트
아침 식사	슈퍼시드 포리지	279쪽	6점
점심 식사	삭 두부 남은 것	320쪽	5점
저녁 식사	렌틸콩 고구마 스튜	322쪽	7~9점

DAY 7

구분	레시피	찾아보기	채식 포인트
아침 식사	글루텐프리 팬케이크	313쪽	2점 이상
점심 식사	참치 없는 선플라워 샐러드 시트러스 민트 샐러드와 사워도우 토스트	317쪽 315쪽	9~10점
저녁 식사	렌틸콩 고구마 스튜 남은 것 다운 앤 더티 케일 샐러드	322쪽 287쪽	12~16점

두부 스크램블 볼

브런치 메뉴로 좋은 레시피다. 두부는 달걀보다 포화지방과 단일불포화지방이 적고, 다불포화지방이 많은 대신 콜레스테롤은 없어서 달걀의 완벽한 대체 식품이다. 두부 요리를 처음 한다면 먼저 두부를 눌러 물기를 빼야 한다는 것을 알아두자. 두부 누름 틀을 이용하거나 두부를 종이타월로 감싸 베이킹 팬에 놓고 그 위에 무거운 것을 올려놓으면 된다. 그 상태로 10분 정도 두면 수분이 빠져나간다. 두부가 더 쫀득해지고 달걀 같은 커드로 활용하기에 좋다.

재료(2회 제공량)

- 채소육수 5큰술
- 단단한 두부 230g(물기를 빼고 누른 뒤 으깨거나 깍둑썰기한 것)
- 스캘리언 1개(녹색 부분만 얇게 썬 것)
- 훈제 파프리카파우더 1/2작은술
- 강황가루 1/2작은술
- 커민가루 1/4작은술
- 소금과 후춧가루 약간씩
- 고구마 베리 토스트 2조각(282쪽, 깍둑썰기한 것)
- 케일 2컵(줄기 제거하고 잘게 다진 것)

1. 프라이팬을 중불에 달구고 채소육수 2큰술을 넣은 뒤 끓인다.
2. 채소육수가 끓으면 두부를 넣고 따뜻해질 때까지 2분 정도 조리한 뒤 스캘리언, 파프리카파우더, 강황가루, 커민가루, 소금을 넣는다.
3. 약불로 줄이고 사이사이 저으면서 5분 정도 더 끓인다.
4. 다른 프라이팬을 중불에 달구고 남은 채소육수 3큰술을 넣고 끓인다.
5. 고구마 베리 토스트를 넣고 사이사이 섞으면서 데워질 때까지 5분 정도 끓인다.
6. 케일, 소금, 후춧가루를 넣고 뚜껑을 덮은 뒤 케일의 숨이 죽을 만큼 3분 정도만 끓인다.
7. 6을 그릇 2개에 나눠 담고 3의 두부를 올린다.

영양소 충전

· 더 건강한 한 끼를 원한다면 사워도우 토스트 1조각과 땅콩버터나 아몬드버터를 곁들여도 좋다. 잘게 썬 파슬리와 고수, 깍둑썰기한 토마토를 위에 올린다.

호박파이 스무디(볼)

아침 식사용 호박파이라니 기대되지 않는가? 영양소가 풍부하고 아침에 나가면서 마시기에 안성맞춤인 스무디라면 더 좋다. 그대로 마시거나 오트 그래놀라(283쪽)를 뿌려서 마신다.

재료(2회 제공량)

- 냉동 바나나 2개
- 무가당 아몬드밀크 1컵
- 메이플시럽 2큰술
- 호박파이용 향신료 1작은술
- 얼음 1+1/2컵
- 통조림 코코넛밀크 1컵
- 호박 퓌레 1/2컵
- 헴프시드 2큰술
- 계핏가루 1/2작은술

1. 모든 재료를 블렌더에 넣고 크림처럼 부드러워질 때까지 섞는다.
2. 스무디 볼을 만든다면 액체류의 양을 절반으로 줄이고(코코넛밀크와 아몬드밀크 각 1/2컵씩) 다른 재료와 함께 섞는다.
3. 그릇 2개에 나눠 담고 피칸 1큰술과 오트 그래놀라 1~2큰술을 곁들인다.

포드맵을 낮추는 방법

- 익지 않은 바나나는 익은 바나나보다 포드맵 함량이 낮다. 프럭토스에 과민반응을 보인다면 바나나의 양을 절반으로 줄일 수 있다. 익은 바나나 1/2개와 익지 않은 바나나 1개의 포드맵 함량은 모두 낮다.

영양소 충전

- 생 시금치나 냉동 시금치 1줌을 추가하면 비타민, 미네랄, 섬유질 함량이 더 높아지고 스무디 색깔이 녹색으로 바뀐다.

간단한 오버나이트 오트밀

전날 저녁에 만들어 다음 날 아침에 먹는 맛있는 오트밀 레시피는 모두에게 유용하다. 우리가 찾은 오버나이트 오트밀 레시피의 장점은 맞춤형 오트밀을 만들 수 있다는 것이다. 단백질 함량을 높이기 위해 두유를 넣거나 포드맵 함량을 낮추기 위해 아몬드밀크를 넣거나 더 부드러운 오트밀을 만들기 위해 코코넛밀크를 넣는다. 슈퍼시드를 넣어 오메가-3의 효능까지 얻을 수 있다.

재료(2회 제공량)

- 보통 귀리 2/3컵
- 치아시드 1큰술
- 땅콩버터 또는 아몬드버터 1큰술
- 계핏가루 1/2작은술
- 유제품이 들어 있지 않은 우유 1컵 또는 일반 우유 1+1/3컵(묽은 오트밀을 원하는 경우)
- 과일 3/4컵
- 메이플시럽(취향에 따라 추가 가능) 약간

1. 뚜껑이 있는 유리 용기나 조리용 볼에 귀리, 치아시드, 땅콩버터 또는 아몬드버터, 계핏가루를 넣고 섞는다.
2. 우유를 약간 붓고 모든 재료를 섞으면서 땅콩버터를 잘 갠다.
3. 남은 우유를 다 붓고 섞는다.
4. 취향에 따라 메이플시럽 1방울을 뿌리고 과일을 넣는다.
5. 4일 정도 냉장 보관이 가능하다.

> **포드맵을 낮추는 방법**
> · 포드맵 함량을 낮추는 과일에는 라즈베리, 블루베리, 딸기, 파인애플, 키위, 파파야가 있다.

> **영양소 충전**
> · 치아시드를 더 넣거나 헴프시드, 과일(특히 베리류), 무가당 코코넛 조각을 넣는다.

글루텐프리 팬케이크

팬케이크 만세! 글루텐이 들어 있지 않은 이 팬케이크는 나른한 주말 아침 식사용으로 제격이다. 담백한 맛의 팬케이크 그대로 먹거나 완성된 반죽에 잘게 썬 생과일을 섞어서 베리 팬케이크를 만들어보자.

재료(6개 분량)

- 아마씨가루 1큰술
- 글루텐프리 밀가루 1컵
- 베이킹소다 1/4작은술
- 무가당 아몬드밀크 1컵
- 바닐라 농축액 1큰술
- 물 3큰술
- 베이킹파우더 1작은술
- 소금 1/4작은술
- 사과식초 1작은술
- 유기농 해바라기유 1큰술(프라이팬에 두른다면 더 추가)

1. 아마씨가루와 물 3큰술을 섞고 젤리처럼 굳을 때까지 5분 정도 둔다.
2. 밀가루, 베이킹파우더, 베이킹소다, 소금을 볼에 넣고 섞은 뒤 따로 둔다.
3. 다른 볼에 아몬드밀크와 사과식초를 넣고 해바라기유, 바닐라 농축액, 1의 아마씨가루를 넣은 뒤 재료를 골고루 섞는다.
4. 3의 혼합물을 2의 밀가루에 넣고 덩어리가 남지 않을 때까지 충분히 섞는다.
5. 프라이팬에 해바라기유를 두르고 중불에 달군 뒤 계량컵으로 반죽을 붓는다.
6. 커다란 거품이 생길 때까지 기다렸다가 뒤집고 양면이 노릇노릇해질 때까지 60초 정도 더 익힌다.
7. 취향에 따라 베리류와 메이플시럽을 곁들인다.

영양소 충전
· 베리류를 잘게 썰어서 반죽에 넣는다.

레드 렌틸콩 커리 수프

채식 포인트 8점

채소, 렌틸콩, 향신료가 가득 들어 영양이 풍부한 수프를 홀짝거리는 것보다 마음을
달래주는 것은 없다. 이 렌틸콩 커리 수프 한 그릇을 먹고 나면 당장이라도 세계를 정
복할 수 있을 것 같다. 적어도 해야 할 일은 정복한 셈이다. 든든한 한 끼를 원한다면
다운 앤 더티 케일 샐러드(287쪽)나 사워도우 토스트를 곁들인다.

재료(4회 제공량)

- 마늘향 올리브유(298쪽 참고) 1큰술
- 셀러리 줄기 1개(잘게 썬 것)
- 감자 1개(큰 것, 잘게 썬 것)
- 강황가루 1작은술
- 생강가루 1/2작은술
- 소금 1/2작은술(취향에 따라 추가 가능)
- 채소육수 또는 바이옴 브로스(300쪽) 4컵
- 파슬리 또는 고수 1/2컵(다진 것)
- 레몬즙 1큰술

- 양파 1/4컵(곱게 다진 것)
- 당근 3개(큰 것, 잘게 썬 것)
- 커민가루 1작은술
- 훈제 파프리카파우더 1작은술
- 커리파우더 1/2작은술
- 후춧가루 1/2작은술(취향에 따라 추가 가능)
- 레드 렌틸콩 1+1/4컵
- 토마토 통조림 1개(800g, 토마토만 건져낸 것)

1. 냄비에 올리브유를 두르고 중불에 달군 뒤 양파를 넣고 부드러워질 때까지 5~7분 정도 조리
한다.
2. 셀러리, 당근, 감자를 넣고 채소가 부드럽고 살짝 노릇해질 때까지 10분 정도 더 조리한다.
3. 커민가루, 강황가루, 파프리카파우더, 생강가루, 커리파우더, 소금, 후춧가루를 넣고 향이 올
라올 때까지 30~60초 정도 섞는다.
4. 채소육수, 렌틸콩, 토마토를 넣고 뚜껑을 덮은 뒤 렌틸콩이 부드러워질 때까지 20분 정도 조
리한다.
5. 불을 끄고 한 김 식힌 뒤 블랜더로 절반 정도를 퓌레처럼 곱게 간다.
6. 간 것을 다시 냄비에 넣고 허브와 레몬즙을 넣은 뒤 섞는다. 취향에 따라 소금과 후춧가루를
더한다.

· 양파에는 적당한 양의 갈락토올리고당이 들어 있다. 양파가 없다면 1번의 과정을 건너뛰어 2번의 셀러리, 당근, 잘게 썬 감자와 함께 차이브(생 또는 말린 것) 1/4컵을 넣어 조리하는 것으로 대체한다. 레드 렌틸콩에는 적당한 양의 갈락토올리고당이 들어 있다. 1회에 1/4컵 정도만 들어가도록 1컵으로 양을 줄인다.

시트러스 민트 샐러드 채식 포인트 3점

이 상큼한 샐러드는 양상추 없이 즐길 수 있는 샐러드다. 사이드 메뉴나 디저트, 간식으로 제격이다. 이 레시피에는 오렌지와 자몽이 들어가지만, 다른 시트러스 과일로 대체할 수 있다.

재료(2회 제공량)

- 오렌지 2개(큰 것, 껍질 벗겨서 흰색 알베도층을 제거하고 한 쪽씩 뗀 것)
- 자몽 1개(큰 것, 껍질 벗겨서 흰색 알베도층을 제거하고 한 쪽씩 뗀 것)
- 라임 1개(제스트와 즙 낸 것)
- 100% 순수 메이플시럽 1작은술
- 생 민트 1큰술(다진 것)

1. 오렌지와 자몽, 라임 제스트, 라임즙, 메이플시럽을 볼에 넣고 섞는다.
2. 그릇 2개에 나눠 담고 생 민트를 뿌린다.

· 자몽에는 적당한 양의 프럭탄이 들어 있지만 1회 제공량 기준 자몽 1/2개의 프럭탄 함량은 주의 수준이다. 2회 제공량 조리 시 양을 1/2개로 줄이면(1회 제공량 1/4개씩) 포드맵을 낮출 수 있다.

땅콩호박 퀴노아 칠리

채소가 듬뿍 들어 있는 마음까지 따뜻해지는 음식이다.

재료(2회 제공량)

° 바이옴 브로스(300쪽) 1+1/4컵
° 스캘리언 1/4컵(녹색 부분만 얇게 썬 것)
° 빨간 피망 1/4개(중간 크기, 깍둑썰기한 것)
° 통조림 토마토 1컵(230g, 다진 것)
° 돼지호박 1/2개(중간 크기, 깍둑썰기한 것)
° 커민가루 1작은술
° 퀴노아 1컵(삶은 것)

° 땅콩호박 2/3컵(껍질 벗기고 깍둑썰기한 것)
° 녹색 피망 1/4개(중간 크기, 깍둑썰기한 것)
° 할라페뇨 1/2개(씨앗과 심 제거하고 잘게 자른 것)
° 당근 1개(큰 것, 깍둑썰기한 것)
° 훈제 파프리카파우더 1+1/2작은술
° 소금과 후춧가루 약간석

1. 바이옴 브로스 1큰술을 냄비에 넣고 중불에서 끓인다.
2. 땅콩호박을 넣고 사이사이 저으면서 부드러워질 때까지 5~8분 정도 더 끓인다. 땅콩호박이 냄비에 눌어붙으면 바이옴 브로스를 더 넣는다.
3. 스캘리언, 피망, 할라페뇨를 넣고 가끔 저으면서 5분 정도 더 끓인다. 재료가 냄비에 눌어붙으면 바이옴 브로스 1큰술을 더 넣는다.
4. 토마토, 당근, 돼지호박, 파프리카파우더, 커민가루, 남은 바이옴 브로스를 넣고 끓인다.
5. 뚜껑을 덮고 약불로 줄여서 채소가 무를 때까지 15분 정도 뭉근하게 끓인다.
6. 취향에 따라 소금과 후춧가루를 추가하고 퀴노아를 넣은 뒤 5분 정도 더 끓인다.

> **포드맵을 낮추는 방법**
> · 토마토 통조림 중에는 마늘과 양파가 들어 있는 것이 있다. 성분 목록을 확인하자.
>
> **영양소 충전**
> · 파슬리 같은 생 허브를 올린다.
>
> **시간 단축 팁**
> · 퀴노아를 미리 삶아두면 준비 과정이 훨씬 수월하다.

참치 없는 선플라워 샐러드 채식 포인트 6점

정통 샐러드를 변형한 샐러드로 참치 대신 해바라기씨를 넣는다. 레몬, 파슬리, 차이브가 가벼운 풍미를 더하고 모든 재료를 푸드 프로세서에 갈아서 참치 샐러드와 비슷한 식감이 난다.

재료(4회 제공량)

- 해바라기씨 1컵
- 디종 머스터드 1큰술
- 생 차이브 1/2컵(큼직하게 자른 것)
- 셀러리 줄기 2개(잘게 썬 것)
- 소금 1/2작은술
- 사워도우 빵 8장
- 토마토 적당량(얇게 썬 것)

- 레몬 2개(큰 것, 즙 낸 것)
- 생 파슬리 1/2컵(줄기 제거하고 큼직하게 자른 것)
- 훈제 파프리카파우더 1/4작은술
- 스캘리언 4개(녹색 부분만 잘게 썬 것)
- 후춧가루 약간
- 샐러드용 채소 적당량

1. 해바라기씨를 밀폐 용기에 넣고 다 잠길 정도로 물을 부은 뒤 실온에서 24시간 이상 담가두면 크기가 두 배로 커진다. 사용할 때 물을 따라내고 새로 물을 부었다가 다시 따라낸다.
2. 해바라기씨 1/2컵, 레몬즙, 디종 머스터드를 푸드 프로세서에 넣고 10번 정도 돌려 잘게 다진다.
3. 남은 해바라기씨 1/2컵과 파슬리, 차이브, 파프리카파우더, 셀러리, 스캘리언, 소금, 후춧가루를 넣고 참치 샐러드와 비슷한 식감이 될 때까지 10번 정도 돌려 잘게 다진다.
4. 샐러드용 채소, 토마토, 사워도우 토스트를 곁들인다. 남은 것은 따로 보관해서 다른 레시피에 사용할 수 있다.

> **영양소 충전**
> · 치아시드 1작은술을 넣으면 더 바삭하고 건강한 지방까지 섭취할 수 있으며, 채식 포인트도 올라간다.

> **미리 만들기 팁**
> · 샐러드를 만들기 하루 전에 해바라기씨를 물에 불려둔다.

렌틸콩 호두 타코

채식 포인트: 렌틸콩 호두 타코 5점, 고구마 타코 6점

렌틸콩 호두 소는 렌틸콩 호두 타코와 고구마 타코 모두 사용할 수 있다. 두 가지 요리에 사용할 수 있어 조리 시간을 절약해 주는 레시피라 더 좋다.

재료(4회 제공량)

렌틸콩 호두 소
- 호두 1/2컵(곱게 다진 것)
- 올리브유 또는 바이옴 브로스(300쪽) 1큰술
- 토마토 1개(큰 것, 잘게 썬 것)
- 브라운 렌틸콩 통조림 2개(800g, 렌틸콩만 건져 가볍게 씻은 것)
- 말린 오레가노 2작은술
- 커민가루 2작은술
- 칠리파우더 2큰술
- 소금 1/2작은술
- 물 1/4컵

렌틸콩 호두 타코용
- 옥수수 토르티야 4~6장
- 렌틸콩 호두 소 만든 양의 1/2분량
- 고수 소스(290쪽) 적당량
- 토마토 적당량(깍둑썰기한 것)
- 고수 적당량(잘게 썬 것)
- 양배추 적당량(잘게 조각낸 것)
- 블랙 올리브 적당량(얇게 자른 것)

고구마 타코용
- 고구마 2개(중간 크기)
- 렌틸콩 호두 소 만든 양의 1/2분량
- 고수 소스(290쪽) 적당량
- 토마토 적당량(깍둑썰기한 것)
- 고수 적당량(잘게 썬 것)
- 양배추 적당량(잘게 조각낸 것)
- 블랙 올리브 적당량(얇게 자른 것)

1. 프라이팬을 중불에 달구고 호두를 넣는다. 타지 않도록 주의하면서 살짝 노릇해지고 향이 날 때까지 2분 정도 볶은 뒤 따로 둔다.
2. 같은 프라이팬에 올리브유와 토마토를 넣고 토마토가 무를 때까지 3~4분 정도 조리한다.
3. 렌틸콩, 오레가노, 커민가루, 칠리파우더, 소금, 물을 넣고 충분히 따뜻해질 때까지 5분 정도 끓인다. 나무주걱 뒷면으로 렌틸콩을 부드럽게 으깬다.
4. 취향에 따라 칠리파우더나 소금을 더 넣는다.

5. 렌틸콩 호두 타코 만들기: 옥수수 토르티야를 데워 4의 렌틸콩 호두 소와 고수 소스를 얹고 토핑을 올린다.

6. 고구마 타코 만들기: 오븐을 205℃로 예열한다.

7. 김이 잘 빠지도록 고구마 옆을 포크로 몇 번 찌르고 오븐에서 부드러워질 때까지 굽는다. 작은 고구마는 45~55분, 큰 고구마는 55~70분 정도가 적당하다.

8. 고구마를 꺼내고 반으로 자른다.

9. 자른 고구마 위에 렌틸콩 호두 소, 고수 소스, 토핑을 올린다.

포드맵을 낮추는 방법

· 1회 제공량 기준 삶은 렌틸콩 통조림 1/2컵은 포드맵 함량이 낮다. 1/2컵 이상이어도 갈락토올리고당의 함량은 적당하다. 만약 통조림 렌틸콩에 과민반응이 나타난다면 1회 제공량에 더 주의한다.

· 칠리파우더에 마늘과 양파가 들어 있을 수 있다. 마늘과 양파 모두 프럭탄 함량이 높지만, 양파의 갈락토올리고당 함량은 적당하다. 마늘이나 양파에 과민반응이 나타난다면 훈제 파프리카파우더로 대체한다.

미소 버섯 소바 채식 포인트 9점

'소바'는 일본어로 '메밀'을 뜻한다. 소바에는 밀이 들어 있지 않다. 먹는 내내 맛있다는 말을 할 정도로 좋아하는 면 요리다.

재료(2그릇 분량)

° 냉동 에다마메 1/2컵(껍질 벗긴 것)

° 소바면 110g(삶지 않은 것)

° 깍지완두 10~20개(세로로 길게 자른 것)

° 참기름 2작은술

° 바이옴 브로스(300쪽) 또는 채소육수 1/4컵

° 미소 페이스트 1작은술

° 100% 순수 메이플시럽 1/4작은술

° 생강 1작은술(강판에 간 것)

° 소금 1/4작은술(취향에 따라 추가 가능)

° 마늘향 올리브유(298쪽) 1작은술

° 적양배추 1컵(얇게 썬 것)

° 스캘리언 4개(녹색 부분만 얇게 썬 것)

° 마른 표고버섯 4개(줄기 제거하고 물에 불려   ° 당근 1~2개(큰 것 1개 또는 작은 것 2개, 필러
   서 얇게 자른 것)   로 띠 모양으로 벗긴 것)

1. 냄비에 물을 넣고 중불에서 끓인 뒤 에다마메와 소바면을 넣고 2분 정도 삶는다.

2. 깍지완두를 넣고 소바면이 부드러워질 때까지 1분 정도 더 삶는다. 소바면이 푹 익지 않도록
   건져서 찬물에 헹군다.

3. 참기름, 바이옴 브로스, 미소 페이스트, 메이플시럽, 생강, 소금을 볼에 넣고 잘 섞는다.

4. 프라이팬에 올리브유를 두르고 중불로 달군 뒤 적양배추, 표고버섯, 당근, 스캘리언을 넣고
   채소가 부드러워질 때까지 3분 정도 볶는다.

5. 삶은 소바면과 깍지완두, 에다마메, 참기름 소스를 넣고 따뜻해질 때까지 2~3분 정도 조리
   한다.

> **포드맵을 낮추는 방법**
> · 1회 제공량에 깍지완두 5개는 포드맵 함량이 낮고, 7개는 포드맵(프럭탄과 마니톨) 함량이 적당
>   하다.
> · 1회 제공량에 표고버섯 2개는 포드맵 함량이 낮다. 마니톨에 과민반응이 나타나지 않으면 1회
>   제공량을 마음껏 늘린다.
>
> **영양소 충전**
> · 단백질 함량을 높이고 싶다면 두부를 추가한다.
>
> **미리 만들기 팁**
> · 미리 소스를 만들고 채소를 손질한 다음 사용 전까지 냉장 보관한다.

삭 두부   `채식 포인트 5점`

인도 요리를 좋아해서 향이 좋은 커리 소스에 다양한 채소를 곁들이고 있지만 그중에
서도 삭 두부를 가장 좋아한다. 재료 목록이 길어 보이지만, 대부분 향신료다. 이런 향
신료를 처음 접한다면 적은 양만 구입할 수 있는 향신료 세트를 구입하는 것도 좋다.

재료(4회 제공량)

- °마늘향 올리브유(298쪽) 2작은술
- °태국고추 1개(씨 제거하고 잘게 썬 것)
- °고수가루 1큰술
- °커민가루 1큰술
- °겨자씨 1작은술
- °고지방 코코넛밀크 1컵
- °토마토소스 1컵
- °옥수수 녹말 2작은술
- °밥 2컵

- °생강 2큰술(강판에 간 것)
- °가람 마살라파우더 1+1/2큰술
- °강황가루 1큰술
- °카이엔페퍼가루 1/2작은술
- °소금 1작은술(취향에 따라 추가 가능)
- °냉동 시금치 5컵(900g, 해동하고 물기를 뺀 것)
- °단단한 두부 1봉지(400g, 물기를 빼고 누른 것)
- °후춧가루 약간

1. 프라이팬에 마늘향 올리브유 1작은술을 두르고 중불에서 달군 뒤 생강, 태국고추, 가람 마살라파우더, 고수가루, 강황가루, 커민가루, 카이엔페퍼가루, 겨자씨, 소금을 넣고 섞는다. 향이 올라올 때까지 30~60초 정도 볶는다.
2. 시금치 잎을 넣고 숨이 죽을 때까지 1~2분 정도 볶은 뒤 불을 끄고 한 김 식힌다.
3. 식은 재료를 푸드 프로세서에 넣고 곱게 간다.
4. 3의 재료와 코코넛밀크, 토마토소스를 프라이팬에 넣고 가끔 저으면서 30분 정도 뭉근하게 끓인다.
5. 두부를 깍둑썰기하고 볼에 넣은 뒤 옥수수 녹말을 골고루 묻힌다.
6. 다른 프라이팬에 올리브유를 두르고 중불에 달군 뒤 두부를 넣는다. 사이사이 섞으면서 두부가 노릇노릇하고 바삭바삭해질 때까지 볶는다.
7. 4의 시금치 혼합물에 6의 두부를 넣고 섞는다.
8. 취향에 따라 소금과 후춧가루를 넣고 밥을 곁들인다. 남은 것은 주중에 사용할 수 있다.

> **포드맵을 낮추는 방법**
> · 시금치 2+3/4컵의 프럭탄 함량은 적당하다.

렌틸콩 고구마 스튜

마늘향 올리브유와 생강은 커리의 맛을 제대로 살린다. 렌틸콩 고구마 스튜를 한번에 만들어두면 바쁜 주중에 활용하기 좋다.

재료(2회 제공량)

- 마늘향 올리브유(298쪽) 1작은술
- 생강 1작은술(다진 것)
- 당근 1개(잘게 썬 것)
- 소금과 후춧가루 약간석
- 생 차이브(곱게 다진 것) 또는 말린 차이브 2큰술
- 고구마 1개(껍질 벗기고 잘게 썬 것)
- 커리파우더 2작은술(취향에 따라 추가 가능)
- 바이옴 브로스(300쪽) 또는 채소육수 2+1/2컵
- 통조림 렌틸콩 1/2컵
- 생 시금치 또는 케일 잎 1줌

1. 냄비를 중불에 달구고 올리브유, 생강, 당근을 넣은 뒤 소금과 후춧가루를 뿌리고 골고루 섞으면서 3분 정도 볶는다.
2. 차이브와 고구마를 넣고 가끔 섞으면서 5분 더 볶는다.
3. 커리파우더, 바이옴 브로스를 붓고 뚜껑을 덮은 뒤 뭉근하게 끓인다.
4. 렌틸콩을 넣고 섞은 뒤 불을 줄이고 뚜껑을 연 다음 고구마가 익을 때까지 20분 정도 뭉근하게 끓인다.
5. 취향에 따라 소금이나 후춧가루, 커리파우더를 넣는다.
6. 먹기 직전에 채소를 넣고 숨이 죽을 때까지 젓는다. 사워도우 빵 1장을 곁들여도 좋다.

> 영양소 충전
> · 스캘리언과 파슬리를 뿌린다.

> 미리 만들기 팁
> · 고구마와 당근은 미리 잘라둔다.

말차 라테

항산화 성분이 풍부한 말차 라테는 완벽한 피로회복제다. 식단 1주차에는 아몬드밀크를, 2주차 이후에는 단백질 함량을 높이기 위해 두유를 선택할 것을 추천한다. 3주차 이후에는 코코넛밀크를 사용해 더 부드러운 라테를 만들 수 있다. 어떤 것이든 카라기난(Carrageenan, 홍조류에서 추출한 복합 다당류)이 들어 있지 않은 것을 선택한다.

재료(2회 제공량)

° 무가당 아몬드밀크 1+1/2컵
° 말차가루 2작은술
° 끓는 물 1/2컵
° 100% 순수 메이플시럽 적당량(취향에 따라 추가 가능)

1. 아몬드밀크를 냄비에 넣고 중불에서 뭉근하게 끓인다.
2. 컵 2개에 말차가루를 1작은술씩 넣는다. 유기농 말차가루를 쓰면 요리용 말차가루보다 훨씬 향이 좋아진다.
3. 뜨거운 물을 1/4컵씩 붓고 천천히 저으면서 말차가루를 완전히 녹인다.
4. 계속 저으면서 따뜻하게 끓인 아몬드밀크를 붓는다. 컵을 살짝 기울이면 거품을 더 만들 수 있다.
5. 취향에 따라 메이플시럽을 넣어 단맛을 낸다.
6. 아이스 말차 라테 만들기: 말차가루가 뭉쳐질 만큼 물을 충분히 붓고 덩어리지지 않도록 젓는다.
7. 차가운 무가당 아몬드밀크를 넣고 잘 섞는다.
8. 컵 2개에 나눠 담고 취향에 따라 메이플시럽을 넣은 뒤 얼음을 띄운다.

호박 후무스

채식 포인트 3점

호박은 섬유질, 비타민 A, 항산화 물질의 훌륭한 공급원이다. 이 호박 후무스는 신선한 채소, 통곡물 사워도우 토스트 등 다양한 음식에 잘 어울리는 매력 만점의 요리이다.

재료(2컵 분량)

- 병아리콩 통조림 1개(425g, 병아리콩만 건져 가볍게 씻은 것)
- 호박 퓌레 2/3컵
- 소금 1작은술
- 커민가루 1작은술
- 레몬 1/2개(즙 낸 것)
- 마늘향 올리브유(298쪽) 1큰술

1. 모든 재료를 푸드 프로세서에 넣고 부드러운 크림처럼 될 때까지 간다.
2. 밀폐 용기에 담으면 1주일 정도 냉장 보관이 가능하다.

> **포드맵을 낮추는 방법**
> · 후무스 1회 제공량을 2큰술로 줄인다.

> **영양소 충전**
> · 후무스 위에 호박씨나 헴프시드를 뿌리면 단백질 함량이 높아지고, 건강에 좋은 지방까지 섭취할 수 있으며, 채식 포인트도 올라간다.

식물성 트레일 믹스

채식 포인트 4점

풍부한 식물성 단백질과 섬유질로 하루 종일 활력을 주는 간식이다.

재료(2회 제공량)

° 호박씨 2큰술

° 아몬드 2큰술

° 호두 2큰술

° 다크 초콜릿 칩 또는 카카오닙스 2큰술

° 말린 크랜베리 2큰술

1. 호박씨, 아몬드, 호두, 초콜릿 칩, 크랜베리를 섞어 밀폐 용기나 지퍼백에 넣는다.

영양소 충전
· 구기자 1큰술을 추가한다.

초콜릿 무스

채식 포인트 3점

부드럽고 달콤하고 포만감까지 주는 초콜릿 무스는 식물성 단백질이 풍부한 간식
이다.

재료(4~6회 제공량)

° 통조림 코코넛밀크 1/2컵

° 부드러운 순두부 1모(누르지 않고 물기만 뺀 것)

° 100% 순수 메이플시럽 1/2컵

° 무가당 코코아파우더 1/2컵

° 땅콩버터 2큰술

° 바닐라 농축액 1작은술

° 소금 1작은술

1. 코코넛밀크 통조림을 뒤집어 3시간 이상 냉장고에 넣어둔다. 코코넛밀크 지방(고형)이 단단
   해지고 액체가 분리되어 무스가 더욱 부드러워진다.
2. 모든 재료를 푸드 프로세서나 고성능 블렌더에 넣고 부드러워질 때까지 간다.
3. 오븐용 그릇이나 볼에 나눠 담고 냉장고에서 굳힌다.

· 2/3컵 분량 기준으로 부드러운 두부는 포드맵 함량이 높지만, 단단한 두부는 포드맵 함량이 높지 않다.

· 1회 제공량 기준으로 라즈베리를 30개 정도 추가하면 더 달콤해지고, 섬유질 함량이 높아지며, 채식 포인트가 올라간다.

병아리콩 쿠키 볼   채식 포인트 2점

건강에 좋은 쿠키 볼을 소개한다. 귀리가루가 없다면 오트밀용 귀리 1/2컵을 블렌더나 푸드 프로세서에 넣고 고운 가루가 될 때까지 갈아서 써도 된다.

재료(16개 분량)

° 병아리콩 통조림 1개(425g, 병아리콩만 건지고 가볍게 씻어서 살살 두드려 말린 것)
° 귀리가루 1/3컵
° 땅콩버터 1/4컵
° 바닐라 농축액 1작은술

° 소금 1/4작은술
° 계핏가루 1/4작은술
° 유제품이 들어 있지 않은 초콜릿 칩 1/3컵
° 100% 순수 메이플시럽 3큰술(취향에 따라 추가 가능)

1. 병아리콩, 귀리가루, 땅콩버터, 메이플시럽, 바닐라 농축액, 소금, 계핏가루를 푸드 프로세서에 넣고 반죽 형태가 되도록 섞는다.
2. 취향에 따라 메이플시럽을 추가한다.
3. 초콜릿 칩을 넣고 반죽에 섞일 정도만 푸드 프로세서를 돌린다.
4. 반죽을 떼어 공 모양으로 하나씩 만들고 유산지를 깐 베이킹 팬에 올린다.
5. 냉장고에서 15분 이상 굳힌다. 밀폐 용기에 담으면 1주일 정도 냉장 보관이 가능하다.

· 미리 만들고 한 주 내내 간단한 간식으로 활용한다.

최강의 식물식 식단 3주차

절반 이상 왔다. 무척 순조롭다. 섬유질이 풍부한 식단을 시작한지 2주가 지났으니 단계를 조금 더 높인다. 이번 주부터 마늘, 양파, 곡물 재료를 이용할 것이다. 개인적으로 이런 식품의 풍미를 좋아하고 우리의 미각을 자극시킨다고 생각한다. 기분이 좋을 때 레몬생강차를 마시는 것을 잊지 말자. 또한 1주차 식단의 레시피가 3주차 식단에도 등장할 것이다. 필요하다면 저低포드맵 레시피를 이용하자.

3주차 식재료 구입 목록

과일류와 채소류

- ☐ 생강 중간 크기 1개
- ☐ 레몬 큰 것 5개
- ☐ 빨간 피망 큰 것 3개
- ☐ 노란 피망 1개
- ☐ 녹색 피망 큰 것 2개
- ☐ 말린 표고버섯 28g
- ☐ 노란 양파 또는 흰 양파 중간 크기 2개
- ☐ 당근 450g
- ☐ 셀러리하트 450g
- ☐ 오이 큰 것 4개
- ☐ 방울토마토 470g
- ☐ 시금치 잎 140g
- ☐ 바나나 6개
- ☐ 키위 4개
- ☐ 샐러드용 녹색 잎줄기채소 140g
- ☐ 브로콜리 새싹 100g
- ☐ 생 파슬리 1다발
- ☐ 아보카도 큰 것 3개
- ☐ 생 차이브 1다발
- ☐ 라임 6개
- ☐ 국수호박 큰 것 1개
- ☐ 샬롯 1개
- ☐ 마늘 1통
- ☐ 땅콩 450g
- ☐ 허니듀 멜론 2통
- ☐ 생 민트 1다발
- ☐ 베리류 940g
- ☐ 고구마 큰 것 1개
- ☐ 스캘리언 3다발
- ☐ 로메인 상추 1통
- ☐ 청경채 2다발
- ☐ 표고버섯 110g
- ☐ 토마토 페이스트 2작은술
- ☐ 말린 브라운 렌틸콩 450g
- ☐ 캐슈너트 1/4컵
- ☐ 토마토 큰 것 1개
- ☐ 적양배추 또는 나파 양배추 작은 것 1개
- ☐ 콜라드 잎 4장

☐ 플럼 토마토 1개 ☐ 양파 중간 크기 1개

☐ 케일(라키나토 케일 또는 컬리 케일) 1다발 ☐ 아스파라거스 1다발

☐ 할라페뇨 1개 ☐ 생 고수 3다발

기타 식재료

☐ 아몬드밀크 2L ☐ 호박 퓌레 통조림(425g) 1개

☐ 냉동 에다마메(깍지 채로) 230g ☐ 검은콩 통조림(425g) 1개

☐ 오트밀용 귀리 450g ☐ 레드 렌틸콩 450g

☐ 아몬드 길게 자른 것 56g ☐ 구운 토마토 통조림(425g) 1개

☐ 냉동 체리류 230g ☐ 사워도우 빵 1덩어리

☐ 버섯파우더 56g ☐ 옥수수 토르티야 4장

☐ 소바면 230g ☐ 단단한 제형의 두부 1810g

☐ 병아리콩 통조림(450g) 3개 ☐ 케이퍼

☐ 칼라마타 올리브 110g ☐ 블랙 올리브 통조림(64g) 1개

☐ 디종 머스터드 230g ☐ 토마토소스 통조림(425g) 1개

☐ 냉동 오크라 340g ☐ 채소육수 1L

☐ 강낭콩 통조림(400g) 1개 ☐ 비건 우스터소스

☐ 김치 450g ☐ 핫소스

☐ 파로 230g

준비 과정이 필수인 식사 레시피

바이옴 브로스 300쪽

참깨 누들 볼 338쪽

참깨 누들 볼에 사용한 참깨 드레싱과 바삭한 두부 구이 339쪽

간단한 오버나이트 오트밀 312쪽

지중해식 곡물 샐러드 337쪽

강황 에너지 볼 353쪽

준비 과정이 선택인 식사 레시피

고구마 베리 토스트   282쪽

*미리 만들고 6일차 아침 식사 전에 굽는다.

검보   346쪽

*절반은 4주차 식단을 위해 냉동시키고, 절반은 냉장 보관한다.

땅콩 두부를 곁들인 타이 볼   342쪽

음료, 간식, 디저트 레시피

음료: 그린 드링크   352쪽

간식 1: 즉석 에다마메   352쪽

간식 2: 강황 에너지 볼   353쪽

디저트 1: 초콜릿 바나나 아이스크림   354쪽

디저트 2: 버섯 핫 코코아   355쪽

응급 레시피

아침 식사: 초콜릿 땅콩버터 슈퍼 스무디   333쪽

점심 식사: 지중해식 곡물 샐러드   337쪽

저녁 식사: 와일드 바이옴 슈퍼 수프   286쪽

간식: 아몬드 20개

디저트: 블루베리 1컵 또는 딸기 20개

DAY 1 (주로 일요일)

구분	레시피	찾아보기	채식 포인트
아침 식사	푸타네스카 두부 스크램블 말차 라테	332쪽 323쪽	9점
점심 식사	콜라드 랩	336쪽	9점
저녁 식사	다운 앤 더티 케일 샐러드 페피타 파르메산 국수호박을 곁들인 렌틸콩 볼로냐	287쪽 345쪽 343쪽	12~17점

DAY 2

구분	레시피	찾아보기	채식 포인트
아침 식사	슈퍼푸드 스무디 볼	281쪽	6점
점심 식사	참치 없는 선플라워 샐러드와 사워도우 빵	317쪽	7점
저녁 식사	땅콩 두부를 곁들인 타이 볼	342쪽	10점

DAY 3

구분	레시피	찾아보기	채식 포인트
아침 식사	간단한 오버나이트 오트밀	312쪽	4점
점심 식사	참깨 누들 볼	338쪽	10점
저녁 식사	버팔로 병아리콩 샐러드	345쪽	7점

DAY 4

구분	레시피	찾아보기	채식 포인트
아침 식사	초콜릿 땅콩버터 슈퍼 스무디	333쪽	4점
점심 식사	지중해식 곡물 샐러드	337쪽	8점
저녁 식사	검보	346쪽	7점

DAY 5

구분	레시피	찾아보기	채식 포인트
아침 식사	간단한 오버나이트 오트밀	312쪽	4점
점심 식사	참깨 누들 볼	338쪽	10점
저녁 식사	버팔로 병아리콩 샐러드	345쪽	7점

DAY 6

구분	레시피	찾아보기	채식 포인트
아침 식사	고구마 베리 토스트	282쪽	3점
점심 식사	지중해식 곡물 샐러드	337쪽	8점
저녁 식사	김치볶음밥	348쪽	7점

DAY 7

구분	레시피	찾아보기	채식 포인트
아침 식사	스파이시 브렉퍼스트 타코	334쪽	6점
점심 식사	영양 만점 부다 볼	340쪽	6점
저녁 식사	렌틸콩 마살라	349쪽	6점

푸타네스카 두부 스크램블

채식 포인트 7점

우리가 좋아하는 파스타 소스를 아침 식사용 스크램블로 바꿔보았다. 누구나 좋아할 수밖에 없을 것이다.

재료(2회 제공량)

- 채소육수 또는 바이옴 브로스(300쪽) 1큰술
- 올리브유 1큰술
- 스캘리언 1개(녹색 부분만 얇게 자른 것)
- 플럼 토마토 1개(잘게 썬 것)
- 레드페퍼 플레이크 1/4작은술(취향에 따라 추가 가능, 선택 사항)
- 말린 타임 1/2작은술
- 말린 오레가노 1/2작은술

- 아주 단단한 두부 230g(물기를 빼고 누른 것)
- 강황가루 1/4작은술
- 소금 약간
- 케이퍼 1큰술(물기를 뺀 것)
- 블랙 올리브 1/4컵(얇게 썬 것)
- 후춧가루 약간
- 생 파슬리(잘게 썬 것)

1. 프라이팬을 중불에 달구고 채소육수와 올리브유를 넣은 뒤 섞는다.
2. 스캘리언, 토마토, 레드페퍼 플레이크, 타임, 오레가노를 넣고 부드러워질 때까지 5분 정도 볶는다.
3. 주걱으로 볶은 채소를 한쪽에 밀어 놓고 두부를 넣은 뒤 스크램블처럼 작은 조각으로 살살 부순다.
4. 강황가루와 소금을 넣고 사이사이 섞으면서 두부가 따뜻해질 때까지 2~3분 정도 볶는다.
5. 케이퍼와 블랙 올리브를 넣고 섞는다. 취향에 따라 소금, 후춧가루, 레드페퍼 플레이크를 뿌린다.
6. 생 파슬리를 올리고 그대로 먹거나 사워도우 토스트를 곁들인다.

초콜릿 땅콩버터 슈퍼 스무디(볼)

스무디가 아주 진하고 부드러워서 밀크셰이크로 착각할 수도 있다. 식물성 단백질과 건강에 좋은 지방이 풍부한 덕분에 포만감이 오래 지속된다.

재료(2잔 분량)

° 냉동 바나나 2개
° 땅콩버터 1/4컵
° 아몬드밀크 또는 두유 3컵
° 100% 순수 메이플시럽 2작은술 또는 대추
  야자 1개

° 코코아파우더 1/4컵
° 헴프시드 2큰술
° 얼음 약간

1. 모든 재료를 블렌더에 넣고 크림처럼 부드러워질 때까지 간다.
2. 유리잔 2개에 나눠 담는다.
3. 스무디 볼로 만든다면 아몬드밀크를 3/4컵으로 줄이고 좋아하는 토핑을 올린다. 바나나 몇 조각이나 오트 그래놀라(283쪽)를 올리거나 땅콩버터를 1방울 떨어뜨려도 좋다.

포드맵을 낮추는 방법

· 익지 않은 바나나는 익은 바나나보다 포드맵 함량이 낮다. 익은 바나나 1/2개 또는 익지 않은 바나나 1개의 포드맵 함량은 모두 낮다. 프럭토스에 과민반응을 보인다면 1회 제공량 기준 바나나는 절반을 사용한다.
· 대추야자는 프럭탄 함량이 더 높으므로 경우에 따라서는 메이플시럽을 이용한다.

영양소 충전

· 치아시드 1작은술을 추가하면 건강에 좋은 지방을 더 섭취할 수 있고 채식 포인트가 올라간다.

스파이시 브렉퍼스트 타코

섬유질이 풍부한 4주 식단에는 아침 식사용 타코 레시피도 당연히 들어 있다. 살사 소스에 사용한 할라페뇨의 양을 줄여서 향신료의 맛을 조절해 보자.

재료(4개 분량)

두부 타코 소용

° 검은콩 1/2컵

° 파프리카파우더 3/4작은술

° 커민가루 3/4작은술

° 생 차이브 2작은술(잘게 썬 것)

° 카이엔페퍼 약간(선택 사항)

° 소금 1/4작은술

° 후춧가루 1/4작은술

° 올리브유 1작은술

° 단단한 두부 170g(물기를 빼고 가볍게 썻어 누른 것)

° 옥수수 토르티야 4장

° 생 고수 1/4컵

° 아보카도 1/4개(얇게 자른 것)

살사 소스용

° 방울토마토 1/4컵(얇게 자른 것)

° 할라페뇨 1/2개(씨 제거하고 얇게 자른 것)

° 마늘향 올리브유(298쪽) 2작은술

° 마늘 1쪽(다진 것)

° 라임 1/2개(즙낸 것, 나머지 1/2개는 따로 보관)

° 소금 약간

° 후춧가루 약간

1. 살사 소스 만들기: 방울토마토, 할라페뇨, 올리브유, 마늘, 라임즙을 볼에 넣고 섞어서 소금 과 후춧가루를 살짝 뿌린 뒤 따로 둔다.

2. 두부 타코 소 만들기: 검은콩과 물 2큰술, 파프리카파우더 1/4작은술, 커민가루 1/4작은술, 차이브 1작은술, 카이엔페퍼 약간을 볼에 넣고 데운다. 골고루 데워질 때까지 5분 정도 끓인 다.

3. 검은콩을 약간 남기고 나무 주걱으로 재료를 부드럽게 으깬 뒤 따로 둔다.

4. 남은 커민가루 1/2작은술, 파프리카파우더 1/2작은술, 차이브 1작은술, 카이엔페퍼 약간, 소금, 후춧가루를 볼에 넣고 물 2큰술을 더해 섞은 뒤 따로 둔다.

5. 프라이팬에 올리브유를 두르고 중불에 달군 뒤 두부를 넣고 으깬 다음 2의 타코 소스를 붓는다. 가끔 저으면서 소스가 완전히 스며들고 따뜻해질 때까지 5분 정도 볶는다.
6. 물기 없는 깨끗한 프라이팬에 토르티야를 넣고 말랑말랑해질 때까지 데운다.
7. 데운 토르티야 위에 5의 두부, 3의 검은콩, 고수, 아보카도, 1의 살사 소스를 얹고 라임즙을 짜서 뿌린 후 따뜻하게 먹는다. 취향에 따라 4의 혼합물을 곁들인다.

포드맵을 낮추는 방법

· 마늘은 프럭탄 함량이 높다. 프럭탄에 과민반응이 나타난다면 마늘향 올리브유를 일반 올리브유로 대체한다.
· 검은콩의 갈락토올리고당 함량은 적당하다. 병아리콩 1/4컵으로 대체 가능하다.

콜라드 랩

콜라드 그린은 비타민 A, 비타민 K, 칼슘이 풍부하다. 영양소가 매우 풍부하지만 과소평가되고 있는 콜라드 그린은 단지 미국 남부 요리에만 들어가는 식재료가 아니다. 풍미 좋은 음식에 콜라드 그린을 곁들이면 완벽한 식사가 된다.

재료(4개 분량)

- 단단한 두부 170g(물기를 빼고 누른 것)
- 마늘향 올리브유(298쪽) 1작은술
- 호박 후무스(324쪽) 1/2컵
- 적양배추 1/2컵(잘게 썬 것)
- 오이 1/2컵(얇고 짧게 자른 것)
- 헴프시드 2큰술
- 타마리 1큰술
- 콜라드 그린 잎 4장
- 빨간 피망 또는 노란 피망 1/2컵(길게 자른 것)
- 당근 1개(얇고 짧게 자른 것)
- 아보카도 1/2개

1. 오븐을 205°C로 예열하고 베이킹 팬에 유산지를 깐다.
2. 두부를 직사각형이나 긴 조각으로 자르고 타마리와 올리브유를 뿌려 버무린다.
3. 베이킹 팬에 두부를 올리고 중간에 한 번 뒤집으며 30분 정도 굽는다. 오븐에서 꺼내서 따로 둔다.
4. 콜라드 그린 잎을 씻어서 물기를 털고 롤을 쉽게 말 수 있도록 줄기는 자르고 잎사귀만 남긴다.
5. 평평한 곳에 콜라드 그린 잎 4장을 놓고 잎의 절반 정도에만 후무스를 2큰술씩 바른다.
6. 피망, 양배추, 당근, 오이, 아보카도를 골고루 나눠서 올리고 헴프시드를 뿌린다.
7. 부리토처럼 싼 뒤 반으로 잘라서 먹는다.

영양소 충전

· 브로콜리 새싹을 추가한다.

지중해식 곡물 샐러드

점심 식사나 간단한 저녁 식사로 안성맞춤인 곡물 샐러드다. 주재료인 파로는 샐러드에 곁들여 먹으면 잘 어울리는 통곡물 중에 하나다. 모든 재료를 골고루 섞고 먹기 직전에 드레싱으로 버무린다. 직장에 가져간다면 샐러드와 드레싱을 다른 용기에 담아 먹기 직전에 섞는다.

재료(6컵 분량)

지중해식 곡물 샐러드용
- 파로 1컵(삶지 않은 것)
- 병아리콩 1컵
- 토마토 큰 것 1개(깍둑썰기한 것)
- 빨간 피망 1개(잘게 썬 것)
- 노란 피망 1개(잘게 썬 것)
- 오이 1/2개(씨 제거하고 잘게 썬 것)
- 칼라마타 올리브 1/4컵(얇게 자른 것)
- 생 파슬리 1/4컵(잘게 썬 것)

레몬 제스트 드레싱용
- 레몬 제스트 1작은술
- 레몬즙 1/4컵
- 마늘 1쪽(다진 것)
- 디종 머스터드 1작은술
- 소금과 후춧가루 약간씩
- 올리브유 3큰술

1. 곡물 샐러드 만들기: 물 3컵을 냄비에 붓고 중불에서 끓이다가 파로를 넣는다. 뚜껑을 덮고 약불로 줄여 부드러워질 때까지 25~30분 정도 뭉근하게 삶는다.
2. 파로를 건져서 찬물로 씻고 따로 둔다.
3. 삶은 파로, 병아리콩, 토마토, 빨간 피망, 노란 피망, 오이, 올리브, 파슬리를 볼에 넣고 골고루 섞은 뒤 따로 둔다.
4. 드레싱 만들기: 레몬 제스트, 레몬즙, 마늘, 디종 머스터드를 볼에 넣고 소금과 후춧가루를 넉넉히 뿌린 뒤 잘 섞고 올리브유를 떨어뜨린다.
5. 곡물 샐러드에 드레싱을 뿌리고 골고루 섞어서 냉장고에 보관한다. 남은 샐러드는 드레싱과 따로 담아 2~3일 정도 냉장 보관이 가능하다.

· 파로에는 프럭탄이 많이 들어 있다. 포드맵 함량이 낮은 대체 곡물로는 기장, 퀴노아, 현미가 있다.

· 병아리콩의 갈락토올리고당 함량은 적당하다. 양을 1/2컵으로 줄인다.

· 마늘은 프럭탄 함량이 높다. 마늘을 빼고 마늘향 올리브유(298쪽, 1작은술)를 이용한다.

미리 만들기 팁

· 파로를 미리 삶아두면 5~6일 정도 냉장 보관이 가능하다. 파로와 다른 채소를 섞어서 밀폐 용기에 넣고 드레싱은 따로 냉장 보관한 뒤 먹기 전에 섞는다.

참깨 누들 볼   채식 포인트 10점

아시아풍의 차가운 면 요리는 주중 점심 식사용으로 미리 준비해 둘 수 있는 레시피 중 하나다. 하지만 준비하는 과정에 군침이 고인다면 살짝 맛보는 것까지는 막지 않겠다.

재료(4그릇 분량)

참깨 드레싱용
°따뜻한 물 2큰술
°타히니 페이스트 1/4컵
°타마리 1큰술
°참기름 2작은술
°라임 1개(즙낸 것)
°마늘 1/2작은술(다진 것)
°100% 순수 메이플시럽 1/2작은술
°레드페퍼 플레이크 1/4작은술(선택 사항)

참깨 누들 볼용
°소바면 230g
°냉동 에다마메 2컵(껍질 제거하고 해동한 것)
°당근 2개(중간 크기, 아주 얇게 썬 것)
°오이 2컵(깍둑썰기한 것)
°구운 두부(339쪽, 바삭한 두부 구이 참고)
°참깨 2큰술
°헴프시드 2큰술

1. **참깨 드레싱 만들기: 따뜻한 물, 타히니, 타마리 페이스트, 참기름, 라임즙, 마늘, 메이플시럽, 레드페퍼 플레이크를 볼에 넣고 잘 섞은 뒤 따로 둔다.**

2. 소바면을 삶고 면을 건져낸 뒤 찬물에 씻는다.

3. 소바면을 삶은 냄비에 다시 넣고 1의 참깨 드레싱 절반을 뿌려 섞는다.

4. 뚜껑이 있는 용기 4개에 나눠 담고 에다마메, 당근, 오이, 두부를 올린다.

5. 먹을 때 남은 참깨 드레싱, 참깨, 헴프시드를 뿌리고 차갑게 먹는다.

> 포드맵을 낮추는 방법
> · 타히니를 땅콩버터 또는 아몬드버터로 대체할 수 있다.
> · 마늘은 프럭탄 함량이 높으니 차이브 1작은술로 대체한다.
>
> 영양소 충전
> · 피망, 브로콜리, 스캘리언 모두 이 레시피에 아주 잘 어울린다.
>
> 미리 만들기 팁
> · 손질한 재료를 보관할 수 있는 유리 용기를 활용하자.

바삭한 두부 구이   채식 포인트 1점

28일 내내 활용할 수 있는 레시피이다. 샐러드에 올리거나 간식처럼 먹으면 단백질
까지 추가로 섭취할 수 있다.

재료(4회 제공량)

°단단한 두부 400g   °올리브유 쿠킹 스프레이 약간

1. 두부를 깨끗한 타월이나 종이타월로 싸고 접시 위에 올린 뒤 다시 접시를 올린다.

2. 두부를 덮은 접시 위에 무거운 물건을 올리고 물기가 거의 빠질 때까지 30분 정도 그대로 둔다.

3. 오븐을 205°C로 예열한다.

4. 두부의 물기가 빠지면 원하는 모양으로 자른다. 3주차 식단의 레시피에는 직사각형이나 사
   각형이 잘 어울린다.

5. 베이킹 팬에 올리브유 스프레이를 살짝 뿌리고 두부를 한 겹으로 깐 뒤 두부에 올리브유가

골고루 묻도록 올리브유 스프레이를 더 뿌린다.

6. 오븐에서 15분 정도 굽고 한 번 뒤집은 뒤 두부가 노릇노릇해질 때까지 15분 정도 더 굽는 다. 취향에 따라 한 주 내내 모든 레시피에 곁들인다. 밀폐 용기에 담아 냉장 보관한다.

> **영양소 충전**
> · 3주차 식단의 참깨 누들 볼(338쪽)에 이용하거나 땅콩 두부를 곁들인 타이 볼(342쪽)에서 땅콩 두부 대신 사용하거나 4주차 식단의 영양 만점 부다 볼(340쪽)에 추가할 수 있다.

영양 만점 부다 볼   채식 포인트 6점

이 부다 볼 요리는 우리가 가장 좋아하는, '어떤 재료를 섞어볼까' 레시피다. 다양한 재료를 넣어 다채롭게 먹을 수 있지만 타히니 드레싱은 반드시 넣어야 한다. 타히니 드레싱은 아주 맛있어서 모든 음식에 넣고 싶을 것이다. 부다 볼에 들어가는 재료를 딱히 정하지 않았지만, 한 주 동안 사용하고 남은 식재료에 맞춰서 만들 수도 있다. 냉장고 속 식재료를 처리하는 레시피라고 생각하자.

재료(1회 제공량)

타히니 드레싱용
° 타히니 1/4컵
° 레몬즙 2큰술
° 마늘 1쪽(다진 것)
° 올리브유 1큰술
° 소금 1/2작은술

부다 볼용
° 병아리콩 1/2컵(다른 콩 또는 렌틸콩 삶은 것 도 가능)
° 샐러드용 채소 2~3컵
° 곡물 1/2컵(삶은 것)
° 채소 구이(341쪽) 남은 것 또는 다른 채소 잘 게 썬 것 1/2컵

1. 타히니 드레싱 만들기: 타히니, 레몬즙, 마늘, 올리브유, 물 1/3컵을 볼에 넣고 골고루 섞는 다. 취향에 따라 소금으로 간을 하고 따로 둔다.
2. 부다 볼 만들기: 병아리콩, 샐러드용 채소, 삶은 곡물, 채소 구이를 볼에 넣고 1의 타히니 드 레싱 1/4컵을 뿌린다.

· 타히니는 프럭탄이 많다. 타히니 양을 1큰술로 줄이고 올리브유를 2큰술 늘리고 물의 양을 절반으로 줄인다

· 마늘은 포드맵 함량이 높다. 마늘을 빼고 올리브유 대신 마늘향 올리브유(298쪽)를 이용한다.

· 병아리콩은 갈락토올리고당 함량이 적당하다. 양을 1/4컵으로 제한하거나 통조림 렌틸콩 1/2컵을 사용한다.

· 기장, 퀴노아, 현미, 백미는 포드맵 함량이 낮은 곡물이다.

· 곡물을 삶을 때 물에 강황가루 1/2작은술을 넣고 삶는다.

〈채소 구이〉

앞서 언급했듯, 삶은 곡물이나 채소 남은 것을 활용하기에 적합한 레시피다. 남은 식재료가 없어도 만들기가 쉽다.

재료(2회 제공량)

° 아스파라거스 1컵(딱딱한 끝부분 제거하고 잘게 썬 것)

° 녹색 피망 1개(잘게 썬 것)

° 브로콜리 송이 1컵(잘게 썬 것)

° 올리브유 2작은술

° 소금 약간

° 후춧가루 약간

1. 오븐을 205°C로 예열한다.

2. 아스파라거스, 피망, 브로콜리에 올리브유, 소금, 후춧가루를 뿌리고 양념이 골고루 묻도록 잘 섞는다.

3. 베이킹 팬에 한 겹으로 깔고 채소가 부드러워질 때까지 20~30분 정도 굽는다.

· 아스파라거스는 포드맵 함량이 높다. 아스파라거스를 빼고 돼지호박 또는 포드맵 함량이 낮은 다른 채소를 이용한다.

땅콩 두부를 곁들인 타이 볼

매콤한 땅콩 소스가 마음을 살짝 설레게 하는 레시피다. 하지만 이 레시피에는 마늘처럼 포드맵 함량이 높은 식재료가 포함되어 있다. 과민 증상이 나타나면 포드맵을 낮추는 방법을 확인하자.

재료(2회 제공량)

° 현미 1/2컵(삶지 않은 것)

° 단단한 두부 170g(물기를 빼고 누른 뒤 깍둑썰
  기한 것)

땅콩 소스용

° 땅콩버터 1/3컵

° 타마리 1큰술

° 100% 순수 메이플시럽 1큰술

° 라임즙 3큰술

° 레드페퍼 플레이크 1/4작은술(취향에 따라)

° 마늘 1쪽(다진 것)

° 땅콩 2큰술(곱게 다진 것, 가니쉬로 사용하면
  추가 가능)

° 뜨거운 물 3큰술

° 소금과 후춧가루 약간씩

° 당근 1개(필러로 길고 가는 면처럼 벗긴 것)

° 오이 1컵(반달 모양으로 얇게 썬 것)

° 배추 또는 적양배추 1컵(얇게 썬 것)

° 빨간 피망 1/2개(얇게 썬 것)

° 스캘리언 2개(녹색 부분만 잘게 다진 것)

1. 오븐을 205℃로 예열한다.

2. 물 1컵을 냄비에 붓고 중불에서 끓인 뒤 현미를 넣고 뚜껑을 덮은 다음 약불로 줄인다. 현미
   가 부드러워질 때까지 30분 정도 뭉근하게 끓이고 포크로 살살 일군 뒤 따로 둔다.

3. 들러붙지 않는 베이킹 팬에 두부를 한 겹으로 깔고 살짝 노릇해질 때까지 25분 정도 굽는다.
   일반 팬을 사용한다면 팬에 요리용 스프레이를 살짝 뿌린다.

4. 두부를 꺼내 얕은 볼에 담아서 따로 둔다.

5. 땅콩 소스 만들기: 땅콩버터, 타마리, 메이플시럽, 라임즙, 레드페퍼 플레이크, 마늘, 땅콩을
   크림처럼 부드럽고 걸쭉해질 때까지 섞는다.

6. 뜨거운 물을 천천히 붓고 적당한 농도가 될 때까지 계속 젓는다. 취향에 따라 소금과 후춧가

루로 간하고 5의 땅콩 소스 3큰술을 두부에 골고루 입힌 뒤 따로 둔다.

7. 삶은 현미를 그릇 2개에 나눠 담고 두부와 당근, 오이, 양배추, 피망, 스캘리언을 올린다.

8. 남은 땅콩 소스를 뿌린다.

[포드맵을 낮추는 방법]

· 마늘은 프럭탄이 많이 들어 있다. 마늘을 빼고 스캘리언 녹색 부분만 얇게 썬 것 1작은술을 넣는다.

· 일반 양배추나 적양배추, 사보이 양배추는 1회 제공량 기준 3/4컵 정도면 포드맵 함량이 적당하다.

· 스캘리언은 흰색 알뿌리 부분에 프럭탄이 많이 들어 있으므로 포드맵 함량을 낮추려면 녹색 부분만 사용한다.

[영양소 충전]

· 고수 또는 헴프시드를 뿌린다.

[미리 만들기 팁]

· 두부는 미리 구워서 밀폐 용기에 담아 냉장고에 보관할 수 있다. 냉장 보관하면 두부가 바삭하지는 않지만 먹기 전에 살짝 기름을 두른 팬에 튀기면 좋다.

· 땅콩 소스는 미리 만들어 밀폐 용기에 담으면 4일 정도 냉장 보관이 가능하다.

국수호박을 곁들인 렌틸콩 볼로냐 [채식 포인트 7점]

국수호박을 구할 수 없어도 걱정하지 말자. 대신 파스타를 삶아서 사용하면 된다.

재료(2회 제공량)

° 국수호박 1개(큰 것, 절반으로 잘라 씨앗 제거한 것)

° 올리브유 1큰술+1작은술

° 소금 3/4작은술(취향에 따라 추가 가능)

° 후춧가루 1/4작은술(취향에 따라 추가 가능)

° 샬롯 1개(다진 것)

° 마늘 4쪽(다진 것)

° 당근 2개(중간 크기, 잘게 썬 것)

° 셀러리 줄기 2개(잘게 썬 것)

° 토마토소스 4컵

° 마른 레드 렌틸콩 3/4컵

° 말린 바질 1작은술

°말린 오레가노 1작은술　　　　　　°레드페퍼 플레이크 약간

°페피타 파르메산(345쪽)

1. 오븐을 205℃로 예열한다.

2. 국수호박에 올리브유 1작은술을 바르고 소금 1/4작은술과 후춧가루 1/4작은술로 간한다.

3. 국수호박 단면이 바닥을 보도록 베이킹 팬에 깔고 부드러워질 때까지 45~50분을 굽는다.

4. 국수호박을 꺼내서 식히고 포크로 긁어 스파게티 같은 국수호박 면발을 만든다.

5. 렌틸콩 볼로냐 소스 만들기: 프라이팬에 남은 올리브유 1큰술을 두르고 중불에서 달군 뒤 샬롯과 마늘을 넣고 타지 않도록 주의하며 향이 올라오고 부드러워질 때까지 사이사이 섞으면서 3분 정도 볶는다.

6. 당근과 셀러리를 넣고 부드러워질 때까지 4~5분 정도 더 볶는다.

7. 토마토소스, 렌틸콩, 바질, 오레가노, 레드페퍼 플레이크, 물 1/2컵을 넣고 불을 강하게 해서 살짝 끓였다가 약불로 줄인다.

8. 뚜껑을 덮고 가끔 저으면서 렌틸콩이 부드러워질 때까지 20분 정도 볶는다. 너무 빨리 끓으면 졸지 않도록 물을 더 추가한다.

9. 남은 소금 1/2작은술을 넣고 취향에 따라 소금과 후춧가루를 넣는다.

10. 4의 국수호박 면발을 그릇 2개에 나눠 담고 9의 렌틸콩 볼로냐 소스를 올린다. 페피타 파르메산을 곁들여도 좋다.

포드맵을 낮추는 방법
- 샬롯에는 프럭탄이 많이 들어 있다. 샬롯을 빼고 일반 올리브유 대신 샬롯향 올리브유를 넣거나 스캘리언(녹색 부분) 1/4컵으로 대체한다.
- 마늘은 포드맵 함량이 높고 프럭탄이 많이 들어 있다. 마늘을 빼고 차이브 1/2컵이나 일반 올리브유 대신 마늘향 올리브유(298쪽)를 사용한다.
- 셀러리는 포드맵 함량이 높다. 셀러리 줄기의 양을 2/3로 줄인다.
- 토마토소스에 양파와 마늘이 들어 있을 수 있으므로 토마토만 들어 있는 브랜드 제품을 찾아보자. 만약 양파와 마늘이 함유된 마리나라 소스로 대체한다면 포드맵 함량이 낮은 시제품을 찾는다.
- 마른 레드 렌틸콩은 갈락토올리고당 함량이 적당하다. 통조림 렌틸콩 1컵으로 대체한다.

영양소 충전
- 페피타 파르메산, 바질 잘게 썬 것, 파슬리 잘게 썬 것을 올린다.

〈페피타 파르메산〉

재료

° 아몬드 1/2컵(길게 자른 것, 통 아몬드 20개 정도)   ° 영양효모 3큰술

° 호박씨 1/4컵(날 것)   ° 소금 1작은술

1. 아몬드, 호박씨, 영양효모, 소금을 푸드 프로세서에 넣고 고운 가루가 될 때까지 간다. 아몬
   드버터가 되지 않도록 조심한다.
2. 2주 정도 냉장 보관할 수 있고, 6개월 정도 냉동 보관이 가능하다.

> **포드맵을 낮추는 방법**
> · 길게 자른 아몬드는 갈락토올리고당이 많이 들어 있다. 아몬드 양을 10개로 줄인다.

버팔로 병아리콩 샐러드   `채식 포인트 7점`

섬유질이 풍부한 4주 식단에 꼭 넣어야 할 레시피다. 매콤한 버팔로 병아리콩과 달콤
한 후무스 드레싱은 더없이 어울리는 조합이다.

재료(2그릇 분량)

버팔로 병아리콩용

° 통조림 병아리콩 1/2컵(병아리콩만 건져 가볍
  게 씻은 것)
° 마늘향 올리브유(298쪽) 2작은술
° 핫소스 1큰술
° 마늘 다진 것 1/4작은술
° 소금 약간

달콤한 후무스 드레싱용

° 호박 후무스(324쪽) 또는 다른 후무스 1/4컵
° 100% 순수 메이플시럽 2작은술
° 레드와인 식초 또는 레몬즙 2큰술
° 뜨거운 물 2작은술

샐러드용

° 로메인 상추 4컵(잘게 썬 것)
° 아보카도 1/4개(얇게 썬 것)
° 방울토마토 1/4컵(절반으로 자른 것)

1. 드레싱 만들기: 후무스, 메이플시럽, 레드와인 식초를 크림처럼 부드러워질 때까지 섞는다.
2. 뜨거운 물을 붓고 천천히 섞으면서 계속 젓는다. 농도가 걸쭉하지만 부을 수 있을 정도는 되어야 한다. 필요하면 물을 더 넣는다.
3. 버팔로 병아리콩 만들기: 병아리콩에 마늘향 올리브유, 핫소스, 마늘, 소금을 넣고 섞는다.
4. 프라이팬을 중불에 달구고 섞은 병아리콩을 넣어 물기가 없어지고 골고루 익을 때까지 3분 정도 볶는다. 병아리콩 일부만 숟가락 뒷면으로 살살 으깬 뒤 불을 끄고 따로 둔다.
5. 샐러드 만들기: 로메인 상추에 2의 드레싱을 뿌려 섞고 아보카도, 방울토마토, 4의 버팔로 병아리콩을 넣은 뒤 살살 섞는다.
6. 그릇 2개에 나눠 담고 바로 먹는다.

| 포드맵을 낮추는 방법 |
· 시판 후무스는 마늘과 양파가 들어 있으므로 포드맵 함량이 낮은 호박 후무스를 사용한다.
· 병아리콩의 1회 제공량을 1/4컵으로 제한한다.
· 마늘에는 프럭탄이 많이 들어 있다. 차이브 1작은술로 대체한다.

| 미리 만들기 팁 |
· 달콤한 후무스 드레싱과 버팔로 병아리콩을 미리 준비한다. 먹기 전에 병아리콩을 데우고 샐러드 재료를 섞는다.

검보   채식 포인트 7점

이 레시피는 만들기는 쉽지만, 채소를 익히고 검보(스튜 요리)를 끓이는 데 시간이 걸린다. 평일에 준비하기 부담스럽다면 여유 있는 주말에 미리 준비하거나 현미만 먹기 전에 삶는 방법도 있다. 4주차 식단에 사용할 수 있도록 절반은 냉동시키고 나머지 절반은 언제든지 사용할 수 있도록 냉장 보관한다.

재료(4회 제공량)

° 소금과 후춧가루 약간씩
° 현미 2컵(삶지 않은 것)

° 말린 오레가노 1작은술
° 채소육수 또는 바이옴 브로스(300쪽) 4컵

∘ 올리브유 3큰술

∘ 양파 1개(중간 크기, 잘게 썬 것)

∘ 녹색 피망 1개(잘게 썬 것)

∘ 셀러리 줄기 3개(잘게 썬 것)

∘ 마늘 3쪽(다진 것)

∘ 다용도 밀가루 1/4컵

∘ 훈제 파프리카파우더 2작은술

∘ 말린 타임 2작은술

∘ 후춧가루 1작은술

∘ 구운 토마토 통조림 1개(400g, 토마토만 건진 것)

∘ 강낭콩 통조림 1개(400g, 강낭콩만 건져 가볍게 씻은 것)

∘ 냉동 오크라 1+1/2컵(얇게 자른 것)

∘ 비건 우스터소스 2큰술

1. 물 4컵과 소금 약간을 냄비에 넣고 중불에서 끓인 뒤 현미를 넣는다. 약불로 줄이고 뚜껑을 덮은 뒤 현미가 부드러워질 때까지 45분 정도 삶는다.

2. 육수용 냄비에 올리브유를 두르고 중불에서 달군 뒤 양파, 피망, 셀러리, 마늘을 넣고 소금을 약간 뿌린 다음 가끔 섞으면서 채소가 골고루 익고 살짝 노릇해질 때까지 15분 정도 볶는다.

3. 볶은 채소에 밀가루를 뿌리고 섞은 뒤 밀가루가 살짝 노릇해지고 고소한 향이 날 때까지 2~3분 정도 볶는다.

4. 파프리카파우더, 타임, 오레가노, 후춧가루를 넣고 함께 섞은 뒤 향이 올라올 때까지 30~60초 정도 더 볶는다.

5. 채소육수, 토마토, 강낭콩, 오크라, 우스터소스를 넣어 섞고 냄비 바닥에 눌어붙은 채소나 밀가루를 긁어낸다.

6. 강불에서 한소끔 끓으면 불을 줄이고 가끔 저으면서 걸쭉해질 때까지 30분 정도 뭉근하게 끓인다.

7. 1의 삶은 현미 1컵을 그릇 2개에 나눠 담고 6의 검보를 올린다.

포드맵을 낮추는 방법

· 양파는 프럭탄이 많이 들어 있고 갈락토올리고당 함량은 적당한 수준이다. 양파를 빼고 스캘리언 녹색 부분 1/2컵으로 대체한다.

· 녹색 피망 1/4개의 포드맵 함량은 적당하다. 레시피에 들어가는 녹색 피망의 양을 1/2개로 줄이거나 녹색 피망 대신 빨간 피망 1개를 사용한다.

· 셀러리 줄기의 마니톨 함량은 적당하다. 셀러리 줄기 1개로 양을 줄인다.

· 마늘에는 프럭탄이 많이 들어 있다. 마늘을 빼고 올리브유 대신 마늘향 올리브유(298쪽)로 대체한다.

· 밀가루는 갈락토올리고당과 프럭탄이 많이 들어 있다. 글루텐프리 밀가루로 대체한다.

· 강낭콩은 갈락토올리고당과 프럭탄이 많이 들어 있다. 병아리콩이나 통조림 렌틸콩 1컵으로 대체한다.

영양소 충전
· 파슬리를 잘게 썰어 올린다.

미리 만들기 팁
· 현미와 검보 모두 섬유질이 풍부한 4주 식단의 후반부에 사용된다. 삶은 현미 2컵은 김치볶음밥(348쪽) 레시피를 위해 남겨두고, 남은 검보는 4주차 저녁 식사용으로 냉동 보관한다.
· 3주차에 검보와 김치볶음밥을 모두 만든다면, 현미는 1+1/4컵을 삶아서 남은 것은 김치볶음밥 레시피에 사용한다. 만약 검보만 만든다면 현미는 1/2컵만 삶는다.

김치볶음밥 채식 포인트 7점

한국의 대표적인 발효식품인 김치를 추가해 섬유질을 보충한 볶음밥이다.

재료(2회 제공량)

° 김치 1병(450g)
° 스캘리언 3개(얇게 썬 것)
° 마늘 3쪽(다진 것)
° 청경채 2다발(얇게 썬 것)
° 타마리 1큰술(취향에 따라 추가 가능)
° 레드와인 식초 2작은술

° 참기름 2작은술(취향에 따라 추가 가능)
° 단단한 두부 225g(물기를 빼고 누른 것)
° 생강 1큰술(강판에 간 것)
° 표고버섯 110g(얇게 썬 것)
° 삶은 현미 2컵(검보 레시피에서 남겨둔 것)

1. 김치를 체에 받쳐 김칫국물은 남겨 둔다.
2. 김치를 한입 크기로 큼직하게 썰어서 따로 둔다.
3. 프라이팬에 참기름을 두르고 중불에서 달군 뒤 스캘리언을 넣고 가끔 섞으면서 부드러워질 때까지 2~3분 정도 볶는다.
4. 두부를 부수어 넣고 잘 섞는다. 재료가 살짝 노릇해질 때까지 2~3분 정도 더 볶고 마늘과 생

강을 넣는다.

5. 청경채와 표고버섯을 넣고 청경채가 선명한 녹색으로 변하고 부드러워질 때까지 2~3분 정
   도 더 볶는다.

6. 김치와 타마리를 넣고 김치가 골고루 익을 정도로 볶는다.

7. 삶은 현미, 김칫국물 1큰술, 레드와인 식초를 넣고 가끔 섞으면서 골고루 익을 때까지 3~4
   분 정도 더 볶는다.

8. 취향에 따라 간하고 필요하다면 타마리나 참기름, 김칫국물을 더 넣는다.

포드맵을 낮추는 방법
· 김치는 프럭탄이 많이 들어 있다. 시판 김치에는 마늘이 들어 있다. 만약 프럭탄에 과민반응을
  보인다면 김치를 완전히 빼거나 다른 레시피를 선택한다.
· 스캘리언의 녹색 부분만 이용하면 포드맵 함량을 낮출 수 있다.
· 마늘은 포드맵과 프럭탄이 많이 들어 있다. 마늘을 빼고 대신 마늘향 올리브유(298쪽) 2작은술
  을 넣는다.
· 1회 제공량 기준 청경채 1컵은 포드맵 함량이 낮다. 1회 제공량 기준 1+1/3컵 이상이면 소르비
  톨 함량이 적당한 수준이다.
· 표고버섯은 마니톨이 많이 들어 있다. 느타리버섯으로 대체하게나 뺀다.

영양소 충전
· 길게 자른 김이나 참깨, 얇게 썬 스캘리언 또는 생강초절임을 올린다.

렌틸콩 마살라　　　　　채식 포인트 6점

항산화 성분이 풍부한 향신료, 향신채소, 콩이 많이 들어가는 인도 요리는 섬유질이
풍부한 요리를 즐길 수 있는 좋은 방법이다. 만들기 쉽게 변형한 이 렌틸콩 마살라는
캐슈 크림을 이용한다. 캐슈 크림은 맛이 진하고 고소하면서 유제품이 들어 있지 않
다. 지금까지 캐슈 크림을 만든 적이 없다면 아마 두고두고 사용할 레시피일 것이다.
진한 크림이 들어가는 어느 요리에나 잘 어울린다.

재료(2회 제공량)

고수라임 라이스용

° 바스마티 라이스 또는 현미 1/2컵(삶지 않은 것)
° 소금 약간
° 라임즙 2큰술
° 고수 1/4컵(곱게 자른 것)

캐슈 크림용

° 캐슈너트 1/4컵(캐슈너트 20개)
° 따뜻한 물 1/3컵
° 라임즙 약간
° 생 고수 적당량

렌틸콩 마살라용

° 올리브유 또는 바이옴 브로스(300쪽) 2작은술
° 노란 양파 또는 흰 양파 1/2개(잘게 썬 것)
° 생강 2.5cm(강판에 갈거나 다진 것)
° 마늘 2쪽(다진 것)
° 소금과 후춧가루 약간씩
° 가람 마살라파우더 1/2작은술
° 칠리파우더 1/2작은술
° 계핏가루 1/8작은술
° 토마토 페이스트 2큰술
° 마른 브라운 렌틸콩 또는 그린 렌틸콩 1/2컵

1. 고수라임 라이스 만들기: 찬물 1컵을 냄비에 붓고 중불에서 끓인 뒤 바스마티 라이스를 넣고 약불로 줄인 다음 뚜껑을 덮고 포장지의 설명대로 부드러워질 때까지 삶는다.
2. 소금 1/4작은술, 라임즙 1큰술, 고수를 넣고 섞은 뒤 따로 둔다.
3. 렌틸콩 마살라 만들기: 프라이팬에 올리브유를 두르고 중불에서 달군 뒤 양파, 생강, 마늘을 넣고 부드러워질 때까지 5~7분 정도 볶는다.
4. 소금, 후춧가루, 가람 마살라파우더, 칠리파우더, 계핏가루를 넣고 향이 올라올 때까지 1분 정도 볶는다.
5. 토마토 페이스트를 넣고 향이 올라오고 짙은 붉은색이 될 때까지 1분 정도 더 볶는다.
6. 렌틸콩과 찬물 2컵을 넣고 끓인 뒤 약불로 줄이고 뚜껑을 덮은 다음 가끔 저으면서 렌틸콩이 물러지고 물이 거의 흡수될 때까지 30분 정도 더 끓인다.
7. 캐슈 크림 만들기: 캐슈너트와 따뜻한 물을 블렌더에 넣고 부드럽고 걸쭉해질 때까지 간다.
8. 7의 캐슈 크림과 남은 라임즙 1큰술을 6의 렌틸콩 마살라에 넣고 섞은 뒤 취향에 따라 소금으로 간한다.
9. 2의 비스마티 라이스에 8을 올리고 취향에 따라 고수와 라임즙을 추가한다.

· 노란 양파와 흰 양파는 갈락토올리고당 함량은 적당한 수준이고 프럭탄이 많이 들어 있다. 양
  파를 빼고 스캘리언 녹색 부분 1/4컵으로 대체한다.

· 마늘에는 프럭탄이 많이 들어 있다. 올리브유 대신 마늘향 올리브유(298쪽) 2작은술을 이용
  한다.

· 일부 가람 마살라파우더에는 마늘과 양파가 들어 있다. 성분 목록을 확인하자.

· 렌틸콩은 갈락토올리고당 함량이 적당한 수준이다. 마른 브라운 렌틸콩이나 그린 렌틸콩의 양
  을 1/4로 줄이고 물의 양은 1/2로 줄인다.

· 캐슈너트 20개는 포드맵 함량이 높다. 캐슈 크림을 빼면 부드러운 맛이 덜한 렌틸콩 마살라가
  된다.

그린 드링크

과일 스무디와 라임에이드를 혼합한 시큼한 음료로 오후의 피로 회복제로 제격이다.

재료(2회 제공량)

°허니듀 멜론 2컵(잘게 썬 것)   °키위 4개(껍질 벗긴 것)
°라임 1개(제스트와 즙 낸 것)   °민트 잎 10장
°얼음 2컵(으깬 것)   °물 1/2컵

1. 모든 재료를 블렌더에 넣고 부드러워질 때까지 간다.
2. 컵 2개에 나눠 담는다.

> **포드맵을 낮추는 방법**
> · 허니듀 멜론을 1컵으로 줄이거나 칸탈로프 멜론 1+1/2컵을 이용한다.

> **영양소 충전**
> · 강황 에너지 볼(353쪽)이나 병아리콩 쿠키 볼(326쪽)을 곁들이면 건강에 좋은 간식 세트가 된다.

즉석 에다마메

불과 5분이면 만들 수 있는 완벽한 식물성 간식이다. 매콤한 맛이 좋다면 소금과 함께 칠리파우더 또는 레드페퍼 플레이크를 약간 넣는다.

재료(2회 제공량)

°소금 1/2작은술   °깍지에 든 냉동 에다마메 또는 에다마메 1컵
°굵은 소금 약간

1. 물 3컵과 소금을 냄비에 넣고 센불에서 끓인 뒤 에다마메를 넣고 부드러워지거나 깍지가 쉽게 벗겨질 때까지 5분 정도 삶는다.
2. 물기를 빼고 코셔 소금이나 꽃소금 같은 굵은 소금을 약간 넣는다.

> 미리 만들기 팁
> · 에다마메는 미리 삶아두고 차갑게 먹거나 먹기 직전 전자레인지에 데워 먹는다.

강황 에너지 볼   채식 포인트 4점

강황에는 염증 방지와 항산화 효능이 뛰어난 식물성 화합물 커큐민이 들어 있다. 커리에 밝은 노란빛이 도는 것도 강황 속 커큐민 때문이다. 강황이 레몬과 어우러져 달콤한 맛을 내는 강황 에너지 볼은 간식으로 제격이다. 입술에 닿자마자 그 맛을 느끼게 될 것이다.

재료(16~18개 분량)

° 오트밀용 귀리 1+1/3컵

° 헴프시드 1/4컵

° 100% 순수 메이플시럽 1/4컵

° 레몬즙 2큰술

° 소금과 후춧가루 약간씩

° 아몬드 1/4컵(잘게 썬 것 또는 길게 자른 것)

° 아몬드버터 또는 땅콩버터 1/2컵

° 레몬 제스트 1작은술

° 강황가루 1작은술

1. 오트밀용 귀리, 아몬드, 헴프시드를 볼에 넣고 아몬드버터, 메이플시럽, 레몬 제스트, 레몬즙, 강황가루, 소금, 후춧가루를 볼에 넣은 뒤 잘 섞는다.
2. 작은 쟁반이나 접시에 유산지를 깔고 섞은 재료를 1큰술씩 떠서 공 모양으로 동그랗게 뭉쳐서 올린다.
3. 쟁반을 냉장고에 넣고 볼을 굳힌 뒤 밀폐 용기에 담으면 1주일 정도 냉장 보관이 가능하다. 냉동실에서는 2개월 정도 보관 가능하다.

· 아몬드는 갈락토올리고당 함량이 높지만, 과민반응이 있어도 1회 제공량 기준 아몬드 10개나 아몬드버터 1큰술 정도는 괜찮다. 아몬드버터 1+1/2큰술은 갈락토올리고당 함량이 적당하다. 포드맵 함량이 높은 식품을 늘렸을 때 몸 상태를 살펴보고 필요하면 레시피를 조정한다.
· 땅콩버터는 아몬드버터보다 포드맵 함량이 낮다.

영양소 충전
· 아마씨나 치아시드를 1큰술 넣으면 오메가-3 지방산과 섬유질을 더 섭취할 수 있다.

초콜릿 바나나 아이스크림　　　　　채식 포인트 2점

맛있는 아이스크림은 누구나 사랑할 수밖에 없다. 이 초콜릿 바나나 아이스크림은 저녁 식사 후 디저트로 안성맞춤이다. 남은 양은 보관이 쉽지 않으므로 한 번에 다 먹을 생각이 아니라면 레시피 재료를 절반만 사용해 1회 제공량만 만든다.

재료(2회 제공량)

° 냉동 바나나 4개(껍질 벗기고 잘게 썬 것)　　° 코코아파우더 1~2작은술
° 바닐라 농축액 1/2작은술

1. 바나나, 코코아파우더, 바닐라 농축액을 푸드 프로세서에 넣고 크림처럼 부드러우면서 소프트 아이스크림의 점성이 될 때까지 간다.
2. 체리 바나나 아이스크림을 만들고 싶다면 코코아파우더 대신 냉동 체리(씨 제거한 것) 1/3컵을 넣는다.

포드맵을 낮추는 방법
· 체리를 이용할 때 프럭토스에 과민반응이 있다면 체리의 양을 1회에 2개로 줄인다.
· 익지 않은 바나나 1개는 포드맵 함량이 낮고, 익은 바나나에는 프럭토스가 더 많이 들어 있다. 익은 바나나의 경우, 1/3개는 포드맵 함량을 걱정할 필요가 없고 1/2개는 프럭탄 함량이 적당한 수준이다.

버섯 핫 코코아

코코아와 버섯의 조합이 다소 어색하겠지만 일반적인 버섯이 아니다. 주로 한 가지 버섯파우더를 넣거나 영지버섯, 노루궁뎅이버섯, 동충하초파우더를 섞어서 만든다. 약용버섯은 강장 효과가 있어서 스트레스를 해소하고 활력을 높이고 편안한 수면을 취하는 데 도움이 된다. 땅콩버터나 아몬드버터를 넣으면 핫 코코아가 더 진해지고, 지방 함량이 늘어나면서 포만감을 준다.

재료(2회 제공량)

- 버섯파우더 2작은술
- 100% 순수 메이플시럽 1큰술
- 땅콩버터 또는 아몬드버터 1큰술
- 무가당 코코아파우더 2큰술
- 소금 약간
- 계핏가루 1/2작은술
- 유제품이 들어가지 않은 우유 2+1/2컵

1. 모든 재료를 블렌더에 넣고 부드러워질 때까지 간다.
2. 1을 냄비에 넣고 중불에서 데운다. 거품이 생기고 충분히 섞일 때까지 세차게 젓는다.
3. 취향에 따라 간을 맞추고 컵 2개에 나눠 담은 뒤 따뜻하게 마신다.

> 영양소 충전
> · 자신에게 필요한 버섯을 선택한다. 면역력 증가에는 영지버섯, 집중력 향상에는 노루궁뎅이 버섯, 활력 강화에는 동충하초를 선택한다.

최강의 식물식 식단 4주차

드디어 4주차에 도달했다. 365일 섬유질이 풍부한 식습관으로 전환할 준비가 거의 된 셈이다. 자신이 좋아하는 레시피와 과민반응이 나타나는 음식을 계속 기록하자.

4주차 식재료 구입 목록

과일류와 채소류

- ☐ 생강 중간 크기 1개
- ☐ 레몬 큰 것 4개
- ☐ 녹색 피망 큰 것 3개
- ☐ 노란 피망 2개
- ☐ 주황 피망 큰 것 1개
- ☐ 말린 표고버섯 28g
- ☐ 노란 양파 또는 흰 양파 중간 크기 3개
- ☐ 적양파 1개
- ☐ 당근 450g
- ☐ 셀러리하트 450g
- ☐ 오이 큰 것 1개
- ☐ 망고 큰 것 1개
- ☐ 히카마 작은 것 1개
- ☐ 울토마토 940g
- ☐ 시금치 잎 280g
- ☐ 바나나 6개
- ☐ 키위 2개
- ☐ 샐러드용 녹색 잎줄기채소 140g
- ☐ 브로콜리 새싹 100g
- ☐ 생 차이브 1다발

- ☐ 케일(라키나토 케일 또는 컬리 케일) 2다발
- ☐ 할라페뇨 2개
- ☐ 생 고수 2다발
- ☐ 생 바질 1다발
- ☐ 딸기 470g
- ☐ 베리류 470g
- ☐ 대추야자 230g
- ☐ 호두 280g
- ☐ 캐슈너트 140g
- ☐ 아몬드 230g
- ☐ 라임 5개
- ☐ 마늘 1통
- ☐ 오렌지 큰 것 2개
- ☐ 자몽 큰 것 1개
- ☐ 스캘리언 2다발
- ☐ 브로콜리 1다발
- ☐ 토마토 큰 것 1개
- ☐ 루콜라 140g
- ☐ 아보카도 큰 것 4개

기타 식재료

- ☐ 아몬드밀크 2L
- ☐ 참깨 56g
- ☐ 저염 채소육수 통조림(425g) 1개
- ☐ 구운 두부 230g
- ☐ 차이 티백 1상자
- ☐ 템페 230g
- ☐ 미역줄기 28g
- ☐ 브라운 렌틸콩 450g
- ☐ 병아리콩 통조림(425g) 4개
- ☐ 흰콩 통조림(425g) 1개
- ☐ 코코넛밀크 통조림(425g) 1개
- ☐ 스리라차 소스 425g
- ☐ 빵가루 425g
- ☐ 토마토소스 통조림(425g) 1개
- ☐ 다진 토마토 통조림(425g) 3개
- ☐ 검은콩 통조림(425g) 2개
- ☐ 강낭콩 통조림(425g) 1개

- ☐ 핀토콩 통조림(425g) 1개
- ☐ 카넬리니콩 통조림(425g) 2개
- ☐ 마리나라 소스
- ☐ 롤빵 1봉지
- ☐ 통곡물 번 1봉지
- ☐ 소바면 56g
- ☐ 마카로니 230g
- ☐ 건면 파스타 230g
- ☐ 통곡물 스파게티면 230g
- ☐ 백미 400g
- ☐ 베이 잎
- ☐ 마늘파우더
- ☐ 말린 겨자
- ☐ 김 28g
- ☐ 사워도우 빵 1덩어리
- ☐ 단단한 제형의 두부 450g

준비 과정이 필수인 식사 레시피

흰콩 후무스 379쪽

영양 만점 부다 볼 340쪽

오메가3 볼 380쪽

준비 과정이 선택인 식사 레시피

병아리콩 미트볼 369쪽

: 3일차 저녁 식사용과 4일차 점심 식사용. 여분의 미트볼은 4주차 점심 식사용 응급 레시피로 언제든지 사용할 수 있다.

4가지 콩 칠리　　　　　　　　　　　　　　　　　　　　367쪽

: 렌틸콩 슬로피조 레시피(371쪽)를 위해 렌틸콩을 미리 삶아둔다(5일차 저녁 식사용)

구운 바나나 오트밀　　　　　　　　　　　　　　　　　　362쪽

음료, 간식, 디저트 레시피

음료: 강황 라테　　　　　　　　　　　　　　　　　　　378쪽

간식 1: 채소를 곁들인 흰콩 후무스　　　　　　　　　　　379쪽

간식 2: 오메가3 볼　　　　　　　　　　　　　　　　　　380쪽

디저트 1: 한입 딸기 치즈케이크　　　　　　　　　　　　381쪽

디저트 2: 스니커 볼　　　　　　　　　　　　　　　　　　382쪽

응급 레시피

아침 식사: 슈퍼푸드 스무디　　　　　　　　　　　　　　281쪽

점심 식사: 병아리콩 미트볼 샌드위치　　　　　　　　　　369쪽

저녁 식사: 4가지 콩 칠리　　　　　　　　　　　　　　　367쪽

　　　　　　　사워도우 빵을 곁들인 흰콩 후무스　　　　　379쪽

간식: 아몬드 1줌

디저트: 베리류 1그릇(4주차에는 베리류의 양을 늘려도 좋다.)

DAY 1 (주로 일요일)

구분	레시피	찾아보기	채식 포인트
아침 식사	글루텐프리 팬케이크	313쪽	2점
점심 식사	영양 만점 미소장국	364쪽	8점
저녁 식사	4가지 콩 칠리	367쪽	7~10점

DAY 2

구분	레시피	찾아보기	채식 포인트
아침 식사	슈퍼푸드 스무디 볼 오트 그래놀라	281쪽 283쪽	12점
점심 식사	영양 만점 부다 볼 (타히니 드레싱)	340쪽	6점
저녁 식사	생선 없는 스시 랩	365쪽	6점

DAY 3

구분	레시피	찾아보기	채식 포인트
아침 식사	구운 바나나 오트밀	362쪽	4점
점심 식사	생선 없는 스시 볼	365쪽	6점
저녁 식사	병아리콩 미트볼 마늘 브로콜리	369쪽 370쪽	5점

DAY 4

구분	레시피	찾아보기	채식 포인트
아침 식사	차이 오트밀	363쪽	5점
점심 식사	병아리콩 미트볼과 사워도우 샌드위치 롤	369쪽	4점
저녁 식사	검보와 현미	346쪽	8점

DAY 5

구분	레시피	찾아보기	채식 포인트
아침 식사	구운 바나나 오트밀	362쪽	4점
점심 식사	4가지 콩 칠리 칠리 맥	367쪽 368쪽	7점 이상
저녁 식사	렌틸콩 슬로피조 히카마 튀김	371쪽 372쪽	7점

DAY 6

구분	레시피	찾아보기	채식 포인트
아침 식사	초콜릿 땅콩버터 슈퍼 스무디	333쪽	4점 이상
점심 식사	병아리콩 아보카도 샌드위치 시트러스 민트 샐러드	373쪽 315쪽	7점 이상
저녁 식사	토스카나 케일 수프 다운 앤 더티 케일 샐러드	374쪽 287쪽	13~16점

DAY 7

구분	레시피	찾아보기	채식 포인트
아침 식사	스파이시 브렉퍼스트 타코	334쪽	6점
점심 식사	토스카나 케일 수프 사워도우 빵, 흰콩 후무스	374쪽 379쪽	14~16점
저녁 식사	선데이 파스타	375쪽	6점 이상

구운 바나나 오트밀 　　　채식 포인트 4점

우리가 가장 좋아하는 아침 식사 메뉴 중 하나다. 팬에서 바로 꺼냈을 때 가장 맛있고, 아몬드밀크와 다진 견과류, 베리류를 얹어서 따뜻하게 즐기면 더 좋다. 전날 밤에 모든 재료를 준비해 두고 아침에 구워도 좋고 주말에 미리 구워 냉장고에 보관해 두면 다소 딱딱해질 수 있으므로 먹을 때 아몬드밀크를 약간 넣어서 다시 데운다.

재료(4회 제공량)
*남은 것은 주중에 사용

°바나나 1개(큰 것, 얇게 자른 것)
°바로 조리 가능한 귀리 1+1/2컵
°아마씨가루 2큰술
°계핏가루 1/2작은술
°베이킹파우더 1작은술
°소금 1/4작은술

°아몬드밀크 또는 유제품이 들어가지 않은 우유 3/4컵
°100% 순수 메이플시럽 1/3컵
°유기농 해바라기유 2큰술
°바닐라 농축액 1작은술
°호두 또는 다른 견과류 1/4컵(다진 것)

1. 오븐을 180°C로 예열하고 20×20cm 크기의 베이킹 팬에 요리용 오일을 살짝 뿌린다.
2. 베이킹 팬에 바나나를 한 겹으로 깐다.
3. 귀리, 아마씨가루, 계핏가루, 베이킹파우더, 소금을 볼에 넣고 섞는다.
4. 다른 볼에 아몬드밀크, 메이플시럽, 해바라기유, 바닐라 농축액을 넣고 섞는다.
5. 4의 혼합물에 3의 귀리 혼합물을 넣고 잘 섞는다.
6. 견과류를 넣고 섞은 뒤 2의 바나나 위에 골고루 올린다.
7. 노릇노릇한 갈색이 될 때까지 오븐에서 30분 정도 굽는다.

　포드맵을 낮추는 방법
· 바로 조리 가능한 귀리는 갈락토올리고당과 프럭탄 함량이 적당하다. 오트밀용 귀리로 대체한다.

　영양소 충전
· 베리류, 아몬드밀크, 다진 견과류를 올린다.

차이 오트밀

부드러운 오트밀과 마음을 진정시키는 풍미의 차이를 함께 즐겨보자.

재료(2회 제공량)

- 차이 티백 1개
- 계핏가루 1/2작은술
- 넛맥가루 1/4작은술
- 아마씨가루 1작은술
- 헴프시드 1큰술
- 바닐라 농축액 1작은술
- 100% 순수 메이플시럽 1작은술(선택 사항)

- 무가당 아몬드밀크 1+1/2컵
- 카다멈가루 1/4작은술
- 보통 귀리 1컵
- 치아시드 1작은술
- 바나나 1개(으깬 것)
- 소금 약간

1. 차이 티백, 물 1/2컵, 아몬드밀크, 계핏가루, 카다멈가루, 넛맥가루를 냄비에 넣고 중불에서 끓인다. 약불로 줄이고 가끔 저으면서 2분 정도 뭉근하게 끓인다.
2. 차이 티백을 중불에서 건진 뒤 귀리, 아마씨가루, 치아시드, 헴프시드를 넣고 섞는다. 약불로 줄이고 귀리가 걸쭉해질 때까지 3분 정도 끓인다.
3. 바나나를 넣고 1분 정도 더 끓인 뒤 불을 끄고 바닐라 농축액, 소금을 넣은 다음 뚜껑을 덮고 5분 정도 뜸을 들인다.
4. 취향에 따라 메이플시럽을 넣고 잘 섞는다.

포드맵을 낮추는 방법
- 익은 바나나에는 프럭토스가 많이 들어 있지만, 익지 않은 바나나일수록 포드맵 함량이 낮다.

영양소 충전
- 좋아하는 베리류를 오트밀 위에 얹으면 달콤한 맛을 더하고 채식 포인트를 올릴 수 있다.

미리 만들기 팁
- 오트밀을 미리 만들어서 밀폐 용기에 담아 냉장 보관하고 차갑게 먹거나 데워서 먹는다.

영양 만점 미소장국

미소는 콩을 발효시켜 만든 페이스트로 아시아에서 매우 흔한 식재료다. 맛있고 마음까지 편안하고 따뜻해지는 수프다.

재료(2회 제공량)

° 소바면 60g
° 바이옴 브로스(300쪽) 2컵
° 미역줄기 1큰술
° 미소 페이스트 1/4컵
° 어린시금치 1/2컵(잘게 썬 것)

° 스캘리언 1/2컵(잘게 썬 것)
° 단단한 두부 1/4컵(물기를 빼고 깍둑썰기한 것)
° 표고버섯 1/4컵(물에 불린 것)

1. 냄비에 물을 붓고 중불에서 끓인 뒤 포장지의 설명대로 소바면을 삶은 다음 면만 건져내 찬물에 씻는다.
2. 같은 냄비에 물 2컵과 바이옴 브로스를 붓고 중불에서 끓인 뒤 미역줄기를 넣고 약불에서 5분 정도 뭉근하게 끓인다.
3. 미소 페이스트와 따뜻한 물 1~2작은술을 볼에 넣고 걸쭉하고 부드러운 농도가 될 때까지 푼다.
4. 어린시금치, 스캘리언, 두부, 표고버섯을 2의 바이옴 브로스에 넣고 중불에서 끓인다. 다시 뚜껑을 덮고 약불에서 5분 정도 더 뭉근하게 끓인다.
5. 불을 끄고 3의 미소 페이스트와 1의 삶은 소바면을 넣고 섞는다.

포드맵을 낮추는 방법
· 스캘리언의 흰색 부분은 프럭탄 함량이 높으니 녹색 부분만 사용한다.

영양소 충전
· 참깨나 스캘리언을 더하면 식감이 다양해지고 향도 강해진다.

생선 없는 스시 랩

생선은 전혀 들어가지 않은 스시 랩 레시피로 이 책에서 가장 좋아하는 레시피 중 하나다. 미리 경고하자면 스리라차 마요 소스는 중독성이 있다. 이 레시피 외에도 샌드위치나 톡 쏘는 맛이 필요한 음식에는 어디든지 넣어보자. 이름은 스시 랩이지만, 양배추 쌈처럼 만든다. 구운 김에 모든 재료를 올리고 살짝 말아서 먹는다. 미리 말지 않고, 재료를 따로따로 담아서 각자 취향대로 직접 만들어 먹으면 더 좋다.

남은 재료는 생선 없는 스시 볼 레시피로 활용할 수 있다. 생선 없는 스시 볼은 이름처럼 만들면 된다. 모든 재료를 볼에 넣고 남은 스리라차 마요 소스로 버무리면 끝이다.

재료(4회 제공량)

- 백미 1+1/2컵(단립종이 더 잘 뭉쳐지지만 어떤 종류라도 좋음)
- 타마리 2작은술
- 식초 약간
- 김 6장(구워서 4조각으로 자른 것)
- 오이 1개(껍질 벗기고 가늘고 길게 자른 것)
- 망고 1개(껍질 벗기고 가늘고 길게 자른 것)
- 두부 230g(데리야키 소스 향이 나도록 구워서 얇게 자른 것)
- 아보카도 1개(큰 것, 씨 제거하고 얇게 썬 것)
- 참깨 약간(토핑용)

스리라차 마요 소스용

- 캐슈너트 1/2컵(끓은 물 1컵에 10분 정도 담갔다 건진 것)
- 라임즙 1큰술
- 스리라차 소스 1큰술
- 100% 순수 메이플시럽 2작은술
- 타마리 2작은술
- 소금 1/2작은술

1. 스리라차 마요 소스 만들기: 찬물 1/4컵, 캐슈너트, 라임즙, 스리라차 소스, 메이플시럽, 타마리, 소금을 블렌더에 넣고 매끄럽고 부드러워질 때까지 간다.

2. 스시 랩 만들기 : 냄비에 물 3컵을 붓고 중불에서 끓이다가 백미를 넣는다. 약불로 줄이고 뚜껑을 덮은 뒤 백미가 부드러워질 때까지 15~20분 정도 삶는다(현미를 사용한다면 더 오래 삶아야 할 수도 있다).

3. 뜨거운 밥에 식초와 타마리 소스를 뿌려 섞는다. 남은 찬밥을 이용한다면 쉽게 뭉쳐지도록 따뜻한 물을 조금 붓는다.

4. 따뜻한 밥을 작게 한 주먹 떠서 공 모양을 만들고 구운 김 위에 올린 뒤 눌러서 편다. 그 위에 오이, 망고, 두부, 아보카도를 올린다.

5. 1의 스리라차 마요 소스를 두르고 참깨를 뿌린다.

6. 재료가 빠지지 않게 잘 말아서 먹고 취향에 따라 매콤한 스리라차 마요 소스를 더 찍어서 먹는다.

7. 스시 볼은 남은 재료를 모두 섞으면 된다.

포드맵을 낮추는 방법
· 캐슈너트는 갈락토올리고당이 많이 들어 있고 프럭탄 함량은 적당한 수준이다. 갈락토올리고당이나 프럭탄에 과민반응이 있어도 이 레시피에 사용된 캐슈너트의 양은 적은 편이다.
· 망고 1/4컵은 프럭토스 함량이 적당한 수준이고, 1/2컵은 프럭토스 함량이 높은 수준이다. 프럭토스에 과민반응이 있다면 망고 양을 줄여서 1회에 3큰술(4회 제공량 총 3/4컵)만 넣는다.
· 아보카도 1/2개에는 소르비톨이 많이 들어 있다. 소르비톨에 과민반응이 있다면 양을 줄여서 1회에 1/8개를 사용한다.

미리 만들기 팁
· 스시 볼을 만든다면 밥, 토핑, 남은 스리라차 마요 소스를 각각 밀폐 용기에 넣어 냉장 보관했다가 먹을 때 모두 섞는다.

4가지 콩 칠리

채식 포인트 7점 이상

이 레시피는 저녁 식사로 즐길 수도 있고 주중에 칠리 맥으로 먹을 수도 있다. 퀴노아 같은 곡물을 삶아서 올리면 더 든든한 한 끼 식사가 된다. 포드맵 함량이 높은 재료가 많이 들어가므로 경우에 따라서는 땅콩호박 퀴노아 칠리(316쪽)로 대체한다.

재료(6회 제공량)

- 올리브유 1큰술
- 흰 양파 또는 노란 양파 1개(잘게 썬 것)
- 노란 피망 1개(잘게 썬 것)
- 마늘 2쪽(다진 것)
- 칠리파우더 3큰술(취향에 따라 추가 가능)
- 커민가루 1큰술(취향에 따라 추가 가능)
- 말린 오레가노 2작은술(취향에 따라 추가 가능)

- 저염 채소육수 2컵
- 토마토소스 1컵
- 토마토 통조림 1개(425g, 토마토 다진 것)
- 검은콩 통조림 1개(425g)
- 강낭콩 통조림 1개(425g)
- 핀토콩 통조림 1개(425g)
- 카넬리니콩 통조림 1개(425g)
- 소금 1/4작은술(취향에 따라 추가 가능)

1. 냄비에 올리브유를 두르고 중불에 달군 뒤 양파, 피망, 마늘을 넣고 가끔 섞으면서 양파가 투명해질 때까지 8~10분 정도 볶는다.
2. 칠리파우더, 커민가루, 오레가노를 넣고 향이 올라올 때까지 30~60초 정도 볶는다.
3. 채소육수, 토마토소스, 통조림 토마토, 검은콩, 강낭콩, 핀토콩, 카넬리니콩, 소금을 넣고 센불로 끓인다. 재료가 끓으면 약불로 줄이고 뚜껑을 덮지 않은 채로 가끔 저으면서 내용물이 걸쭉해지고 맛이 우러나올 때까지 30~45분 정도 뭉근하게 끓인다. 취향에 따라 간한다.
4. 칠리 맥 레시피에 사용할 칠리 3컵을 따로 둔다.

⟨칠리 맥⟩

재료
....

° 마카로니 2컵(삶은 것)
° 4가지 콩 칠리 3컵

치즈 소스용

° 캐슈너트 1/4컵(끓는 물에 30분 담갔다가 건진 것)
° 주황 피망 1/2개(큼직하게 썬 것)
° 무가당 아몬드밀크 1/2컵
° 영양효모 1큰술(취향에 따라 추가 가능)
° 칠리파우더 1작은술(취향에 따라 추가 가능)
° 소금 1/4작은술(취향에 따라 추가 가능)

1. 치즈 소스 만들기: 캐슈너트, 피망, 아몬드밀크, 영양효모, 칠리파우더, 소금을 블렌더에 넣고 크림처럼 부드러워질 때까지 간다.
2. 취향에 따라 소금이나 칠리파우더, 영양효모를 더 넣는다.
3. 포장지의 설명대로 마카로니를 알덴테 상태로 삶고 건진다.
4. 미리 만들어둔 칠리를 데우고 마카로니와 2의 치즈 소스를 넣어 섞는다.

포드맵을 낮추는 방법

· 토마토소스에 양파와 마늘이 들어 있을 수 있다. 프럭탄에 과민반응이 있다면 포드맵 함량이 낮은 토마토소스를 찾는다. 포디 토마토 바질 파스타 소스Fody Tomato Basil Pasta Sauce, 포디 마리나라 파스타 소스Fody Marinara Pasta Sauce, 라오 홈메이드 센서티브 마리나라 소스Rao's Homemade Sensitive Marinara Sauce를 추천한다.
· 캐슈너트는 갈락토올리고당이 많이 들어 있고 프럭탄 함량은 적당한 수준이다. 캐슈너트 1/4컵을 호두 1/2컵으로 대체할 수 있다. 호두를 하룻밤 물에 담갔다가 레시피대로 조리한다.
· 마카로니에 들어 있는 밀의 프럭탄 성분에 과민반응이 있다면 퀴노아나 쌀로 만든 파스타로 대체한다.
· 검은콩은 갈락토올리고당이 많이 들어 있고 프럭탄 함량은 적당한 수준이다.
· 강낭콩은 갈락토올리고당과 프럭탄이 많이 들어 있다.
· 핀토콩은 갈락토올리고당과 프럭탄이 많이 들어 있다.
· 카넬리니콩은 포드맵 함량이 높다.

· 스캘리언 자른 것, 고수 다진 것, 할라페뇨 자른 것을 올린다.

미리 만들기 팁
· 칠리를 주말에 만들어서 주말 저녁 식사와 목요일 점심 식사로 즐겨보자. 덤으로 칠리 대신 칠리 맥으로 메뉴를 바꿀 수도 있다.

병아리콩 미트볼

채식 포인트 3점

미리 만들어두면 파스타, 마리나라 소스, 마늘, 브로콜리와 곁들여 한 끼 저녁 식사로 즐길 수 있고, 남은 파스타 소스와 함께 길쭉한 롤빵에 넣어 다음 날 점심 식사로도 활용할 수 있다. 남은 미트볼은 따로따로 얼려서 냉동 보관해도 된다. 데워도 미트볼 형태가 유지되지만, 소스에 오랫동안 담가두면 형태가 흐트러질 수 있다.

재료(18개 분량)

- 아마씨가루 1+1/2큰술
- 통조림 병아리콩 3컵(병아리콩만 건져 가볍게 썬 것)
- 호두 3/4컵
- 빵가루 3/4컵(경우에 따라 추가 가능)
- 올리브유 3큰술(미트볼 위에 뿌린다면 추가 가능)
- 말린 오레가노 1+1/2작은술
- 말린 바질 1+1/2작은술
- 말린 파슬리 1+1/2작은술
- 소금 3/4작은술
- 후춧가루 약간

마리나라 파스타용
- 건면 파스타 170~230g
- 마리나라 소스 2컵
- 병아리콩 미트볼 6개
- 페피타 파르메산(345쪽, 선택 사항)

샌드위치용
- 마리나라 소스 1컵
- 병아리콩 미트볼 6개
- 길쭉한 롤빵 2개

1. 오븐을 230°C로 예열하고 베이킹 팬에 요리용 오일을 살짝 두르거나 유산지를 깐다.

2. 아마씨가루와 물 1/4컵을 볼에 넣고 섞어서 젤처럼 굳게 둔다.

3. 병아리콩과 호두를 푸드 프로세서에 넣고 곱게 간다.

4. 3과 2의 아마씨 젤, 빵가루, 올리브유, 오레가노, 바질, 파슬리를 볼에 넣고 잘 섞는다. 너무 질척거리면 빵가루를 더 넣고, 너무 퍽퍽하면 물이나 올리브유를 넣는다. 취향에 따라 소금 과 후춧가루를 추가한다.

5. 1큰술씩 떠서 공 모양으로 동그랗게 뭉치고 베이킹 팬에 올린다.

6. 바삭한 식감을 위해 올리브유를 뿌리고 오븐에 넣은 뒤 노릇노릇해질 때까지 20분 정도 굽 는다.

7. 포장지의 설명대로 파스타를 삶는다.

8. 마리나라 소스를 냄비에 넣고 먹기 직전에 데운 뒤 6의 미트볼과 섞어 파스타 위에 올린다. 경우에 따라 페피타 파르메산을 곁들인다.

9. 샌드위치로 만든다면 소스와 미트볼을 데우고 섞은 뒤 구운(또는 굽지 않은) 롤빵 사이에 채운다.

포드맵을 낮추는 방법

· 갈락토올리고당에 과민반응이 있다면 미트볼 1회 제공량을 1+1/2개로 제한한다. 병아리콩 미 트볼 2개는 포드맵 함량이 낮다.

· 토마토소스에 양파와 마늘이 들어 있을 수 있다. 프럭탄에 과민반응이 있다면 포드맵 함량이 낮은 토마토소스를 찾아본다.

· 통조림 병아리콩은 1회 제공량 기준 1/2컵의 갈락토올리고당 함량이 주의 수준이다.

마늘 브로콜리 채식 포인트 2점

한 끼 식사라기보다는 곁들여 먹을 수 있는 사이드 메뉴에 가깝다. 삶은 브로콜리에 올리브유, 마늘, 소금, 후춧가루, 겨자를 뿌리면 그만이다. 말린 겨자는 미로시나아제 의 천연 공급원이다.

재료(2회 제공량)

° 브로콜리 송이 2컵   ° 마늘 1쪽(곱게 다진 것)
° 올리브유 1~2작은술   ° 소금 1/4작은술
° 후춧가루 1/4가구   ° 말린 겨자 1/2작은술

1. 냄비에 물을 붓고 찜기를 올린 뒤 중불에서 끓이고 브로콜리 송이를 넣은 다음 포크가 들어
   갈 정도가 될 때까지 5~7분 정도 찐다.
2. 브로콜리를 건지고 마늘, 올리브유, 소금, 후춧가루, 말린 겨자와 섞는다. 브로콜리의 열기로
   마늘과 올리브유가 살짝 데워지니 그대로 먹거나 식혀서 먹는다.

| 포드맵을 낮추는 방법 |
· 브로콜리 송이 3/4컵은 포드맵 함량이 낮다. 프럭토스에 과민반응이 있다면 브로콜리의 총량
  을 1+1/2컵으로 줄인다.
· 마늘을 빼고 마늘향 올리브유(298쪽)를 사용한다.

렌틸콩 슬로피조   채식 포인트 6점

건강에 좋고 든든한 음식이 생각날 때를 위한 샌드위치 레시피다.

재료(2회 제공량)

° 브라운 렌틸콩 또는 그린 렌틸콩 1/4컵(가볍   ° 통조림 토마토 1/4컵(다진 것)
  게 씻어서 물기를 뺀 것)   ° 훈제 파프리카파우더 2작은술
° 올리브유 1작은술   ° 마늘파우더 1작은술
° 양파 1/4컵(잘게 썬 것)   ° 토마토 페이스트 1큰술
° 당근 1/2개(잘게 썬 것)   ° 100% 순수 메이플시럽 1작은술
° 빨간 피망 1/2개(잘게 썬 것)   ° 디종 머스터드 1작은술

371

° 사과식초 1작은술 ° 소금 1작은술
° 통곡물 번 2개 ° 히카마 튀김(372쪽)

1. 렌틸콩, 물 3/4컵을 냄비에 붓고 중불에서 끓이다가 약불로 줄인 뒤 뚜껑을 덮고 렌틸콩이
   무를 때까지 25분 정도 뭉근하게 끓인다.
2. 프라이팬에 올리브유를 두르고 중불에서 달군 뒤 양파, 당근, 피망을 넣고 재료가 부드러워
   질 때까지 5분 정도 볶는다.
3. 삶은 렌틸콩, 토마토, 파프리카파우더, 마늘파우더를 넣고 가끔 저으면서 따뜻해질 때까지
   2~3분 정도 볶는다.
4. 토마토 페이스트, 메이플시럽, 디종 머스터드, 사과식초, 소금을 넣고 가끔 저으면서 걸쭉하
   고 뜨거워질 때까지 5~10분 정도 뭉근하게 끓인다.
5. 구운 통곡물 번과 히카마 튀김을 곁들인다.

┌─────────────────┐
│ 포드맵을 낮추는 방법 │
└─────────────────┘
· 양파에는 프럭탄이 적당히 들어 있다. 스캘리언 녹색 부분 1/4컵으로 대체한다.
· 마늘파우더는 프럭탄이 많이 들어 있다. 마늘파우더를 빼고 마늘향 올리브유(298쪽) 1작은술
  을 사용한다.

┌──────────┐
│ 영양소 충전 │
└──────────┘
· 샌드위치에 사우어크라우트나 피클, 생 양파, 스캘리언 또는 아보카도를 넣는다.

┌──────────┐
│ 미리 만들기 팁 │
└──────────┘
· 렌틸콩을 미리 삶아두면 신속하게 재료를 조합할 수 있다.

히카마 튀김   채식 포인트 1점

히카마Jicama는 녹말 성분이 있는 둥근 뿌리채소로 멕시코 요리에서 널리 사용되는
식재료다. 몇 가지 기본 양념을 이용해 감자튀김처럼 반전의 맛을 즐겨보자.

재료(2회 제공량)

° 히카마 작은 것 1개(2+1/2컵, 껍질을 벗겨 성   ° 파프리카파우더 1작은술
  냥개비처럼 길게 썬 것)   ° 마늘파우더 1/2작은술
° 올리브유 1+1/2컵   ° 후춧가루 1/4작은술
° 소금 1/4작은술

1. 오븐을 220℃로 예열하고 베이킹 팬에 유산지나 쿠킹포일을 깐다.
2. 히카마를 볼에 넣고 올리브유, 소금, 파프리카파우더, 마늘파우더, 후춧가루를 뿌린다.
3. 양념이 골고루 묻도록 섞고 베이킹 팬에 한 겹으로 깐다.
4. 오븐에 넣고 살짝 바삭바삭해질 때까지 20분 정도 굽는다.
5. 팬에서 꺼내 그대로 먹거나 다른 요리에 곁들인다.

> **포드맵을 낮추는 방법**
> · 히카마 튀김을 1회에 1/2컵으로 제한하면 포드맵 함량이 낮아진다.
> · 프럭탄이나 마늘에 과민반응이 있다면 마늘파우더를 뺀다.

병아리콩 아보카도 샌드위치   채식 포인트 4점

시판 샌드위치에서 아이디어를 얻은 이 간단한 샐러드 샌드위치는 바쁜 평일의 메뉴
로 제격이다. 전날 밤에 샌드위치 속 재료를 만들고 먹기 직전에 샌드위치를 만들면
더 간편하다.

재료(2회 제공량)

° 병아리콩 1컵(가볍게 씻어서 물기를 뺀 것)   ° 올리브유 1큰술
° 아보카도 1개(큰 것, 씨앗 제거하고 큼직하게   ° 라임 1개(즙 낸 것)
  썬 것)   ° 소금 1/4작은술(취향에 따라 추가 가능)
° 고수 1/4컵(다진 것)   ° 후춧가루 1/4작은술(취향에 따라 추가 가능)
° 적양파 2큰술(잘게 썬 것)   ° 사워도우 빵 4장(취향에 따라 토스트한 것)

1. 병아리콩과 아보카도를 볼에 넣고 숟가락이나 감자 으깨는 도구로 모두 으깬다.

2. 고수, 적양파, 올리브유, 라임즙, 소금, 후춧가루를 넣고 섞은 뒤 취향에 따라 간한다.

3. 사워도우 빵 사이에 넣어 샌드위치를 만든다. 취향에 따라 토핑을 올린다.

포드맵을 낮추는 방법

· 병아리콩 1컵에는 갈락토올리고당이 적당히 들어 있으므로 1/2컵으로 줄인다.

· 아보카도 1개에는 소르비톨이 많이 들어 있다. 아보카도를 1/4개로 줄이고 디종 머스터드 2큰
  술을 추가한다.

· 적양파는 프럭탄이 많이 들어 있다. 스캘리언이나 차이브 1큰술로 대체한다.

영양소 충전

· 시금치나 루콜라 잎 또는 새싹채소나 브로콜리 새싹, 토마토를 추가한다.

토스카나 케일 수프   채식 포인트 8점

걸쭉하고 포만감을 주는 수프라 평일 저녁에 잘 어울린다.

재료(2회 제공량)

° 올리브유 또는 마늘향 올리브유(298쪽)
  1+1/2큰술

° 흰 양파 1/2개(작은 것, 잘게 썬 것)

° 셀러리 줄기 2개(잘게 썬 것)

° 당근 1개(잘게 썬 것)

° 소금 1/2작은술(취향에 따라 추가 가능)

° 말린 오레가노 1작은술

° 말린 바질 1/2작은술

° 말린 타임 1/2작은술

° 토마토 통조림 1개(400g, 잘게 썬 것)

° 레드페퍼 플레이크 약간(선호하는 매운맛에
  따라 조절 가능)

° 바이옴 브로스(300쪽) 2컵

° 퀴노아 1/2컵(삶지 않은 것)

° 베이 잎 1장

° 케일 2줌(깨끗하게 씻어서 잘게 썬 것)

° 흰콩(카넬리니콩, 그레이트 노던콩, 강낭콩) 통
  조림 1/2개(200g, 콩만 건져 가볍게 씻은 것)

° 후춧가루 1/4작은술(취향에 따라 추가 가능)

1. 냄비 또는 더치 오븐에 올리브유를 두르고 달군 뒤 양파, 셀러리, 당근, 소금을 넣고 가끔 섞으면서 양파가 투명해지고 채소가 무를 때까지 3~5분 정도 볶는다.
2. 오레가노, 타임, 레드페퍼 플레이크를 뿌리고 토마토와 그 즙을 넣은 뒤 재료가 잘 섞일 때까지 사이사이 저으면서 1~2분 정도 볶는다.
3. 바이옴 브로스, 물 1컵, 퀴노아, 베이 잎을 넣고 중불에서 끓인 뒤 한소끔 끓어오르면 약불로 줄이고 뚜껑을 덮어 맛이 우러날 때까지 20~25분 정도 뭉근하게 더 끓인다.
4. 뚜껑을 열고 케일과 콩을 넣은 뒤 케일의 숨이 죽을 때까지 5분 정도 끓인다.
5. 베이 잎을 꺼내고 후춧가루와 소금으로 간한다.

> **포드맵을 낮추는 방법**
> · 양파는 프럭탄이 많이 들어 있다. 양파를 빼고 스캘리언 1/2컵으로 대체한다.
> · 흰콩은 갈락토올리고당이 많이 들어 있다. 병아리콩 통조림 1/2개로 대체한다.

> **영양소 충전**
> · 생 허브를 올린다. 바질과 파슬리가 가장 잘 어울린다.

> **미리 만들기 팁**
> · 바이옴 브로스를 미리 만들어둔다. 좀 더 빠른 식사 준비를 위해 모든 채소를 미리 손질해 밀폐 용기에 담아 냉장 보관한다.

선데이 파스타　　　　　　　　　　　　　채식 포인트 6점

주말 저녁에 잘 어울리는 이 파스타 레시피는 섬유질이 풍부하고 우리가 좋아하는 템페 소시지, 루콜라 레몬 페스토, 구운 토마토, 캐슈 크림이 들어 있다. 만드는 시간이 오래 걸리지만 그 수고가 전혀 힘들지 않다.
캐슈 크림을 추가하는 것은 선택 사항이지만, 훨씬 더 달콤한 저녁 식사를 즐길 수 있다. 캐슈 크림은 식으면 걸쭉해지지만, 물 몇 큰 술을 넣어 다시 데우면 묽어진다.

재료(4회 제공량)

° 통곡물 스파게티면 230g

° 캐슈 크림(350쪽, 선택 사항)

___구운 토마토용___

° 방울토마토 470g

° 올리브유 1작은술

° 소금과 후춧가루 약간씩

___템페 소시지용___

° 올리브유 1큰술

° 템페 230g(부순 것)

° 말린 펜넬 1작은술

° 말린 바질 1/2작은술

° 말린 오레가노 1/2작은술

° 말린 세이지 1/2작은술

° 레드페퍼 플레이크 1/4작은술

° 마늘 1쪽(다진 것)

° 타마리 1큰술

° 100% 순수 메이플시럽 1큰술

° 레몬즙 1큰술

___루콜라 레몬 페스트용___

° 루콜라 3컵(포장된 것)

° 호두 1/2컵

° 영양효모 2큰술

° 마늘 2쪽(다진 것)

° 레몬즙 2큰술

° 채소육수 또는 물 1/4컵

° 소금 1/8작은술(취향에 따라 추가 가능)

° 후춧가루 1/8작은술(취향에 따라 추가 가능)

° 올리브유 1큰술(선택 사항)

1. 냄비에 소금물을 넣고 중불에서 끓인 뒤 물이 끓으면 파스타를 넣고 알텐테로 삶는다. 면을 건지고 면수 1컵은 따로 둔다.
2. 구운 토마토 만들기: 오븐을 205℃로 예열한다.
3. 방울토마토에 올리브유, 소금, 후춧가루를 뿌리고 베이킹 팬에 올린다. 방울토마토가 쭈그러지고 부드러워질 때까지 25분 정도 굽는다.
4. 템페 소시지 만들기: 프라이팬에 올리브유를 두르고 중불에서 달군 뒤 템페를 넣고 자주 섞으면서 템페가 노릇하고 바삭해질 때까지 5분 정도 볶는다.
5. 펜넬, 바질, 오레가노, 세이지, 레드페퍼 플레이크, 마늘, 타마리, 메이플시럽, 레몬즙을 넣고 가끔 섞으면서 2~3분 정도 더 볶는다.
6. 루콜라 레몬 페스토 만들기: 루콜라, 호두, 영양효모를 푸드 프로세서에 넣고 고운 분말이 되도록 간다. 푸드 프로세서가 작동되는 상태에서 레몬즙, 채소육수, 소금, 후춧가루를 넣고 경우에 따라 올리브유를 몇 방울 떨어뜨린다. 취향에 따라 소금과 후춧가루를 넣는다.
7. 삶은 스파게티면에 3의 구운 토마토, 5의 템페 소시지, 6의 루콜라 레몬 페스토, 캐슈 크림을

넣고 섞는다. 크림처럼 부드러워질 때까지 면수를 1큰술씩 넣어 농도를 맞춘다.

포드맵을 낮추는 방법

· 1회 제공량 기준 방울토마토 5개는 프럭탄 함량이 낮다. 프럭탄에 과민반응이 있다면 방울토마토의 총 개수를 20개로 줄이거나 뺀다.
· 통곡물 스파게티면에는 프럭탄이 많이 들어 있다. 포드맵 함량을 고려해서 1회에 1/2컵으로 줄이거나 퀴노아 같은 다른 곡물 파스타를 이용한다.
· 마늘은 프럭탄이 많이 들어 있다. 마늘을 빼고 마늘향 올리브유(298쪽)를 템페 소시지에는 1작은술, 루콜라 레몬 페스토에는 2작은술 넣는다.
· 캐슈 크림에 들어가는 캐슈너트는 갈락토올리고당이 많이 들어 있고 프럭탄 함량은 적당하다. 캐슈너트에 과민반응이 있다면 캐슈 크림을 뺀다.

영양소 충전

· 페피타 파르메산(345쪽)이나 다진 바질 또는 다진 파슬리를 올린다.

강황 라테

강황 라테는 주로 생 강황을 사용하지만, 이 레시피는 강황가루를 사용한다. 라테와 후추의 조합이 이상할 수 있지만, 4장에서 살펴봤듯 강황 속 커큐민과 후추가 결합하면서 커큐민의 흡수를 2000%까지 높인다.

재료(2회 제공량)

° 무가당 아몬드밀크 2컵
° 100% 순수 메이플시럽 1큰술
° 계핏가루 1/4작은술
° 카다멈가루 약간

° 바닐라 농축액 1작은술
° 강황가루 1작은술
° 넛맥가루 약간
° 후춧가루 약간

1. 아몬드밀크, 바닐라 농축액, 메이플시럽, 강황가루, 계핏가루, 넛맥가루, 카다멈가루, 후춧가루를 냄비에 넣고 중불에서 끓이다가 약불로 줄인 뒤 가끔 저으면서 5분 정도 뭉근하게 끓인다.
2. 컵 2개에 나눠 담는다.
3. 차가운 음료로 만든다면 뚜껑이 있는 유리 용기에 재료를 모두 넣은 뒤 뚜껑을 닫고 세차게 흔든다. 잘 섞은 라테를 컵 2개에 나눠 담고 얼음을 올린 뒤 취향에 따라 메이플시럽을 추가한다.

| 포드맵을 낮추는 방법 |

· 식단 2주차가 지나면 아몬드밀크 대신 코코넛밀크로 대체해서 더 부드럽고 진한 라테를 즐겨 보자.

흰콩 후무스

단백질이 풍부한 후무스로 이탈리안 페스토의 모든 맛을 담고 있다. 아삭한 채소 스틱이나 씨앗 크래커 또는 사워도우 토스트와 곁들인다.

재료(4회 제공량)

° 흰콩(카넬리니콩, 그레이트 노던콩, 강낭콩) 통조림 1/2개(200g, 콩만 건져 가볍게 씻은 것)

° 생 바질 1/2컵

° 마늘 1쪽

° 올리브유 2큰술

° 타히니 1큰술

° 소금 1/4작은술

° 레몬 1/2개(큰 것, 즙 낸 것)

1. 흰콩, 바질, 마늘, 올리브유, 타히니, 소금, 레몬즙을 푸드 프로세서에 넣고 크림처럼 부드러워질 때까지 간다.

포드맵을 낮추는 방법

· 흰콩에는 갈락토올리고당이 많이 들어 있다. 포드맵 함량을 낮추기 위해 병아리콩으로 대체하고 1회 제공량 기준 1/4컵으로 제한한다.

· 마늘은 프럭탄이 많이 들어 있다. 마늘을 빼고 대신 마늘향 올리브유(298쪽) 1작은술을 넣는다.

영양소 충전

· 헴프시드 2큰술을 넣으면 식물성 단백질과 몸에 좋은 지방 함량을 높일 수 있다.

미리 만들기 팁

· 주말에 만들어 두면 한 주 내내 간단한 간식거리로 즐길 수 있다.

오메가-3 볼

채식 포인트 5점

이름처럼 식물성 오메가-3 지방산이 풍부한 간식이다.

재료(12개 분량)

- 오트밀용 귀리 1/2컵
- 헴프시드 1/2컵(껍질 벗긴 것, 취향에 따라 토핑용으로 추가 가능)
- 대추야자 7개(씨 제거한 것)
- 호두 1/2컵
- 아몬드버터 3큰술
- 바닐라 농축액 1/2작은술
- 계핏가루 1/2작은술

1. 귀리, 헴프시드, 대추야자, 호두, 아몬드버터, 바닐라 농축액, 계핏가루를 푸드 프로세서에 넣고 잘 섞일 때까지 간다. 물기가 부족하면 물을 1큰술씩 넣어 반죽 형태로 만든다.
2. 반죽을 1큰술씩 떠서 공 모양으로 동그랗게 뭉친다. 반죽이 너무 질척거리면 귀리 가루를 약간 넣거나 냉장고에 넣어 굳힌다.
3. 그대로 먹어도 좋고, 헴프시드나 코코넛 플레이크, 곱게 다진 호두에 굴려서 식감을 살려도 좋다.

포드맵을 낮추는 방법
- 대추야자는 프럭탄 함량이 적당하다. 대추야자의 양을 4개로 줄여 볼 1개에 대추야자 1/3개가 들어가도록 한다. 단맛을 위해 메이플시럽을 1~2작은술 추가해도 좋다.

미리 만들기 팁
- 2~3주 정도 냉장 보관이 가능하고 4개월 정도 냉동 보관이 가능하다. 먹기 전에 해동한다.

한입 딸기 치즈케이크

이 디저트는 우리 집의 주식이다. 간단하게 만들 수 있고 냉동 보관하면 언제든지 맛있는 디저트를 즐길 수 있다. 견과류는 영양소의 보고다. 아몬드와 캐슈너트를 넣어 유제품이 들어가지 않은 달콤한 치즈케이크를 만들어 보자. 재료 대부분이 포드맵 함량이 높기 때문에 갈락토올리고당이나 프럭탄에 과민반응이 있다면 코코넛 오트볼(301쪽)을 추천한다.

재료(9개 분량)

대추야자 크러스트용
- 대추야자 1컵(13개, 씨 제거한 것)
- 아몬드 1컵
- 무가당 코코아파우더 1큰술
- 소금 약간

딸기크림용
- 캐슈너트 1컵(따뜻한 물에 20분 이상 담갔다가 건진 것)
- 딸기 1컵(잘게 썬 것)
- 고지방 코코넛밀크 1/2컵
- 100% 순수 메이플시럽 1/3컵
- 레몬 1개(즙 낸 것)

1. 대추야자 크러스트 만들기: 대추야자를 푸드 프로세서에 넣고 걸쭉한 페이스트가 될 때까지 간다. 대추야자가 딱딱하다면 사용하기 전 따뜻한 물에 10분 정도 담갔다가 건진다.
2. 아몬드, 코코아파우더, 소금을 푸드 프로세서에 넣고 고운 가루가 될 때까지 간다.
3. 1의 대추야자를 다시 넣고 골고루 섞일 때까지 간다. 손으로 떼어낼 수 있고 반죽이 뭉칠 정도로 찐득찐득해야 한다.
4. 머핀틀에 요리용 오일을 뿌리거나 유산지를 끼운 뒤 3의 대추야자 크러스트를 1큰술씩 넣고 눌러주면서 바닥부터 채운다.
5. 딸기소 만들기: 푸드 프로세서를 깨끗하게 닦은 뒤 캐슈너트, 딸기, 코코넛밀크, 메이플시럽, 레몬즙을 넣고 부드러운 크림이 될 때까지 간다.
6. 5의 딸기소를 4의 대추야자 크러스트 위에 골고루 붓고 굳을 때까지 3~4시간 정도 냉동실에 넣어둔다.
7. 머핀틀 가장자리를 버터나이프로 살짝 돌리거나 밖으로 나온 유산지를 잡아 당겨 꺼낸다. 오

본에 굽지 않아서 냉동실에서 꺼내면 모양을 유지하지 못한다. 냉동실에서 꺼내 바로 먹거나 몇 분 정도 녹였다가 먹는다.

포드맵을 낮추는 방법
· 대추야자는 프럭탄이 많이 들어 있다. 대추야자 1/3개는 포드맵 함량이 낮다. 프럭탄에 과민 반응이 있다면 강황 에너지 볼(353쪽)을 만든다.
· 아몬드는 갈락토올리고당이 많이 들어 있다. 아몬드 10개(한입 치즈케이크 1개에 들어가는 아몬드 양)의 포드맵 함량은 낮다.
· 캐슈너트는 갈락토올리고당과 프럭탄이 많이 들어 있다. 캐슈너트 10개(한입 치즈케이크 1개에 들어가는 캐슈너트 양)의 갈락토올리고당 함량은 높고 프럭탄 함량은 적당한 수준이다.

스니커 볼

채식 포인트 3점

달콤 짭짤하면서 포만감을 주는 간식이 생각날 때 즐길 수 있는 간단한 간식이다. 초코바와 비슷한 맛이 나서 '스니커 볼'이라는 이름을 붙였다.

재료(1개 분량)

°대추야자 1개(씨 제거하고 반으로 자른 것)　°땅콩버터 1작은술
°초콜릿칩 4~5개　°참깨 1/2작은술

1. 땅콩버터와 초콜릿칩으로 대추야자 속을 채운다.
2. 참깨를 뿌린다.

포드맵을 낮추는 방법
· 대추야자는 프럭탄이 많이 들어 있다. 프럭탄에 과민반응이 있다면 대신 강황 에너지 볼 (353쪽)을 만든다.

*이 장에서 인용한 참고 문헌 5건은 www.theplantfedgut.com/research에서 확인할 수 있다.

친구들에게

이 책의 목표는 자신의 삶의 방식을 완전히 바꿔줄 여정을 시작하도록 돕는 것이다. 나는 모두가 더 건강해지고 행복해지기를 바라는 마음이다. 그리고 이 책이 우리 모두를 더 나은 삶으로 이끌어줄 거라 진심으로 믿고 있다.

내 목표를 달성하는 방법은 오직 하나뿐이다. 그것은 이 책의 과학적 발견을 널리 알리며, 그것을 뒷받침하는 600건 이상의 연구들을 쉽고 재미 있게 받아들이도록 하는 것이다. 저명한 과학자들과 여러 박사들이 이 책에 도움을 주기 위해 힘을 모은 까닭도 합리적이고 타당한 과학적 연구 때문이다. 이 책에서 내가 인용한 모든 참고 문헌뿐 아니라 과학적 근거에 기반을 둔 나의 연구 방식에 대한 더 자세한 내용은 홈페이지(www.theplantfedgut.com/research)에서 확인할 수 있다.

물론 섬유질이 풍부한 식물식을 하는 것이 신속한 해결책이나 효과적인 다이어트 방식이라는 것은 아니다. 섬유질이 풍부한 식생활은 삶을 치유하는 일정한 생활 방식이다. 이런 생활 방식은 각자의 욕구가 생물학적 개별성에 맞춰져 있을 때 빛을 발한다. 그러므로 이 책에 소개된 식물식 식단을 개인의 상황에 접목시키고자 할 때는 반드시 자격을 갖춘 전문가의 지시에 따르며 몸의 변화를 민감하게 체크하며 진행하는 것을 추천한다.

만약 이 책을 읽고 난 뒤 나와 계속 대화를 하고 싶거나 추가 자료를 찾고 싶은 경우가 있다면 기꺼이 환영하는 바다. 홈페이지(www.theplantfedgut.com)에 가입하면 내가 운영하는 팟캐스트, 블로그, SNS 계정, 무료 이메일 구독, 온라인 강좌 등을 통해 여기서 소개된 내용 이외의 정보를 찾아볼 수 있을 것이다.

그럼 우리 모두의 건강과 행복을 향해!!

"섬유질 박사 윌 벌서위츠의 식단으로 체질을 완전히 바꿔보자. 시원하게 배변 활동을 하고, 튼튼한 면역 체계를 구축하며, 뇌에 프리미엄급 영양분을 공급하고 싶다면 오늘 당장 이 책을 읽을 것을 추천한다."
– 립 에셀스틴, 뉴욕타임스 베스트셀러 《배고픈 다이어트는 실패한다The Engine 2 Diet》
  저자

"이 책은 식물성 식단의 필요성을 뒷받침하는 수많은 과학적 근거를 담고 있다. 특히 섬유질의 역할에 초점을 맞추고, 고대로부터 내려온 식물식의 지혜를 현대적인 마이크로바이옴 연구의 관점에서 소개한다. 건강을 유지하는 최고의 식단에 대해 여전히 의구심을 가진 모든 사람들을 위한 필독서다."
– 에메란 A. 메이어, UCLA 데이비드 게펜 의과대학원 의학·생리학·정신의학과 석좌
  교수, 《마음—위장 커넥션The Mind-Gut Connection》 저자

"장 마이크로바이옴은 우리 건강의 원동력이다. 현대 식단에는 장 마이크로바이옴이 선호하는 영양분이 결핍되어 있다. 바로 생명의 영약 '섬유질'이다. 오히려 현대인은 과식하면서도 영양 부족에 시달리고 약물을 과다 복용한다. 이 책은 장과 몸 전체의 건강을 회복하기 위한 필독서다."
– 제라드 E. 멀린, 존스홉킨스 병원 GI 통합영양 서비스 센터 소장, 《장 균형 혁명The
  Gut Balance Revolution》 저자

"이 책은 장 마이크로바이옴이라는 최신 과학 정보를 쉽고 실용적인 방식으로 풀어준다. 장 건강이나 신체 건강에 관심이 있거나 바이오의학에서 손꼽히는 혁신적인 분야에 대해 알고 싶다면 반드시 읽어야 할 책이다."
– 저스틴 소넨버그, 스탠포드대학교 부교수, 《건강한 장이 사람을 살린다The Good
  Gut》 저자

"히포크라테스의 말처럼 '만병의 근원이 장'이라고 한다면 우리 몸 전체의 건강 역시 장에서 비롯된다. 벌서위츠 박사가 제안하는 최강의 식물식 4주 식단은 우리 몸속 장이 선호하는 프리미엄급 영양분을 공급하는 활력소가 될 것이다."
– 조엘 칸, 웨인 주립대학교 의과대학 임상 교수, 《채식 솔루션The Plant-Based Solution》
  저자

"벌서위츠 박사는 소화기내과 전문의로서 자신의 다양한 진료 경험을 바탕으로 최적의 장 건강에 이르는 방향을 조명한다. 그는 짧은사슬지방산(SCFA)이라는 정말 효과적이고 흥미롭지만 매우 과소평가된 포스트바이오틱스를 활성화하기 위해 음식을 약으로 이용한다. 자신의 경험과 환자들의 변화를 근거로 하는 이 놀라운 방법은 당신의 몸도 건강하게 바꿀 것이다."
– 마흐무드 A. 가누움, 케이스 웨스턴 리저브대학교 진균의학 연구소 소장, 《완벽한
  균형의 장 건강Total Gut Balance》 저자

"평생 장내 박테리아의 기능을 활발히 연구해온 사람으로서, 벌서위츠 박사의 책을 강력 추천한다. 그는 장내 미생물과 건강한 생활 방식을 접목시킴으로써 우리가 개선하거나 예방할 수 있는 성가신 임상 문제를 새로운 관점에서 들여다보며 아주 실용적인 해결책을 제시한다."
– R. 밸푸어 사토어, 노스캐롤라이나대학교 의과대학원 의학·미생물학·면역학 석좌
  교수, 위장 생물학 질병 연구소 소장

"20년에 가까운 수련 과정과 환자들을 향한 열정, 복잡한 과학 이론을 이해하기 쉬운 정보로 설명하는 저자의 탁월한 능력이 결합하여 나온 결과가 바로 이 책이다. 다이어트 서적 그 이상이다. 장 건강에 관한 진정한 마스터 클래스 수준의 내용을 담고 있다. 이 책을 읽기 시작하는 순간 손에서 놓기 힘들 것이다."
– 사이먼 힐, '플랜트 프루프 팟캐스트Plant Proof Podcast'의 진행자이자 《식물성 식단
  이 답이다The Proof Is in the Plants》 저자

"소위 수많은 전문가들이 최신 유행 식단을 광고하는 시대에 정작 우리는 무엇을 먹어야 할지 혼란스럽기만 하다. 벌서위츠 박사는 근거 있는 식단과 생활 방식의 변화를 통해 장내 미생물군의 환경을 최적화하는 해결법을 제시한다."

－ 니콜라스 J. 샤힌, 노스캐롤라이나대학교 의과대학원 보짐스키–하이저 석좌교수이자 소화기내과·간장학 주임교수

"소화기내과 의사들은 약물 처방과 시술에 앞서 질환을 개선하거나 예방하기 위해 식단과 생활 방식에 초점을 맞춰야 한다. 벌서위츠 박사는 환자 중심의 방식으로 각자의 건강을 개선시킬 수 있는 훌륭한 청사진을 제시하고 있다."
－ 존 판돌피노, 노스웨스턴대학교 의과대학 소화기내과·간장학 주임교수

"건강과 질병에 있어 GI 체계가 어떤 역할을 하는지 수십 년에 걸쳐 생리학적 연구가 이어졌지만, 음식이나 식단, 섬유질, 마이크로바이옴이 과학계에서 제대로 된 대접을 받은 것은 불과 10여 년밖에 되지 않았다. 벌서위츠 박사가 풍부한 경험을 토대로 새로운 정보를 이 책 속에 모아 놓은 덕분에 GI 질환을 가진 독자뿐 아니라 건강한 독자 모두 진정한 혜택을 누릴 수 있을 것이다."
－ 더글러스 A. 드로스만, 노스캐롤라이나대학교 의과대학원 의학·정신의학과 명예교수, 로마재단 명예회장·COO

"우리는 단백질은 하루 권장량의 2배를 섭취하면서도, 우리 몸에서 섬유질을 흡수하지 않는다는 이유로 섬유질은 중요하지 않다고 생각한다. 하지만 벌서위츠 박사는 다양한 형태의 섬유질을 섭취함으로써 장에 서식하는 다양한 미생물에 영양분을 공급하여 신체를 향상시키고 장 관련 질환을 예방하는 방법을 알려준다. 자신의 장에서 섬유질을 받아들이지 못한다고 생각해도 걱정하지 말라. 훌륭한 의사이기도 한 벌서위츠 박사는 복부팽만감 등 섬유질이 풍부한 식단과 관련하여 흔히 나타나는 증상을 이겨낼 수 있는 방법을 한 장 전체에 걸쳐 소개하고 있으니 말이다."
－ 가쓰 데이비스, 위축소수술 전문 외과의, 노스캐롤라이나 애시빌 미션 병원 체중 관리 센터 소장, 《비만의 종말Proteinholic》 저자

"이 책은 영양 섭취에 대한 우리의 사고방식을 획기적으로 바꾸어 놓는다. 벌서위츠 박사는 확실한 장 건강을 위해 섬유질이 중요하다는 점을 과학적 근거를 바탕으로 자세히 설명한다. 건강은 우리의 장에서 시작된다는 점에서 모든 이에게 이 책을 권하는 바이다."
－ 앤지 사데기, 의사, 《건강의 3가지 요소The Trifecta of Health》 저자

소화기내과 의사가 28일 만에 몸을 되살린
고섬유질 마이크로바이옴 식단

최강의 식물식

1판 1쇄 발행 2021년 7월 14일
1판 3쇄 발행 2023년 8월 3일

지은이 윌 벌서위츠
옮긴이 정미화
감수자 이의철
펴낸이 고병욱

기획편집실장 윤현주 **기획편집** 조상희 김지수
마케팅 이일권 함석영 김재욱 복다은 임지현 **디자인** 공희 진미나 백은주
제작 김기창 **관리** 주동은 **총무** 노재경 송민진

교정교열 김민영

펴낸곳 청림출판(주)
등록 제1989-000026호
본사 06048 서울시 강남구 도산대로 38길 11 청림출판(주) (논현동 63)
제2사옥 10881 경기도 파주시 회동길 173 청림아트스페이스(문발동 518-6)

전화 02-546-4341 **팩스** 02-546-8053
홈페이지 www.chungrim.com **이메일** life@chungrim.com
블로그 blog.naver.com/chungrimlife **페이스북** www.facebook.com/chungrimlife

ISBN 979-11-88700-84-4(03510)